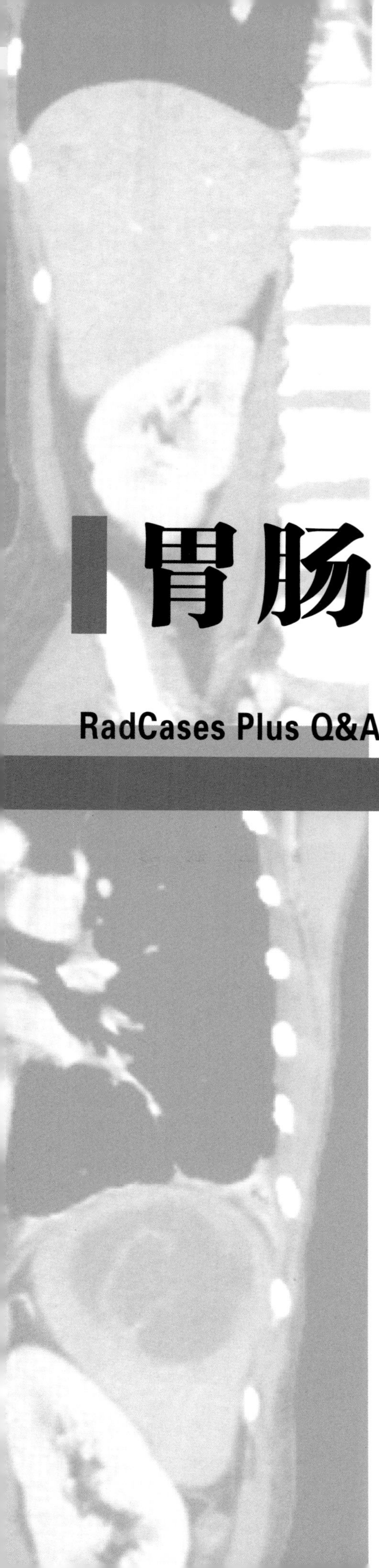

放射成像典型病例解析丛书

胃肠影像学

第 2 版

RadCases Plus Q&A Gastrointestinal Imaging Second Edition

Stephen Thomas/Jonathan M. Lorenz

主 编 〔美〕史蒂芬 · 托马斯
乔纳森 · M. 洛伦兹

主 译 沈 文

天津出版传媒集团

天津科技翻译出版有限公司

著作权合同登记号:图字:02-2021-084

图书在版编目(CIP)数据

胃肠影像学 /（美）史蒂芬·托马斯（Stephen Thomas），（美）乔纳森·M.洛伦兹（Jonathan M. Lorenz）主编 ；沈文主译. -- 天津 ：天津科技翻译出版有限公司，2024. 10. --（放射成像典型病例解析丛书）. -- ISBN 978-7-5433-4523-2

Ⅰ. R573.04

中国国家版本馆CIP数据核字第2024DN6638号

Original title: RadCases Plus Q&A - Gastrointestinal Imaging, 2/e by Stephen Thomas and Jonathan M. Lorenz

授权单位:Thieme Medical Publishers, Inc.
出　　版:天津科技翻译出版有限公司
出 版 人:方　艳
地　　址:天津市南开区白堤路244号
邮政编码:300192
电　　话:(022)87894896
传　　真:(022)87893237
网　　址:www.tsttpc.com
印　　刷:天津海顺印业包装有限公司
发　　行:全国新华书店
版本记录:889mm×1194mm　16开本　16.5印张　350千字
2024年10月第1版　2024年10月第1次印刷
定价:118.00元

译者名单

主　译　沈　文

副主译　季　倩　程　悦　郭　瑜　刘丽华

译　者　（按姓氏汉语拼音排序）

柴　超　陈丽华　程　悦　崔　倩　崔建民

郭　瑜　黄黎香　季　倩　李　清　刘丽华

刘晓斌　任　燕　沈　文　王　红　谢双双

于　静　张　坤　张晓东　赵玉娇

本书主编

Stephen Thomas, MD

Associate Professor of Radiology

Section of Abdominal Imaging

The University of Chicago

Chicago, Illinois

Jonathan M. Lorenz, MD, FSIR

Professor of Radiology

Section of Interventional Radiology

The University of Chicago

Chicago, Illinois

丛书主编

Jonathan M. Lorenz, MD, FSIR

Professor of Radiology

Section of Interventional Radiology

The University of Chicago

Chicago, Illinois

Hector Ferral, MD

Senior Medical Educator

NorthShore University HealthSystem

Evanston, Illinois

中文版前言

《胃肠影像学》(第2版)是“放射成像典型病例解析丛书”之一,是一本关于影像学诊断的畅销书,图文精美,深受广大影像科医师的认可和喜爱。本书中文版由天津市第一中心医院放射科团队翻译而成,内容包括100例精心挑选的胃肠道系统病例及相关问答,以常见病为主,罕见病和疑难病为辅。新版内容较上一版更加丰富,每一个病例都包含了全面的临床和影像学资料,运用简洁的语言为读者指点迷津,帮助其建立分析思维,提高诊断技能,是影像科医师的良师益友。

天津市第一中心医院放射科承接本书的翻译工作,各位领导、专家、教授对此十分重视,并给予了大力支持,团队明确责任分工,多次召开编委会反复探讨,确定格式规范和统一要求。所有参译的学者深知翻译讲究“信、达、雅”原则,并为此付出了辛勤的劳动和汗水,认真查阅大量相关文献,学习背景知识,确定严谨的医学术语,反复斟酌细节,力求精准、通顺地将原著内容呈现给广大读者。本书经历了多轮翻译、审阅、校正的过程,最终全部顺利完成。

在此,向所有参与翻译《胃肠影像学》的教授、专家和同仁们表示诚挚谢意,希望本书能够为影像科医师完善诊断思维、提高专业水平略尽绵薄之力。本书虽经全体成员反复推敲,但仍难免存在不妥之处,恳请各位同道及读者不吝赐教。

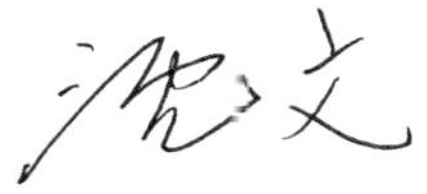

丛书前言

作为放射学教育的热心合作伙伴，我们将继续秉承我们的使命，减轻放射专业住院医师带教老师的工作量，缓解住院医师家人的焦虑。世界各地的住院医师都推荐病例解析和问答这种学习方法，“放射成像典型病例解析丛书”第2版旨在加强这种学习体验。各亚专业版均提供了100例精心挑选的影像病例，以帮助住院医师尽快掌握大量病例的影像诊断，提高学习效率。第2版对第1版进行了拓展，包括先前病例的重要变化、更新的诊断和管理策略及新的病理实体。

感谢我们的住院医师和许多放射科实习生，他们帮助我们创建、调整和改进了“放射成像典型病例解析丛书”的格式和内容，并对新病例、功能和格式提出了建议。应广大住院医师的要求，本书以易于阅读的项目符号格式对每例病例的知识点进行了简明、逐点的陈述，并从最终诊断结果开始进行了简短、重要的鉴别。这种排版方法适合于工作繁忙的住院医师，便于他们在快速浏览内容时反复锁定重要信息，我们认为这一学习过程对放射学教育至关重要。自上一版以来，新增了针对每例病例的问答部分，以强化关键概念。

纸质版书旨在通过提供一组便于掌握的优秀核心病例，鼓励读者在阅读时反复锁定关键信息。与其他放射学病例点评类专著不同的是，我们为所有病例图像提供了清晰的注释和描述，消除了读者的主观臆测。在我们看来，由于影像图像质量差而影响读者学习是非常糟糕的，甚至读者在已知诊断结果的情况下也无法在图像上找到细微的影像表现。

作为该项目的热心合作伙伴，我们从小处着手，在Thieme出版社的Timothy Hiscock和William Lamsback的鼓励和指导下，我们进一步提高了书稿标准，以帮助住院医师解决吸收大量信息这一艰巨任务。我们热衷于继续这一旅程，并将继续扩展系列，根据住院医师的直接反馈调整病例，并增加校对组审查和自我评估的功能。最重要的是，我们感谢我们的医学生、住院医师和研究员，是他们使我们有幸参与到他们约教育之旅。

Jonathan M. Lorenz, MD, FSIR

Hector Ferral, MD

前　言

本书涵盖了腹部影像学检查在日常实践中会遇到的常见和不常见的胃肠道疾病。在第2版中，我们从影像档案中选择了具有经典影像学表现、诊断困难或被误诊的病例。共有100例病例入选，包括计算机断层扫描、磁共振成像、荧光透视、正电子发射断层摄影术和超声图像。多模态方法能让读者了解同一疾病在多种成像方法下的不同特征，可帮助临床医师选择合适的检查手段，并利用不同的方法提供简明的鉴别诊断。

每例病例下面列出了一些鉴别诊断和基本要点。选择题可帮助考生做好充分准备，并为临床放射科医师强化概念。经验和教训部分主要强调了常见疾病中可能导致误诊的知识点。

致　谢

谨以此书献给我的儿子安德鲁和奥利弗：谢谢你们的爱、笑容和笑声。你们对学习的无尽好奇心和求知欲帮助我成为一名更好的老师和研究者。你们教会了我仅阅读书籍并不能使一个人成为老师。成为一名师者，还需要具备热情、表现力、重复力、抽象力和创造力。我希望我能把你们的祖母罗莎琳教给我的关于教学的爱传授给你们。也许，有一天你们会明白，教学最终会让一个人成为专家。点亮你们的好奇心、不断学习和理解，不要让错误阻止你们，要勇于创新、开拓进取，并将你们所学到的传授出去。爱你们的爸爸。

——ST

谨以此书献给我的妻子辛西娅，感谢你的爱和支持；也献给我的孩子安娜和马修，你们的梦想、努力和成功激励着我。

——JML

目　录

病例1

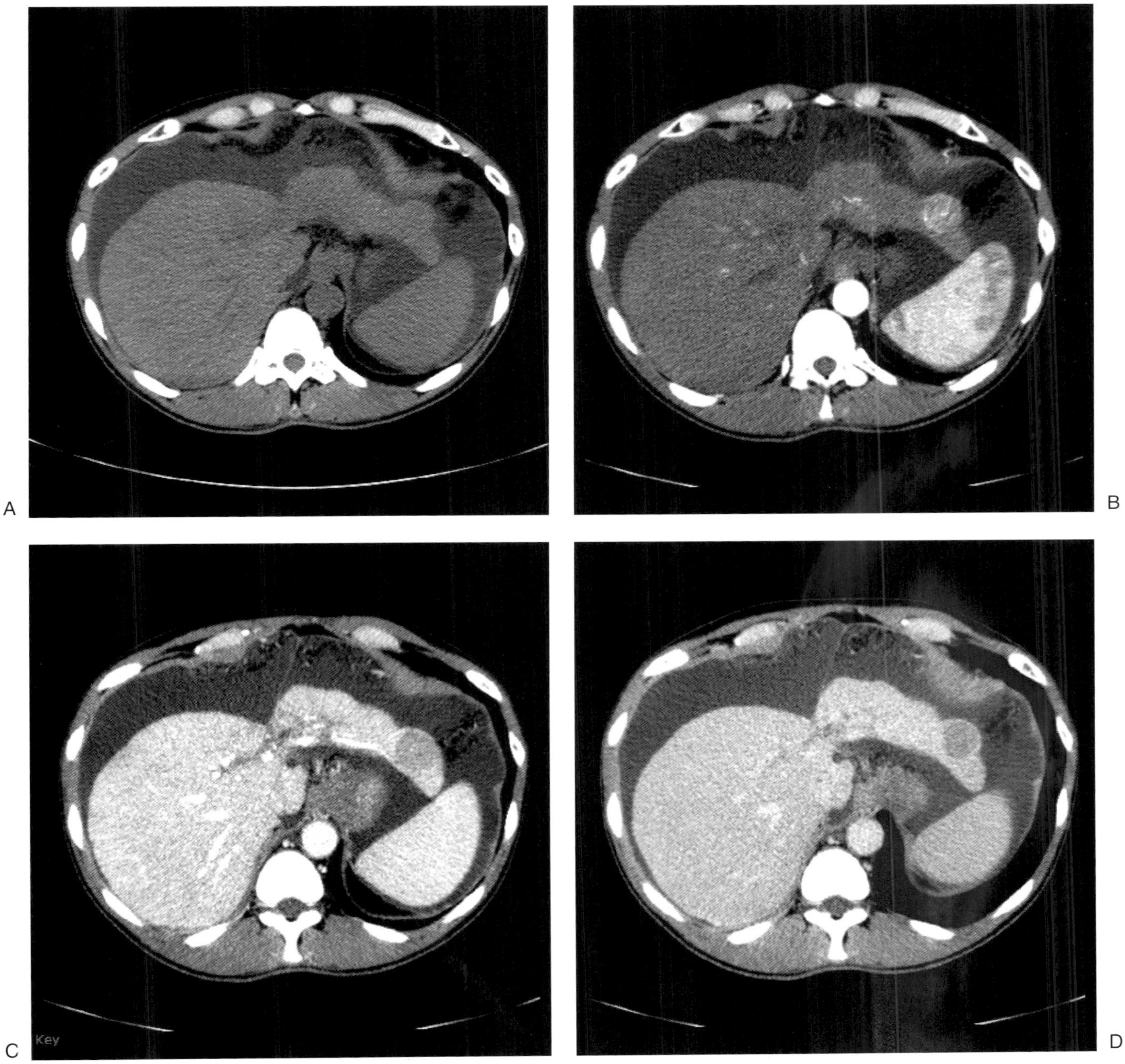

临床表现

患者，男性，58岁，丙型肝炎肝硬化，甲胎蛋白升高。

影像学表现

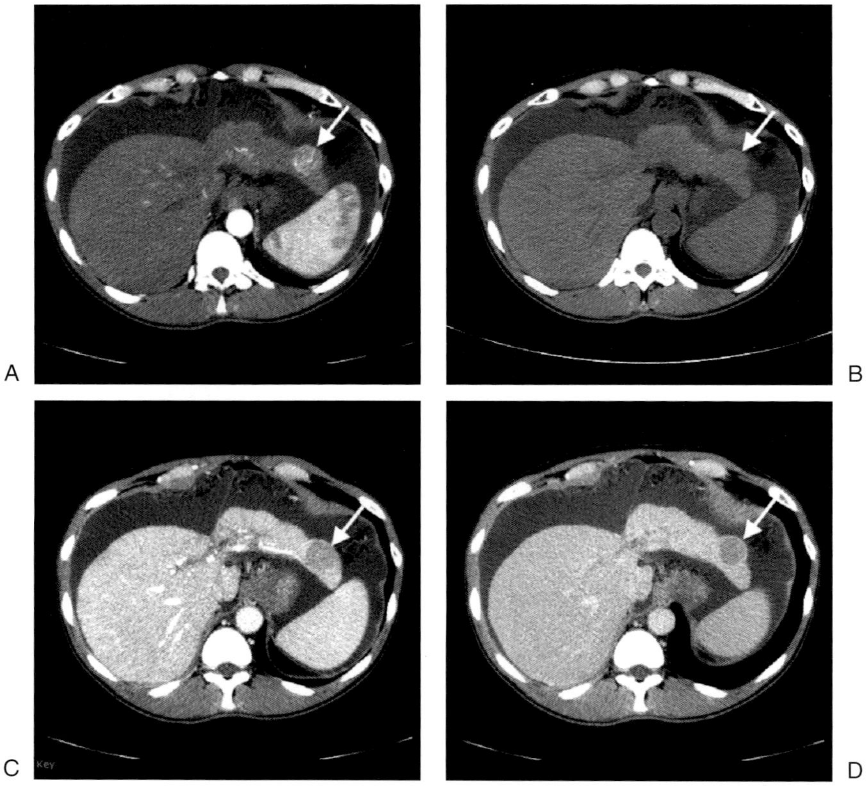

(A)CT平扫图像显示肝硬化，肝左叶肿块（箭头所示）导致其轮廓变形。注意肝脏轮廓呈结节状及肝衰竭引起的腹水。(B)CT动脉期图像显示部分外生性肿块，呈明显强化（箭头所示）。(C)CT门脉期图像显示肿块廓清（箭头所示）。(D)CT延迟期图像显示肿块周围有纤细包膜（箭头所示）。

鉴别诊断

• **肝细胞癌**(HCC)：是发生于慢性肝病背景下的肝原发癌。肝硬化和肝衰竭背景下，结合其强化方式提示HCC的诊断。

• 肝细胞腺瘤：是一种良性病变，动脉期富血供，廓清程度多变。其含有不同数量的肿瘤脂肪。女性多见，与应用避孕药有关。

• 富血供转移瘤：肾细胞癌、甲状腺癌、神经内分泌癌及一些腺癌是富血供的，可见廓清。其表现可能与原发性肝癌类似。

知识点

• CT被用于慢性肝病背景下HCC的筛查。

• 慢性肝病背景下，动脉期强化且门脉期或延迟期廓清是HCC的特征。

• LI-RADS是肝脏影像检查规范及诊断分类系统。

其他影像学表现

• MRI用于筛查HCC非常有优势。其能检测出病灶内脂肪，病灶可呈T2高信号，并表现出与CT相似的强化特征。

• 超声常被用作筛查工具。与肝实质相比，病灶可呈高回声、等回声或低回声。在明显结节的肝脏背景下检出HCC很困难，取决于操作者水平。

经验(✓)和教训(✗)

✓ 肝硬化背景下，动脉期强化且门脉期或延迟期廓清的肝内病灶是HCC的特征。

✓ 对于个体而言，CT 检出 HCC 的敏感性是74%~100%。

✓ 高分化HCC可能含有脂肪。

✘ HCC的鉴别诊断需要观察CT动脉期和延迟期图像，因为HCC可能在门脉期图像上表现为等密度。

✘ 不典型HCC可能没有动脉期明显强化，但有廓清。

（陈丽华 季倩 译）

病例2

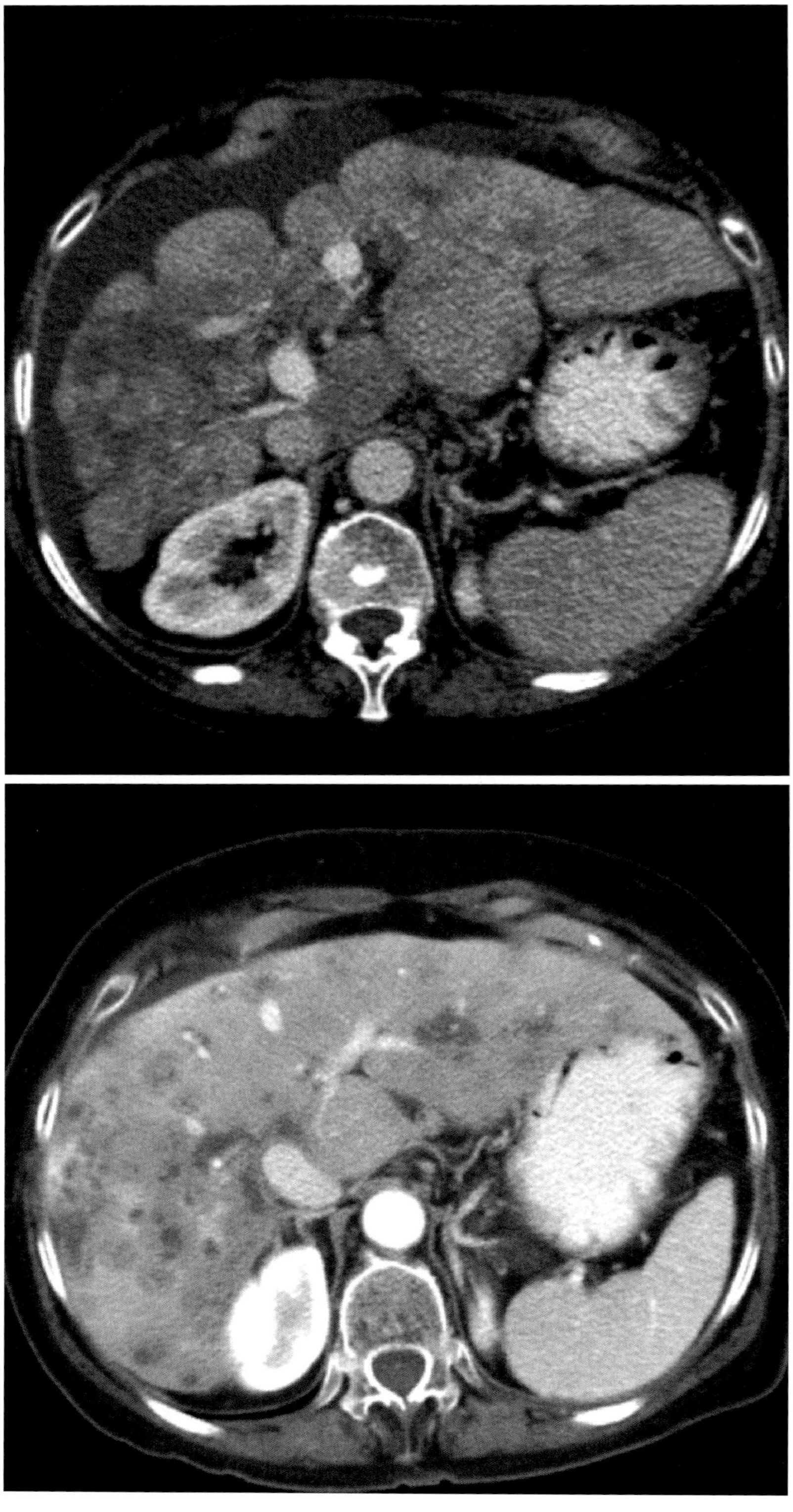

A

B

临床表现

患者，女性，48岁，乳腺癌病史，肝酶升高。

影像学表现

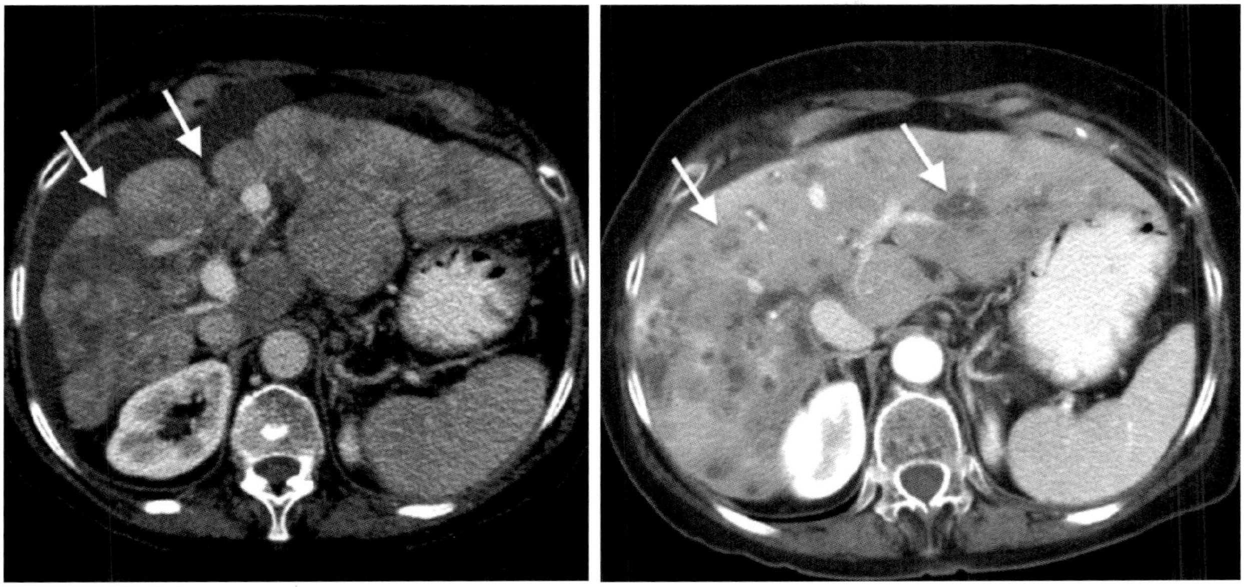

(A)肝脏增强CT门脉期图像显示肝脏轮廓结节状改变伴局部包膜皱缩，以及瘢痕或纤维化的低密度区(箭头所示)。(B)开始治疗4年前的增强CT门脉期图像显示肝内多发低密度病灶(箭头所示)。

鉴别诊断

• **肝转移瘤治疗后的假性肝硬化**：进行部分癌症治疗后，肝脏可以表现出类似于肝硬化的结节状轮廓。识别低密度转移灶并与既往图像进行比较很重要。

• 肝硬化：发生于病毒性肝炎、酗酒或特发性情况下。肝脏结节与假性肝硬化类似。

• 慢性布-加综合征：见于肝静脉血栓形成；引流通畅的区域肥大，导致肝脏不对称性肥大。识别栓塞的静脉和侧支循环有助于诊断。

• 慢性门静脉血栓形成：门静脉灌注区域肥大，导致肝脏不对称性肥大。识别栓塞的门静脉和海绵样变很重要。

知识点

• 肝脏体积缩小伴有结节状肝脏轮廓和不同程度的尾状叶增大。

• 化学治疗或无桥接纤维化的结节状再生性增生，导致了包膜皱缩。

• 浸润性肿瘤的促结缔组织增生反应，也可产生类似的影像学表现。

• 进行乳腺、肺、结肠和类癌的转移瘤治疗后，可产生类似肝硬化的结节状肝脏轮廓。

其他影像学表现

• MRI有助于评价转移灶，尤其是排除脂肪浸润，以及一些肝细胞癌。

• 对于一些病例，需要行肝脏活检，以明确诊断。

经验(✓)和教训(✘)

✓ 假性肝硬化可见于转移瘤治疗后的患者，尤其是乳腺癌。

✓ 其表现类似常见的肝硬化。

✓ 患者可发展为门静脉高压。

✓ 多达50%的转移性乳腺癌患者治疗后可能出现假性肝硬化。

✘ 获取准确病史很重要，因为其影像学特征与慢性肝病及肝硬化很相似。

✘ 评估低密度病灶很重要，因为部分转移瘤治疗后可发生进展并被瘢痕区域掩盖。

(陈丽华 季倩 译)

病例3

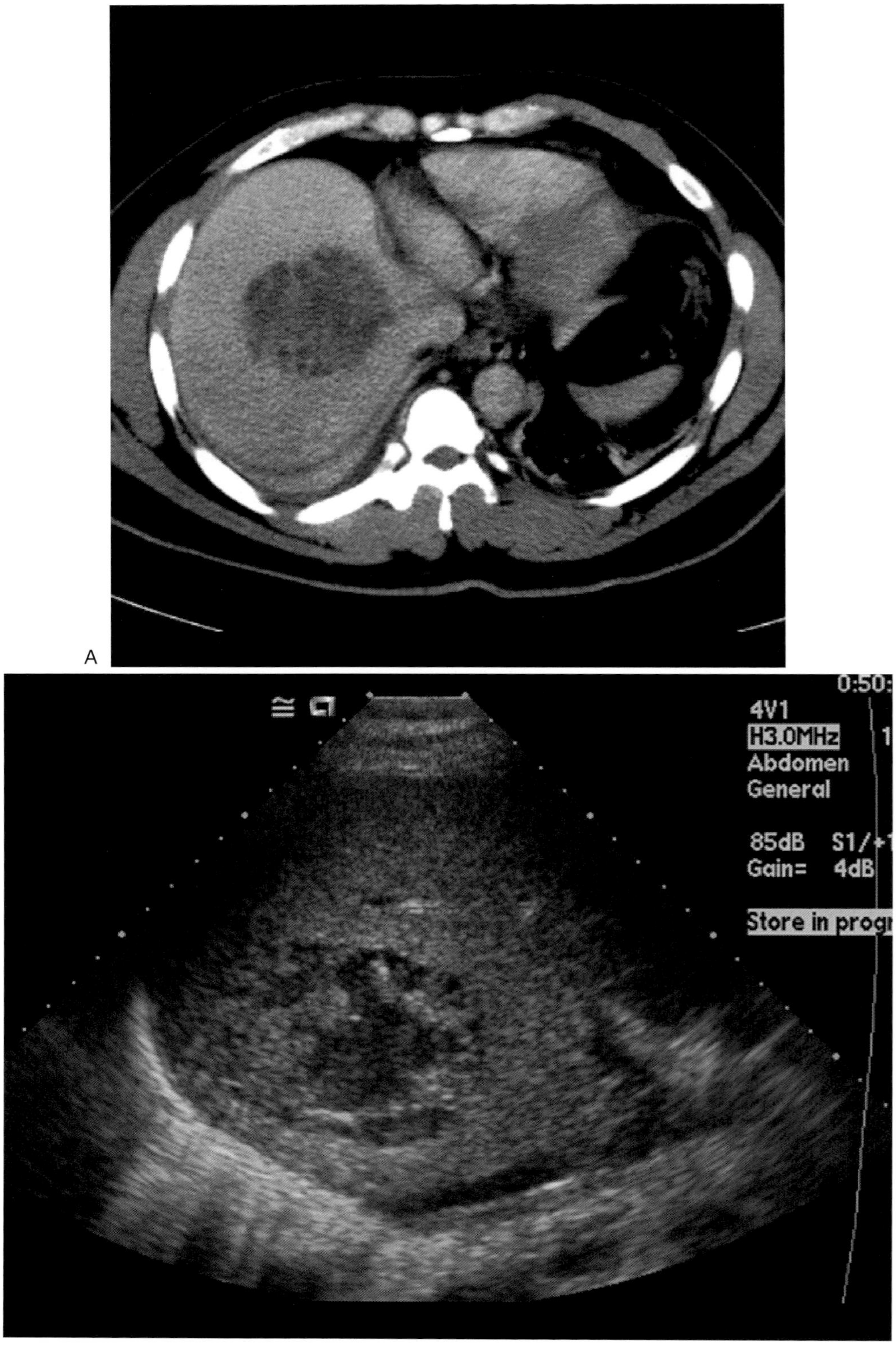

A

B

临床表现

患者，男性，55岁，憩室炎发作后出现右上腹痛和发热。

影像学表现

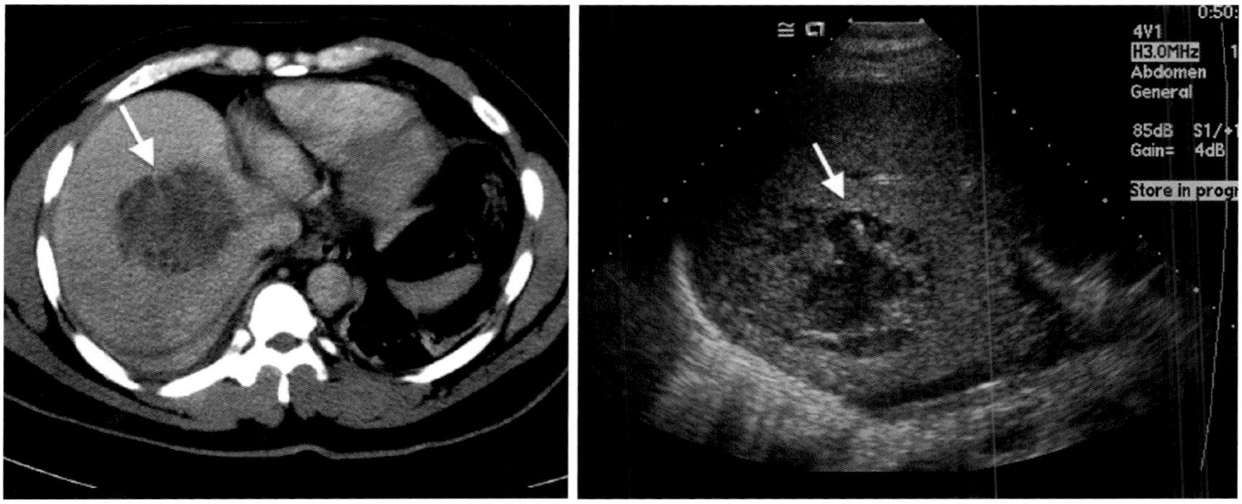

A B

(A)肝脏增强CT门脉期图像显示乏血供病灶，由一簇多发的等-低密度病变组成(箭头所示)。(B)肝右叶超声图像显示右肝低回声包块伴边缘结节(箭头所示)。

鉴别诊断

• **肝脓肿**:肝脏感染区域发生坏死。CT表现为多发低密度病灶，伴有壁强化和灌注异常。

• 肝转移瘤：转移瘤，尤其是腺癌肝转移，当发生坏死时，可与肝脓肿相似。

• 多房性肝囊肿：多个肝囊肿合并而成，是一种良性病变，是边界清楚的含液薄壁囊肿。

• 棘球蚴囊肿：棘球蚴病的幼虫期感染引起的肝脏囊型包虫病。

知识点

• 肝脓肿是由已发生液化的感染坏死的肝实质组成的。

• 未发生坏死的早期肝脓肿很难被发现，可表现为周围环绕小坏死区的不均匀灌注区。

• 化脓性脓肿的CT表现为局部多发小脓肿聚集，形成较大脓腔，呈“簇”征。

• 肝脓肿可能合并病灶远端一过性肝密度异常。

其他影像学表现

• MRI可能更好地显示簇状脓肿，多发T2高信号病灶伴壁强化。肝脓肿扩散受限。

• 肝脓肿超声表现多样，从伴一些低水平内部回声的低回声表现到高回声表现不等。

经验(✓)和教训(✗)

✓ 化脓性肝脓肿多为厌氧菌感染。

✓ 对脓肿可行引流治疗。

✗ 坏死性转移瘤可能与肝脓肿类似。

✗ 肝脓肿可能不含气体。

(黄黎香 季倩 译)

病例4

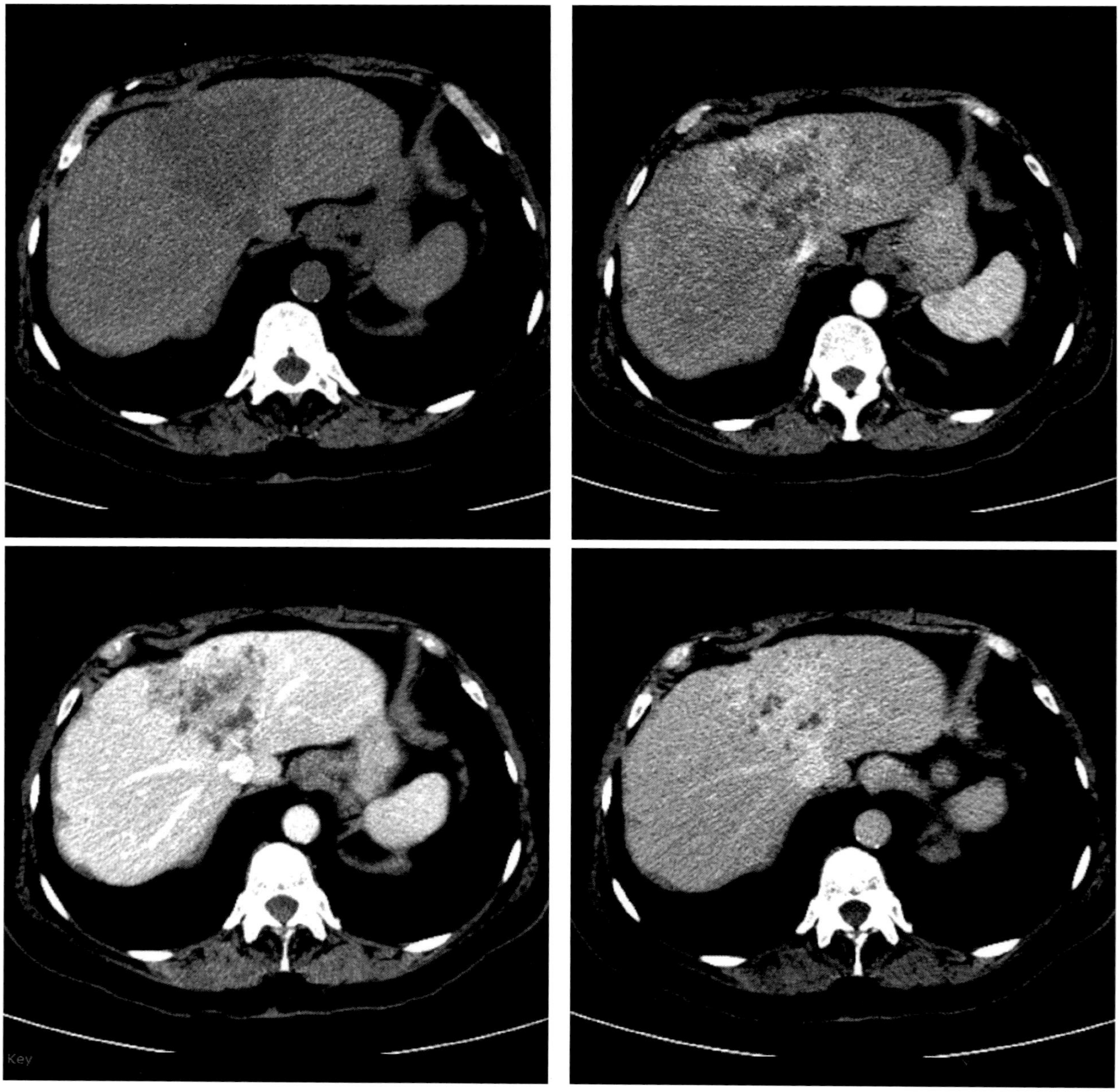

临床表现

患者，女性，69岁，偶然发现肝脏肿块，进行多相CT检查。

影像学表现

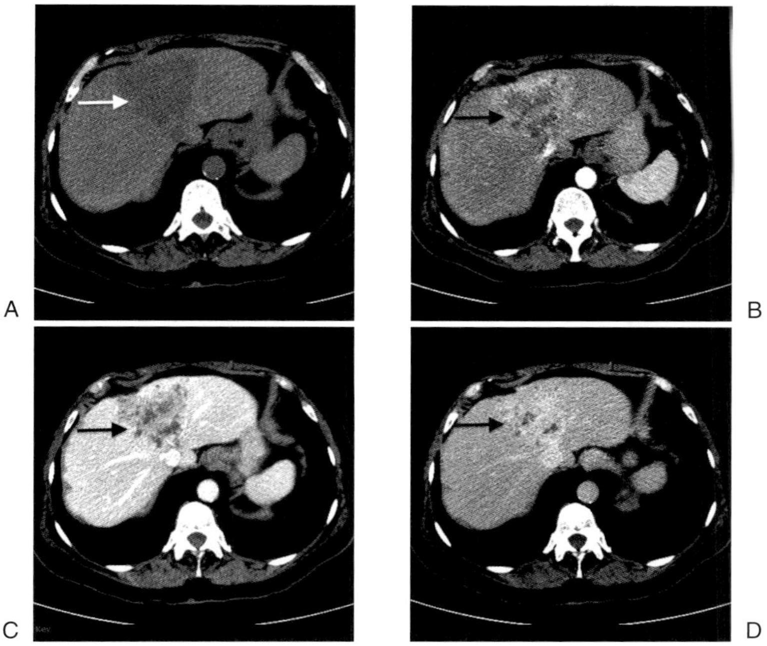

(A)CT平扫图像显示肝左叶楔形病灶，病灶周围局部肝包膜皱缩（箭头所示）。(B)CT动脉期图像显示病灶内边界不清的强化，主要在病灶周边，中央不均匀强化（箭头所示）。(C)CT门脉期图像显示肿块内多发低密度区，密度低于正常肝实质（箭头所示）。(D)CT延迟期图像显示，与背景肝脏相比，病灶内对比剂滞留（箭头所示）。

鉴别诊断

• **胆管癌**：一种累及肝内或肝外胆管系统的原发癌。其可引起肿块远端局部胆管梗阻。

• 肝转移瘤：一些硬癌转移灶可有相似影像学表现。但是，转移瘤通常多发，有已知的肝外原性发病灶。

知识点

• 胆管癌有3种主要生长方式（肿块型、管周浸润型和管内生长型）。

• 肿块型表现为肝内实性肿块，在CT平扫图像上呈低密度，在动脉期图像上呈边缘强化，在延迟期图像上由于病灶的纤维特征而趋向于持续强化。

• 管周浸润型的特征是病变沿着扩张或狭窄的胆管生长，无肿块形成，表现为细长的、有毛刺的或树枝状病灶。

• 管内生长型生长缓慢，表现为胆管弥漫、明显扩张，伴肉眼可见的乳头状肿块。

• Bismuth-Corlette分型被用于肝门部胆管癌的分型，以评价其可切除性。

其他影像学表现

• 超声可显示局部扩张的胆管和尖端肿块，呈不均匀到强回声表现。

• MRI/磁共振胆胰管成像（MRCP）是评估胆管形态和病变范围的最佳选择，以指导病灶切除。

经验（✓）和教训（✗）

✓ 局部胆管扩张，尤其是有肿块指征时，必须怀疑为该病变。

✓ 胆管癌有纤维成分，表现为延迟强化，可被用于诊断。

✓ 胆管癌由于其纤维特征，可引起包膜皱缩，有助于与其他肝脏病变相鉴别。

✓ 肿块型胆管癌可通过门静脉系统播散，也可通过淋巴侵犯。

✘ 转移瘤治疗后伴纤维化表现与胆管癌相似。

✘ 胆管癌可播散至腹膜。当进行病变分期时，应评估腹膜结节或腹水是否有可能癌变。

（谢双双 季倩 译）

病例5

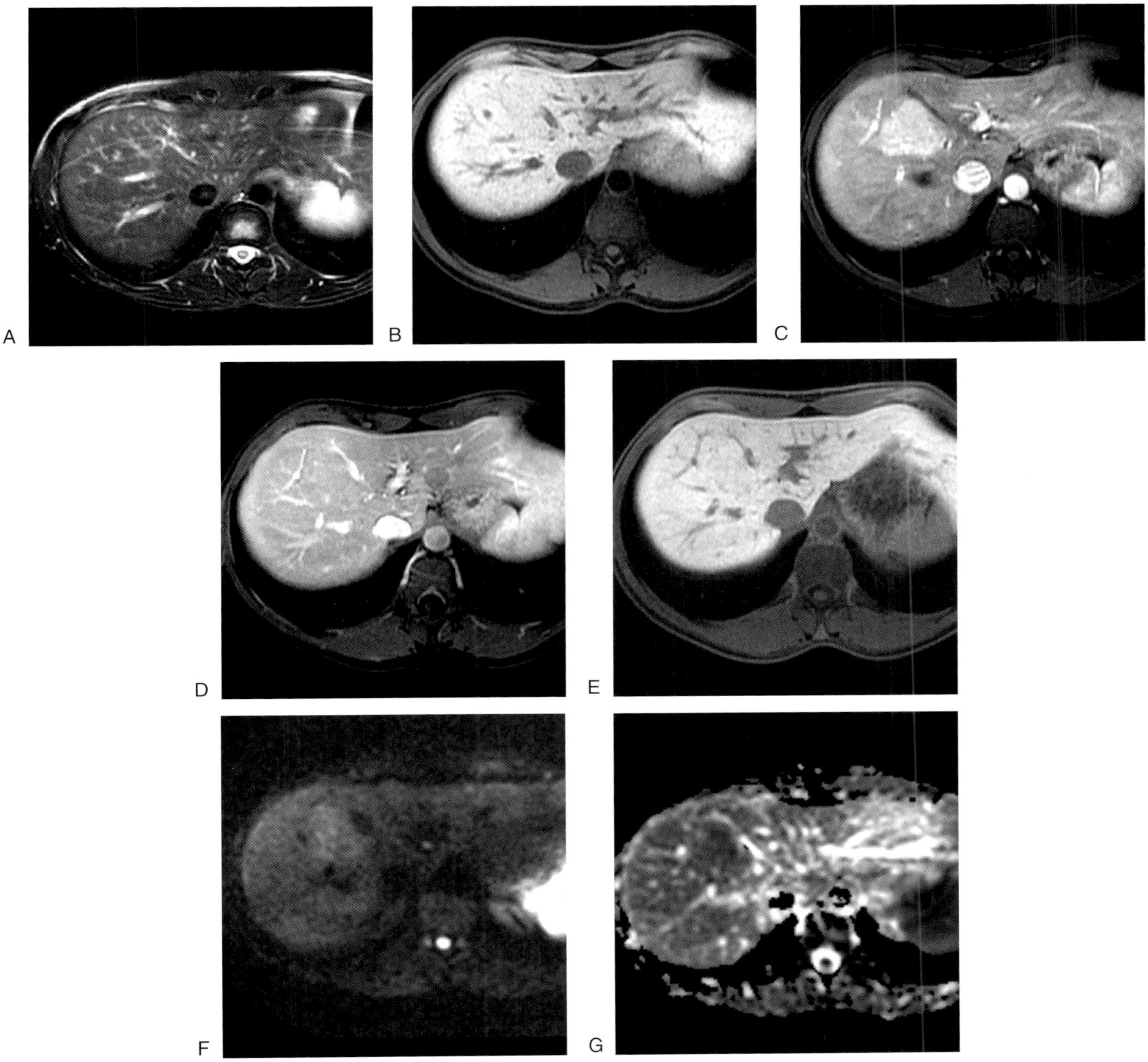

A B C D E F G

临床表现

患者,女性,30岁,偶然发现肝脏肿块,进行检查以进一步确诊。

影像学表现

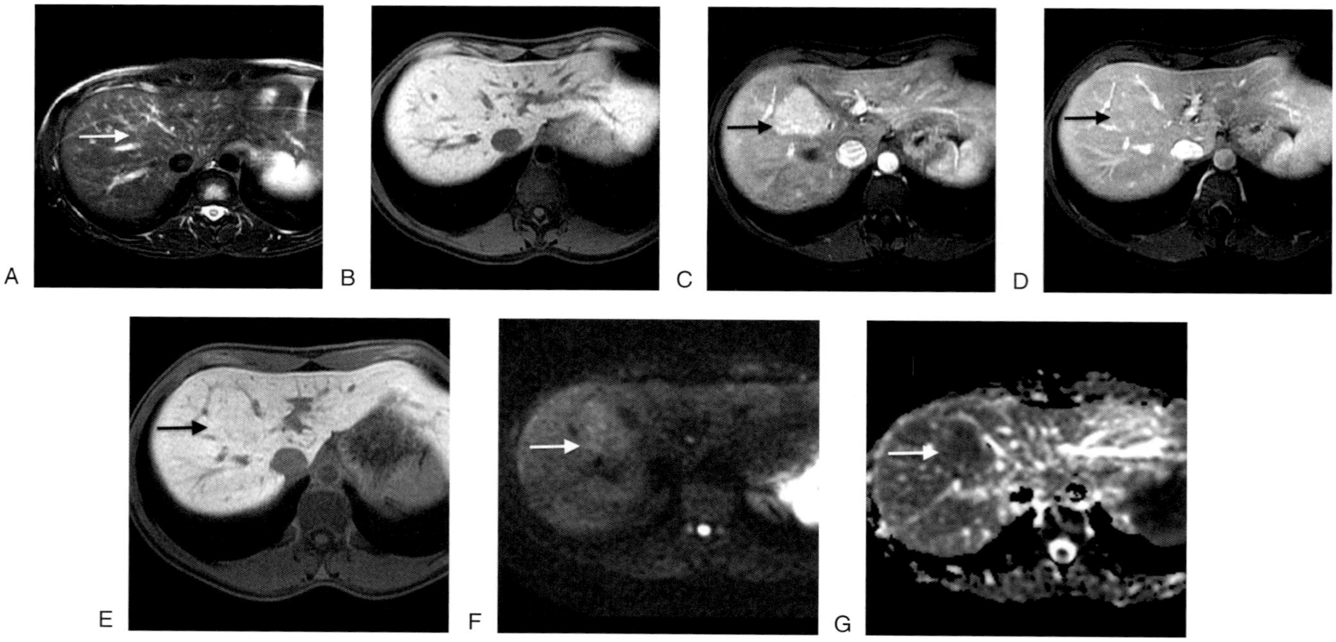

(A)T2加权脂肪抑制图像显示肝中静脉旁轻度信号增高区(箭头所示)。(B)T1-快速扰相梯度回波(FSPGR)平扫图像显示相应区域无明显异常。(C)T1-FSPGR增强动脉期图像(肝胆对比剂)显示肝8段富血供病变(箭头所示)。(D)T1-FSPGR增强静脉期图像显示病变呈等信号(箭头所示)。(E)T1-FSPGR增强延迟1小时图像显示病变内对比剂聚集,与背景肝脏呈等信号(箭头所示)。(F)弥散加权成像(DWI)(b=800)图像显示肝中静脉旁轻度信号增高区(箭头所示)。(G)表观扩散系数(ADC)图像显示轻度扩散受限(箭头所示)。

鉴别诊断

- **局灶性结节样增生(FNH)**:良性增生性肝脏病变,无恶性潜能,由正常肝细胞增生而成,但胆管引流异常。
- 肝腺瘤:良性肝脏病变,有几种亚型,其中一些有癌变可能。无肝脏特异性对比剂聚集。
- 肝细胞癌:原发性肝脏恶性肿瘤,最常见于慢性肝病者。动脉期富血供,延迟期廓清。
- 富血供转移瘤:来源于肾脏、甲状腺、神经内分泌系统和一些腺癌的转移瘤。通常表现为T2高信号和延迟期廓清。

知识点

- FNH是一种肝脏良性增生性病变,无胆管引流。
- FNH由肝动脉供血,通过肝静脉引流。FNH为均匀富血供,门脉期和延迟期与背景肝脏呈等信号。
- FNH可聚集肝胆特异性对比剂,该征象有助于明确诊断。
- 较大病灶可有中央T2高信号瘢痕。

其他影像学表现

- CT图像上,FNH动脉期明显强化,门脉期或延迟期无廓清。病灶边缘常呈分叶状。
- 超声可能无法发现FNH,因为其与背景肝脏表现类似。彩色或能量多普勒超声有时可见中央动脉。

经验(✓)和教训(✗)

✓ 典型FNH有T2高信号中央瘢痕和中央动脉。

✓ FNH病灶可见分叶状轮廓,肝胆对比剂增强图像显示延迟期无廓清。

✗ 不典型FNH缺乏中央瘢痕和中央动脉。

✗ FNH可呈轻度扩散受限,避免将其误诊为恶性肿瘤。

✗ FNH病灶内脂肪罕见。

(谢双双　季倩　译)

病例6

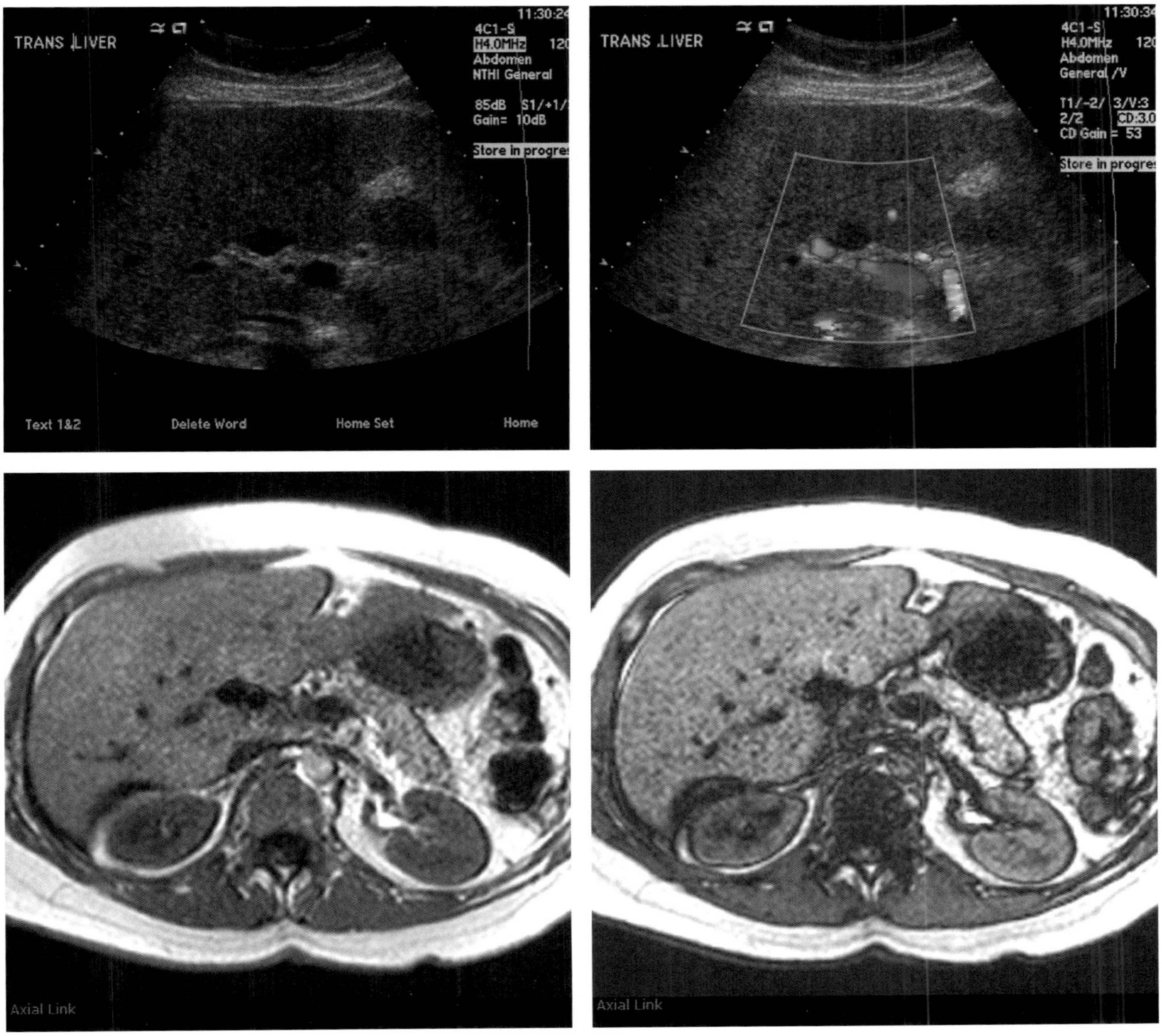

A B C D

■ 临床表现

患者，女性，45岁，肝功能指标升高，行超声检查。

影像学表现

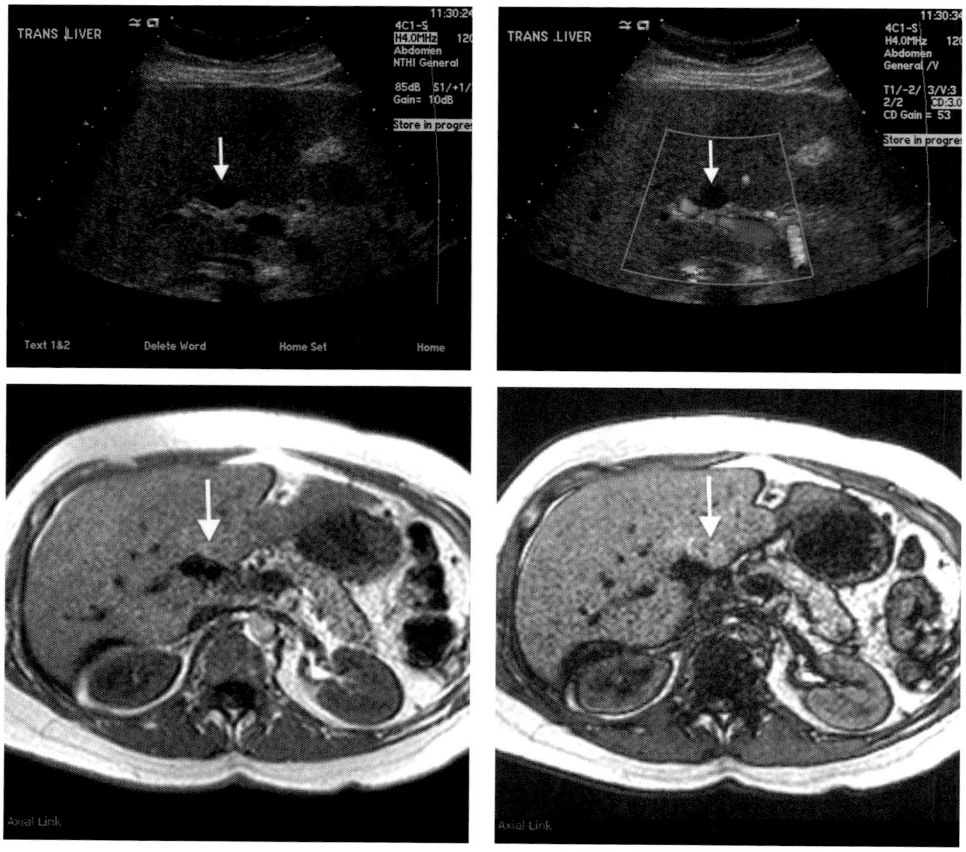

A B C D

(A)肝脏超声图像显示局灶性低回声病变(箭头所示);背景肝实质轻度高回声。(B)彩色多普勒图像显示病灶内无血流,病灶邻近门静脉(箭头所示)。(C)T1-FSPGR同相位图像显示病灶相对背景肝脏呈等信号(箭头所示)。(D)T1-FSPGR反相位图像显示病灶相对背景肝脏呈高信号(箭头所示)。

鉴别诊断

• **局灶性脂肪缺失(FFS)**:肝内地图样区域,邻近胆囊窝或门静脉周围,是无脂肪沉积的典型部位。

• 肝腺瘤:肝脏圆形病灶,可包含瘤内脂肪。

知识点

• FFS通常发生在门静脉、胆囊窝、肝裂附近,以及包膜下区。

• 与背景肝实质相比,FFS典型的超声图像呈低回声,T1-FSPGR同/反相位图像显示信号无变化。

其他影像学表现

• CT图像上,FFS表现为常见部位的地图样高密度区。

• 可表现为CT图像上异常灌注区。

经验(✓)和教训(✗)

✓ FFS区具有地图样边界,无占位效应。

✓ FFS病灶内血管走行自然,无扭曲变形。

✓ FFS区可有局部灌注改变。

✗ FFS可呈结节样表现,与占位病变类似。

(赵玉娇 李倩 译)

病例 7

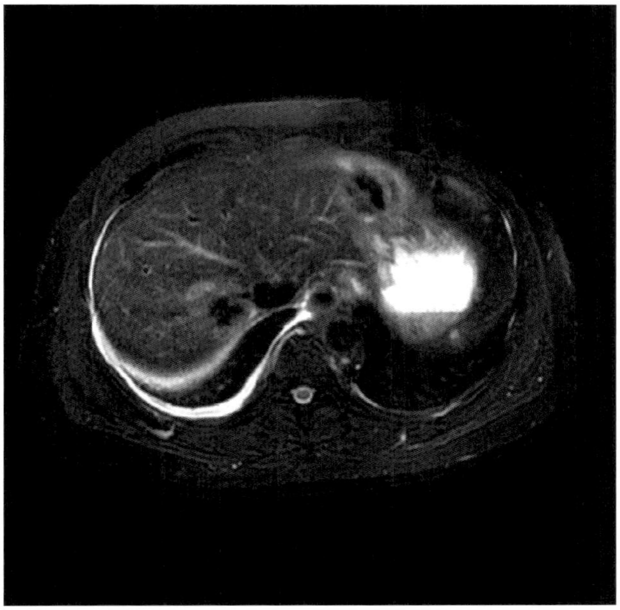

A

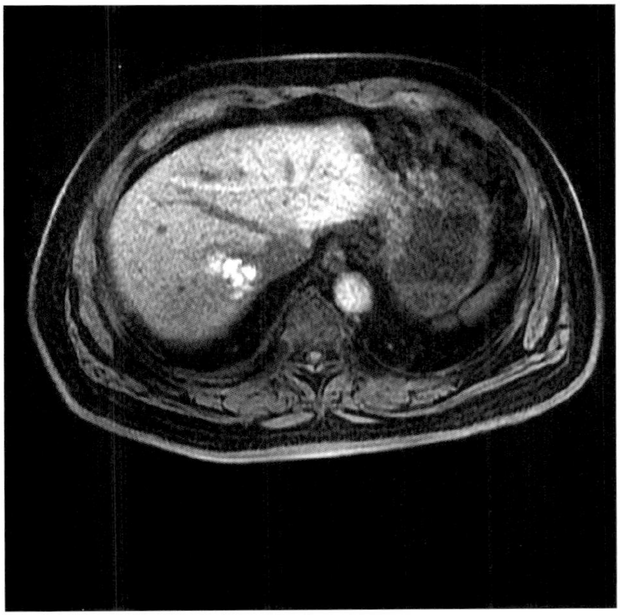

B

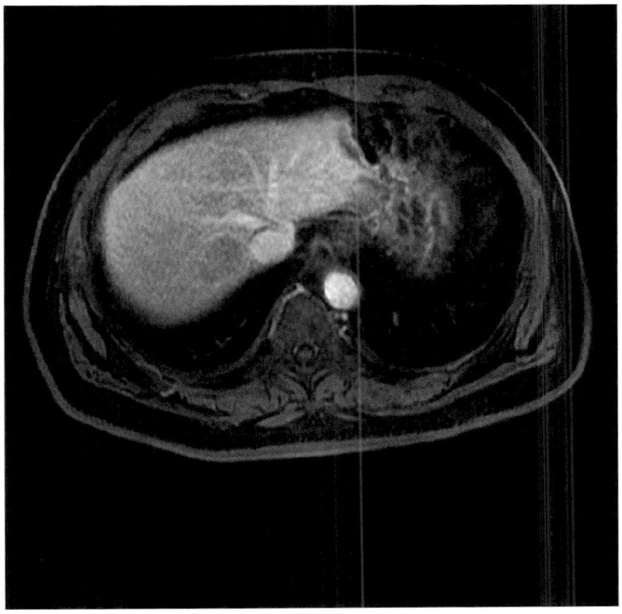

C

■ 临床表现

患者，男性，76 岁，因肝脏病变进行检查。

影像学表现

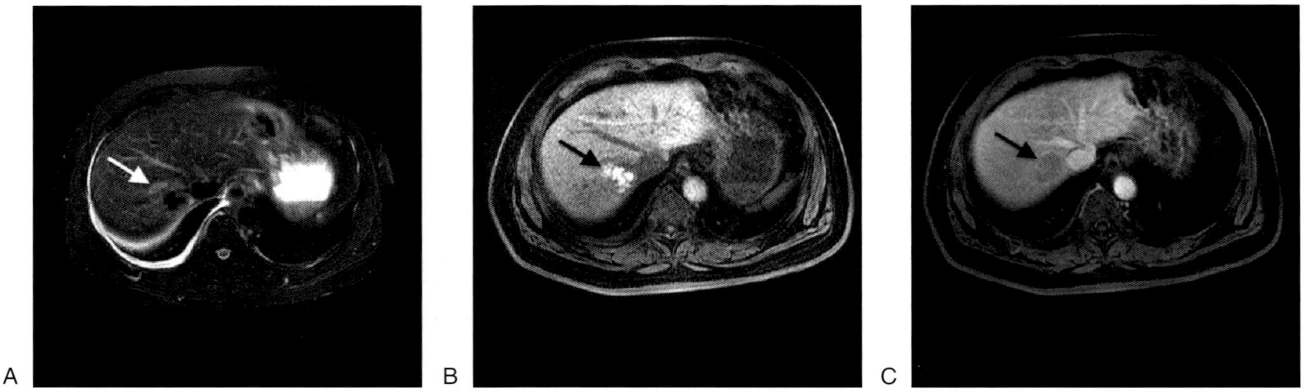

(A)肝脏轴位T2加权图像显示肝右静脉附近可见T2稍高信号病变,中央呈T2低信号(箭头所示)。(B)轴位T1-FSPGR平扫图像显示,与肝脏相比,病变呈明显高信号(箭头所示)。(C)轴位T1-FSPGR增强图像显示,与肝脏相比,病变呈低信号(箭头所示)。

鉴别诊断

• **转移性黑色素瘤**:转移性黑色素瘤产生的黑色素导致T1缩短,呈T1高信号。

• 局灶性出血:出血也可呈T1高信号。

• 肝细胞癌:原发性肝癌可发生出血而呈T1高信号。

知识点

• 转移性黑色素瘤可在肝脏中产生T1高信号转移性沉积物。

• 其他化合物会导致肝脏T1缩短,包括脂肪、出血的血液成分、铜、黑色素和高浓度蛋白质。肝细胞癌和不典型增生结节等一些病变也可能呈T1高信号。

其他影像学表现

• ^{18}F-氟脱氧葡萄糖正电子发射断层扫描(^{18}F-FDG PET)是在准确评估黑色素瘤转移性病变中广泛使用的影像学检查方法。这些病变很容易被发现,因其非常易于摄取氟脱氧葡萄糖。

经验(✓)和教训(✘)

✓ T1-FSPGR脂肪抑制图像有助于检测含脂肪肿块。

✓ T1-FSPGR增强图像可以帮助检测本身呈T1高信号的肿块。

✘ 在弥漫性脂肪浸润的情况下,许多病变相对于肝脏呈T1高信号,因为背景肝脏在脂肪抑制的T1-FSPGR上信号减低。

(李清 程悦 译)

病例8

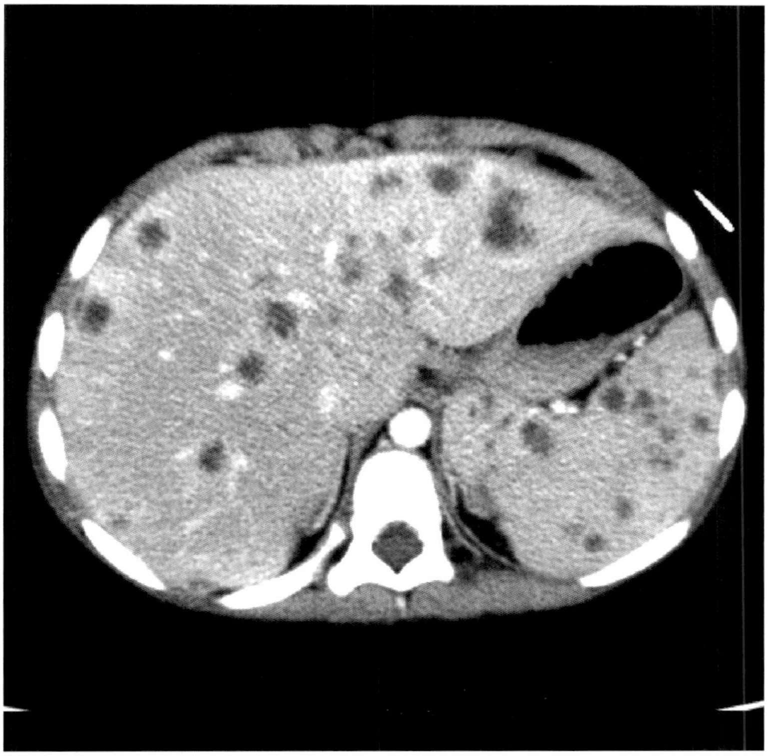
A

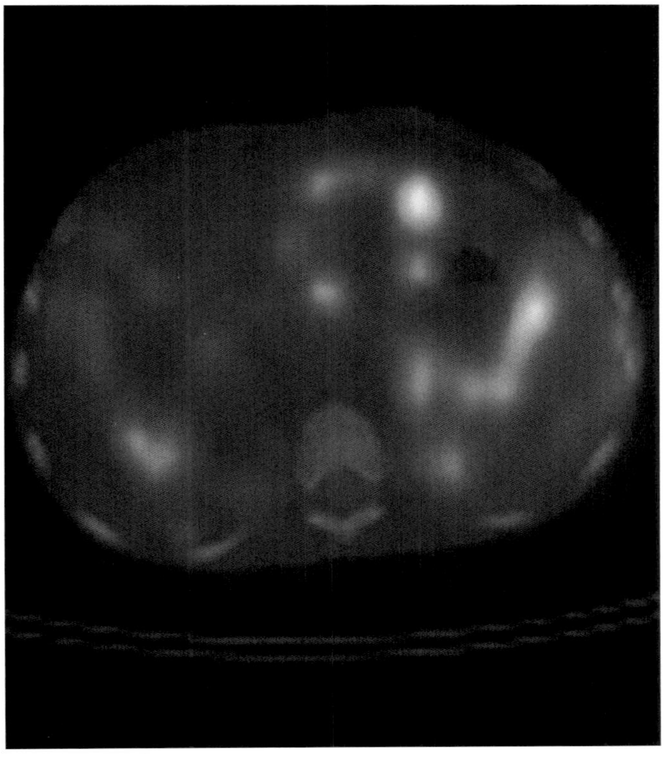
B

■ 临床表现

患儿,男性,8岁,急性淋巴细胞白血病,在治疗过程中肝脏和脾脏出现新的病灶。

影像学表现

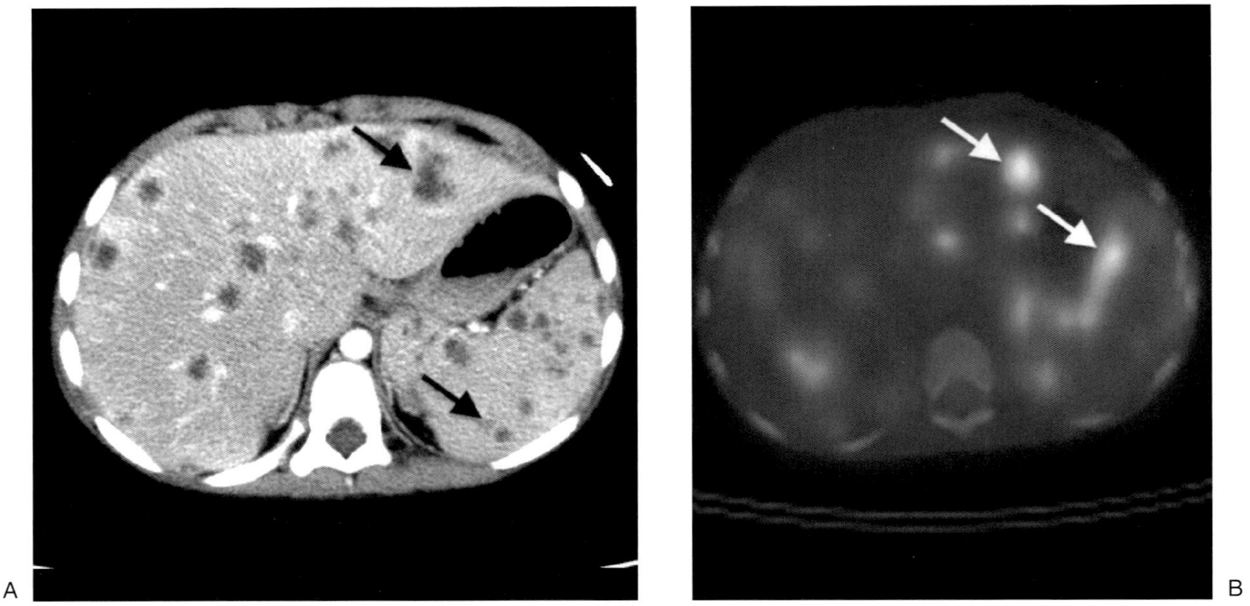

(A)增强CT图像显示多发性肝脏和脾脏低密度病灶。肝脏病灶显示壁强化(箭头所示)。(B)^{18}F-FDG PET-CT显示肝脏和脾脏中FDG摄取活跃的病灶(箭头所示)。

鉴别诊断

• **播散性真菌感染伴脓肿**:诱导化学治疗后免疫功能低下的患者迅速出现多发性肝脏和脾脏病灶,应怀疑为感染。

• 转移性疾病:转移性疾病与真菌性脓肿很难鉴别。

• 结节病:结节病患者经常有肺部表现和其他临床表现。

知识点

• 在免疫功能低下的患儿中,并发肝脏和脾脏病灶通常代表由播散性真菌疾病引起的微脓肿。

• 早期诊断对治疗至关重要。

其他影像学表现

• 超声检查显示多个低回声病灶。根据脓肿形成的阶段不同,可能会出现内部低回声。

经验(✓)和教训(✗)

✓ 免疫功能低下的患者出现多发性肝脏和脾脏病灶,应怀疑为多发性脓肿。

✓ 可能需要对病灶进行活检或抽吸活检,以排除其他疾病,如转移性病变,并能明确感染微生物。

✗ 感染过程中可以出现明显的^{18}F-FDG摄取。

(刘晓斌 程悦 译)

病例9

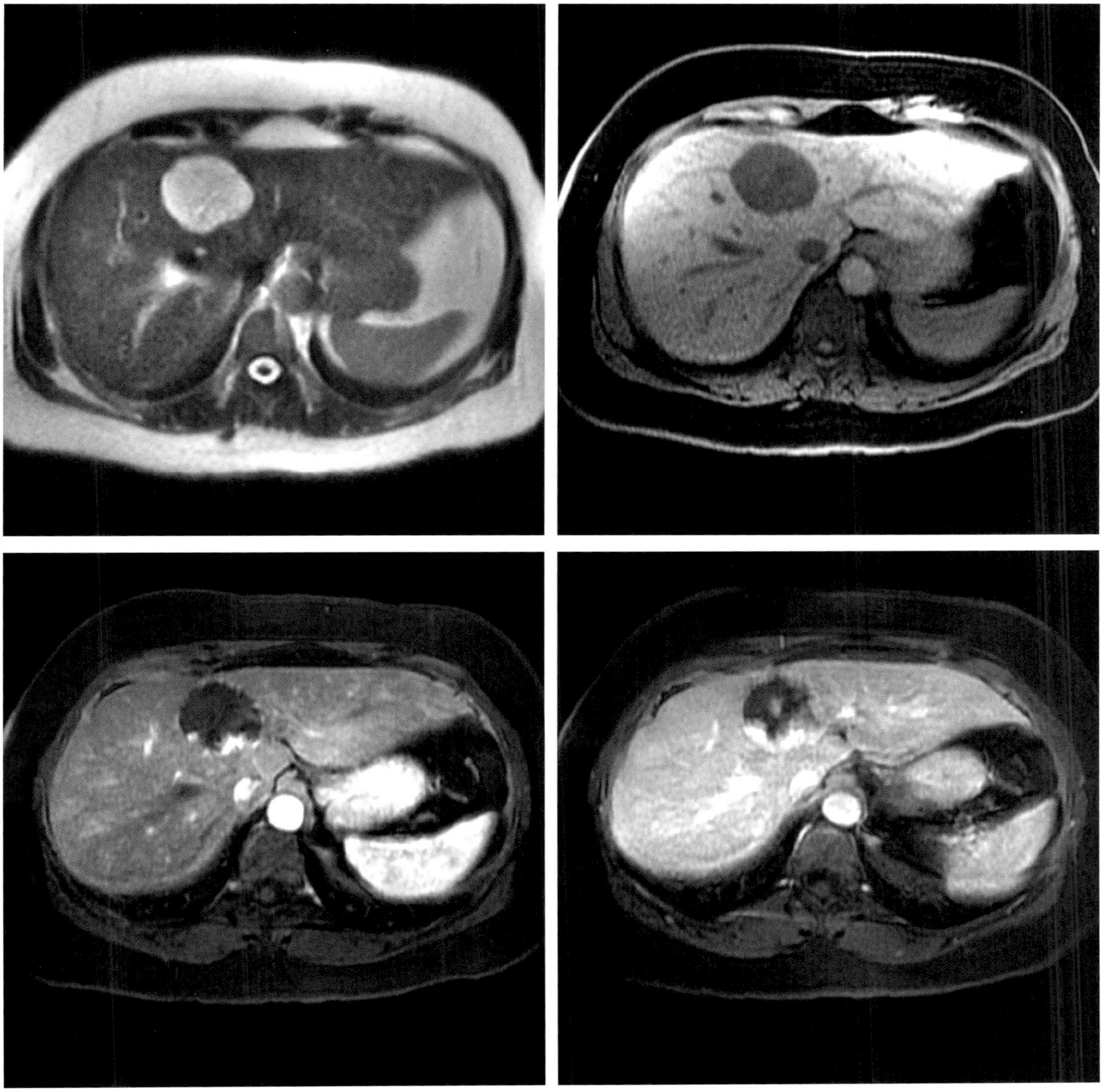

A　B　C　D

临床表现

患者，女性，64岁，肝内肿块需行进一步检查。

影像学表现

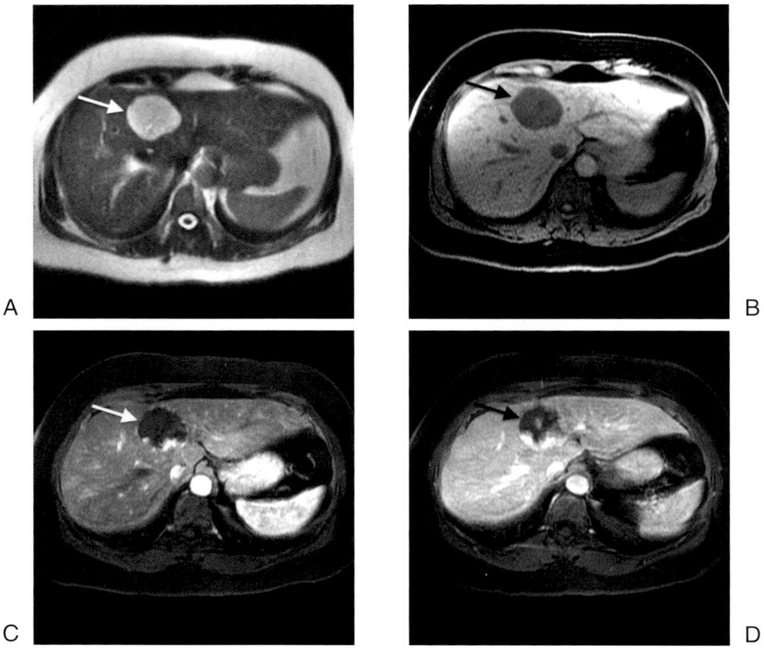

(A)轴位T2加权图像显示肝内T2高信号病变(箭头所示)。(B)轴位T1-FSPGR平扫图像显示肝内低信号病变(箭头所示)。(C)轴位T1-FSPGR增强动脉期图像显示病变周边不均匀结节样强化(箭头所示)。(D)轴位T1-FSPGR增强门脉期图像显示病变表现为渐进性、向心性的对比剂填充(箭头所示)。

鉴别诊断

• **海绵状血管瘤**:除肝囊肿外,第二常见的良性肝脏病变,患病率为8.6%。其血供丰富,呈特征性的结节样,由外周向中心渐进性强化。

• 肝转移瘤:肝脏是腹部、肺和乳腺恶性肿瘤常见的转移部位。转移性病变缺乏海绵状血管瘤典型的结节样外周强化特点。

• 上皮样血管内皮细胞瘤:少见的富血供的肝肿瘤,在T2WI上呈典型的环状形态。

知识点

• 海绵状血管瘤是良性的,多相对比增强MRI可以诊断,表现为特征性的动脉期病变周边不均匀结节样强化和渐进性向心性填充。

• 病变具有特征性的T2高信号。

• 部分小的海绵状血管瘤表现为实性强化病变,但是不廓清。

• 硬化性海绵状血管瘤的强化率各异,可能有钙化,在怀疑为恶性肿瘤的患者中诊断困难,需要与恶性肿瘤相鉴别。

其他影像学表现

• 超声检查显示海绵状血管瘤表现为高回声病灶。

• 当肝内脂肪浸润或肝背景回声增高,其可表现为低回声肿块。

• 在CT图像上,海绵状血管瘤呈类圆形低密度影,增强外周结节样强化并渐进性向中心填充。

经验(✓)和教训(✗)

✓ 海绵状血管瘤对比剂填充率各异,延迟扫描对鉴别诊断有帮助,如转移瘤。

✗ 单相检查图像显示,小的富血供转移瘤与快速对比剂填充的海绵状血管瘤表现类似。

✗ 在T2WI和增强T1WI上,硬化性肝海绵状血管瘤与一些恶性病变(如胆管癌)的表现相似。

(张晓东 程悦 译)

病例10

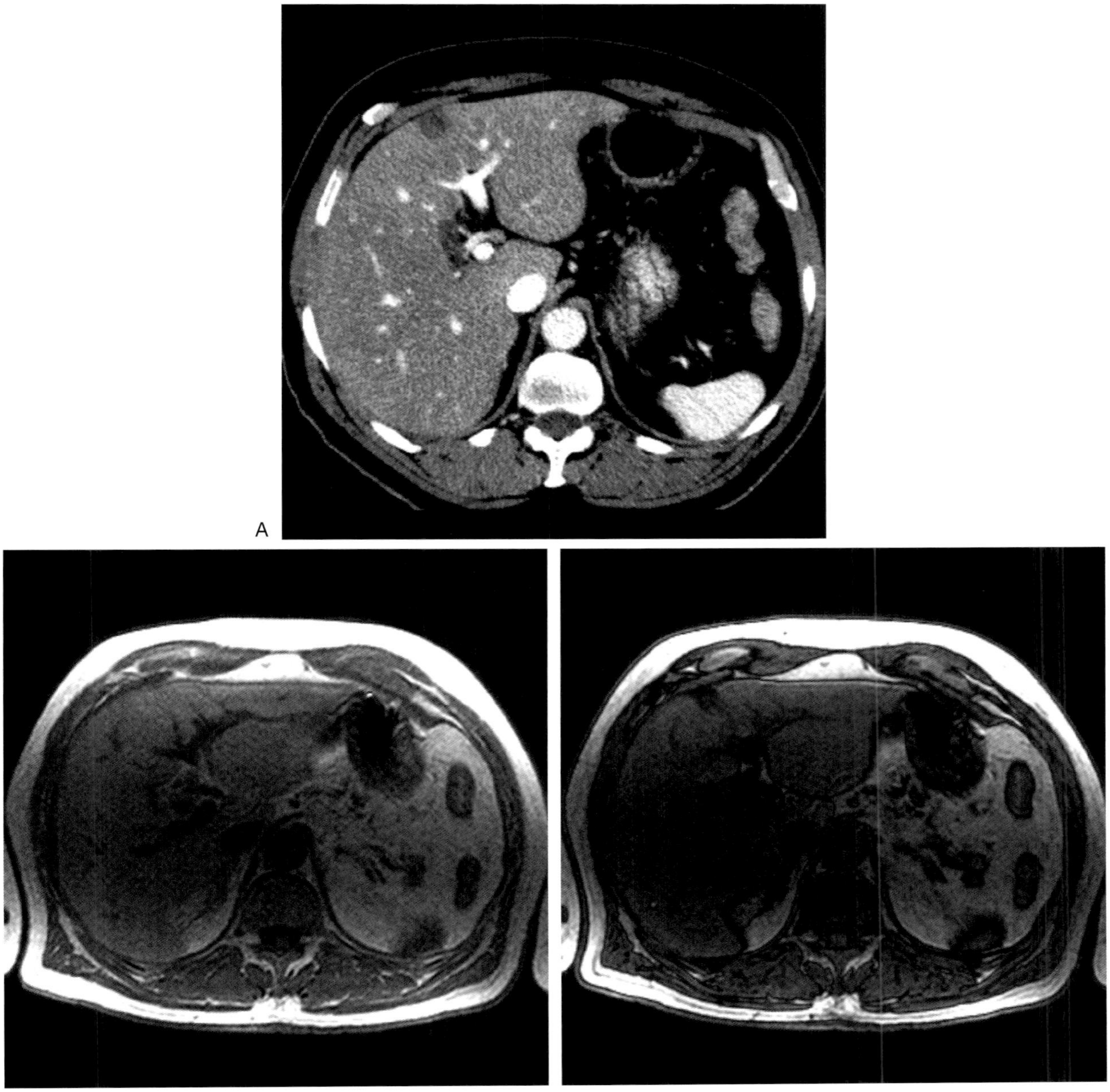

■ 临床表现

患者，78岁，女性，有已知恶性肿瘤病史，体格检查发现肝脏肿物。

影像学表现

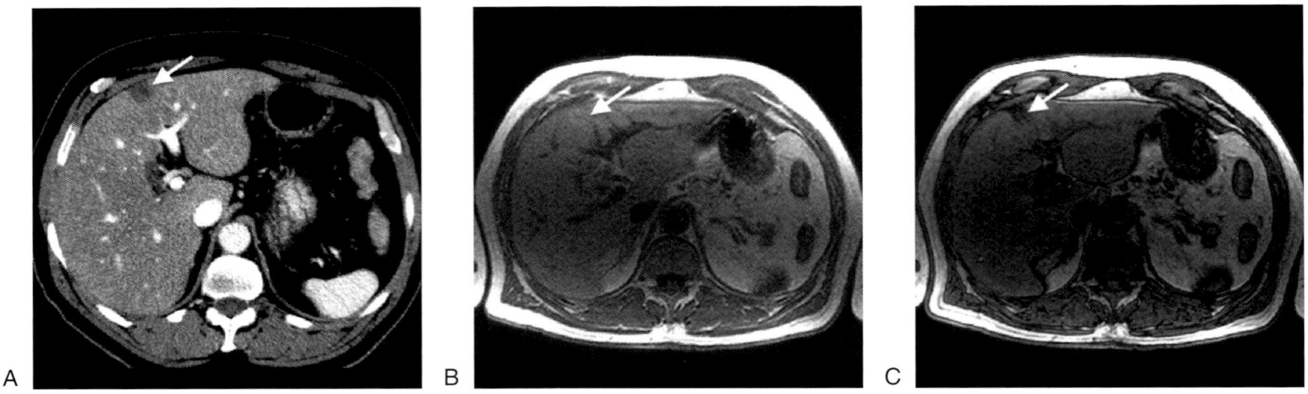

(A)增强 CT 图像显示邻近镰状韧带的局灶性低密度病变(箭头所示)。(B)T1-FSPGR 正相位图像显示病变信号与肝实质相似(箭头所示)。(C)T1-FSPGR 反相位图像显示病变信号明显低于肝实质,信号减低(箭头所示)。

鉴别诊断

• **局灶性脂肪沉积**:在典型部位偶然发现的常见病变。

• 转移瘤:肝脏是腹部、肺和乳腺恶性肿瘤常见的转移部位,病灶常呈圆形、多发,多位于肝右叶,这可能是因为肝右叶血流比肝左叶丰富。

知识点

• 局灶性脂肪沉积的好发部位包括:紧邻镰状韧带的肝左叶内侧段、胆囊窝周围、尾状叶前缘和肝Ⅳ段的后缘。

• 多呈地图状,血管穿行其间,血管无受压变形或移位。

其他影像学表现

• 局灶性脂肪在超声图像上表现为地图状强回声,可见血管穿行其内。

• 局灶性脂肪最常见于门静脉旁。

经验(✓)和教训(✗)

✓ 局灶性脂肪可能类似 CT 某一期图像上的低密度病变。

✓ 局灶性脂肪边界通常不是球形的,没有局灶性占位效应。

✓ 不典型类型包括多发结节状、肿块状、血管周围分布,可能类似恶性肿瘤。

✗ 含脂肪病变(如肝细胞癌和肝腺瘤)可能会被误认为局灶性脂肪浸润。在这些病例中,强化方式和血管受压或移位有助于与局灶性脂肪相鉴别。

(于静 程悦 译)

病例 11

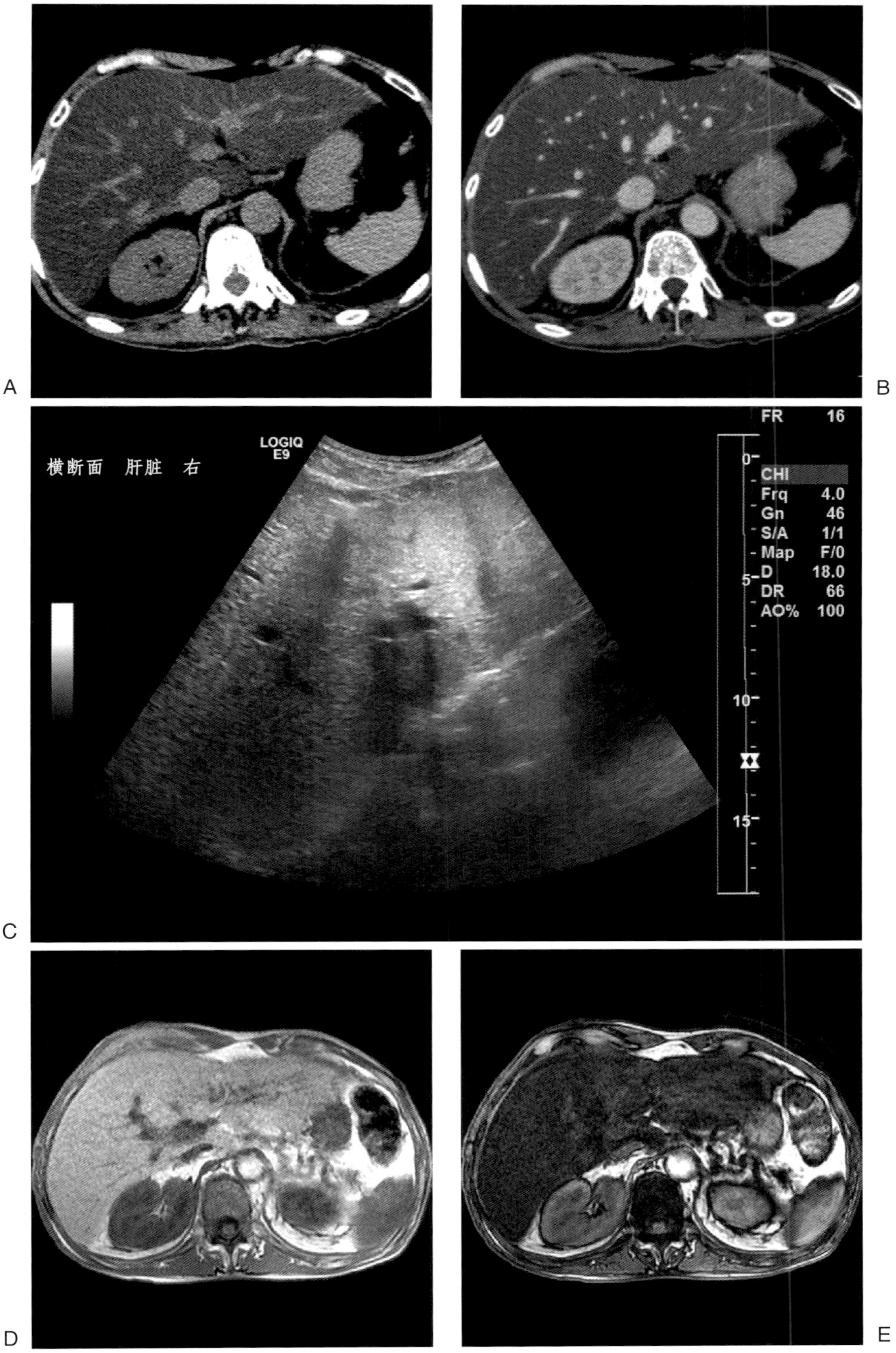

■ 临床表现

患者，男性，54岁，肝酶升高，待进一步检查。

■ 影像学表现

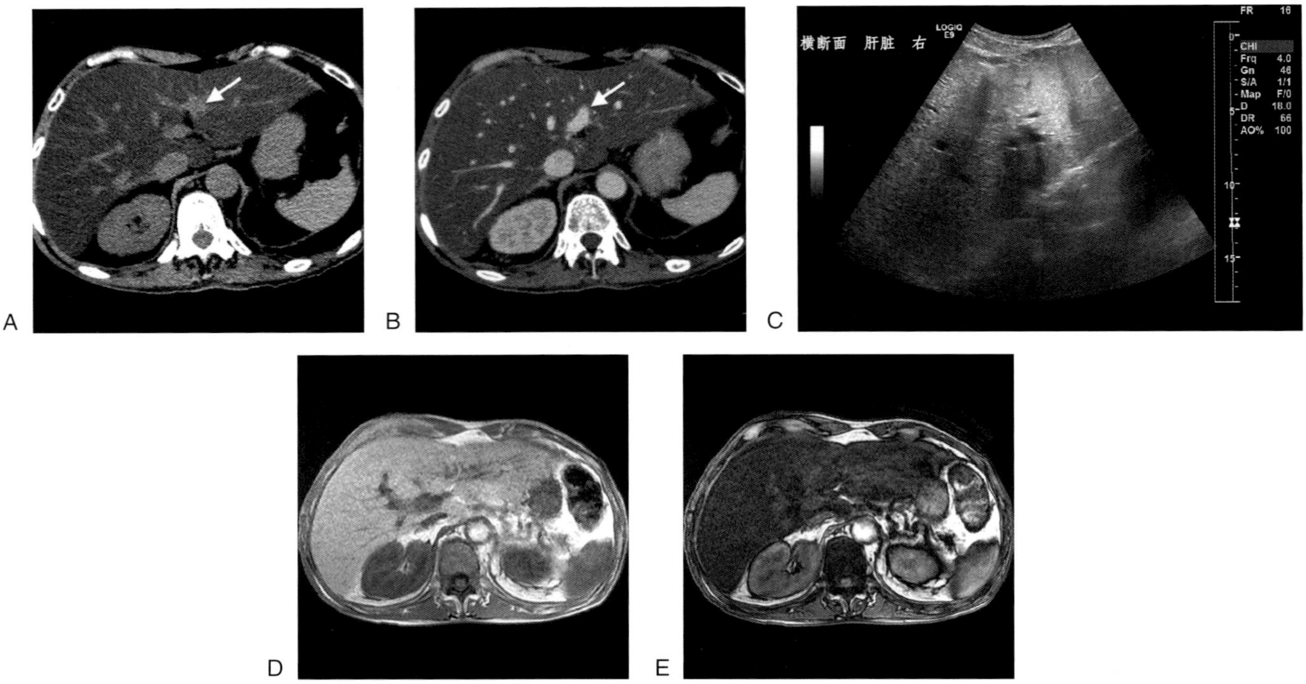

(A)CT平扫图像显示，与血管相比，肝实质呈低密度（箭头所示）。(B)增强CT图像显示肝实质密度低于脾脏（箭头所示）。(C)超声检查图像显示肝实质回声增强伴声影。(D，E)T1-FSPGR同/反相位图像显示肝脏信号降低，提示肝脂肪变性。

■ 鉴别诊断

• **肝脏脂肪变性**：弥漫性肝脏脂肪变性可能由代谢、药物或其他原因导致。

• 浸润性病变：一些浸润性病变可能类似肝脏脂肪变性。

■ 知识点

• 非酒精性脂肪肝是慢性肝病最常见的原因，影响近1/3的美国人口。

• 长期肝脏脂肪变性可导致非酒精性脂肪性肝炎，进而导致慢性肝病、肝硬化，进一步发展成为肝癌。

• CT可以发现中至重度脂肪肝，但是无法定量评估。

• MRI可发现和定量评估肝脏脂肪浸润。肝脏体积可能会增大，表现为非对称性肥大。

■ 其他影像学表现

• 超声图像上，弥漫性肝脏脂肪变性导致肝脏回声明显增强。

• 血管模糊不清，穿透性差，限制了其应用。

经验(✓)和教训(✘)

✓ MRI的同/反相位图像可以用来发现肝脏脂肪变性。非对称回波水脂分离成像(IDEAL)可被用于计算脂肪百分比。

✓ 将肝脏CT衰减值小于40HU或肝脏与脾脏的CT衰减差值大于-10HU作为阈值，可以判断中至重度脂肪肝。

✘ 脂肪肝患者的肝脏病变在CT上很容易被掩盖，因为病变与背景肝实质的CT衰减差值减弱。

（崔倩 郭瑜 译）

病例12

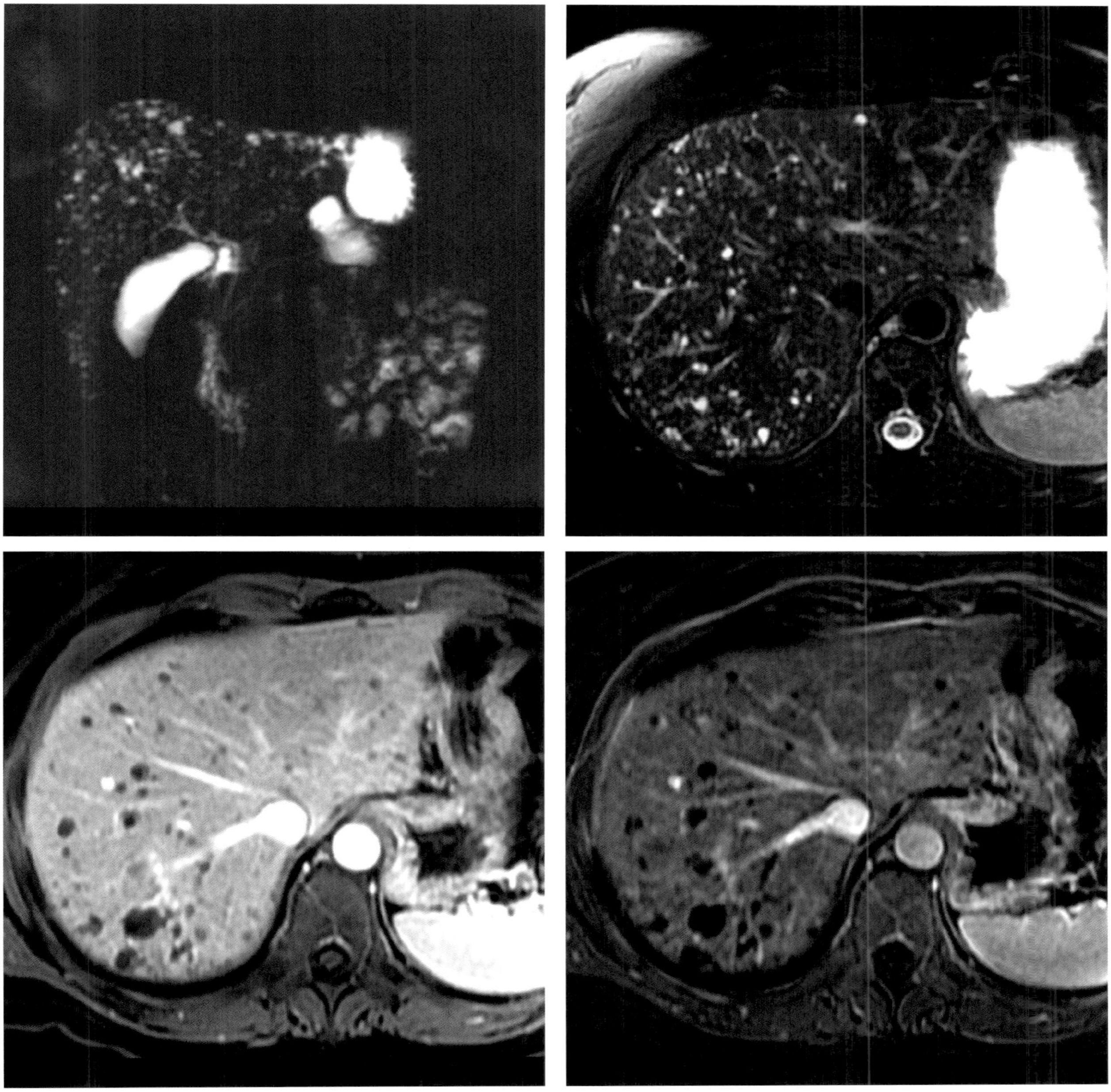

A B C D

■ 临床表现

患者,女性,57岁,肝脏多发性病灶,为进一步诊断,行MRI检查。

影像学表现

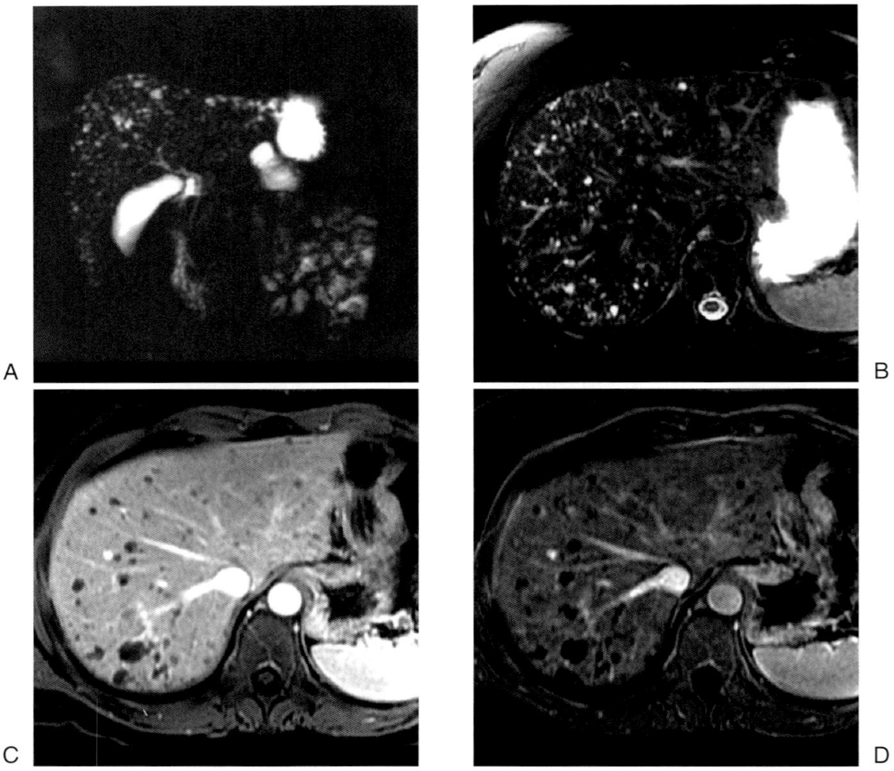

(A)冠状位厚层MRCP图像显示肝内无数T2高信号小病灶,胆管系统正常。(B)轴位T2脂肪抑制图像显示多发性小病灶,部分形态不规则,但边界较清晰。(C)轴位T1-FSPGR增强图像显示病灶边界清晰,部分边缘欠规则,但未见明显强化。(D)轴位T1增强减影图像显示病灶未见强化。

鉴别诊断

• **胆管错构瘤**:肝脏良性病变,其表现类似囊肿,但两者的组织学不同。通常数量较多,满布肝实质,病灶大小接近。

• 肝囊肿:肝囊肿为最常见的肝脏良性病变,发病率约为15%。其通常边缘清晰,大小不一。

知识点

• 胆管错构瘤是由胆管板发育畸形导致的良性病变。

• 当病灶多发时,其又被称为Von Meyenburg综合征。

• 病灶大小为1~15mm。

其他影像学表现

• 在超声图像上,大量强回声的囊壁分界面导致肝实质呈现不均质外观,若病灶较多,单个病灶可能难以清晰显示。

• 在CT图像上,病灶体积小,边界清晰,无强化。病灶体积较小,以至于难以测量CT值,其表现可类似小转移灶或微囊肿灶。

经验(✓)和教训(✗)

✓ 胆管错构瘤于T2加权图像上容易显示,但需行增强检查,以明确病灶有无强化。

✓ 胆管错构瘤与胆管系统不相通,因此病灶内不会出现肝胆特异性对比剂的积聚。

✗ 与其他胆管板发育畸形类似,胆管错构瘤可合并胆管癌。

(崔建民 郭瑜 译)

病例13

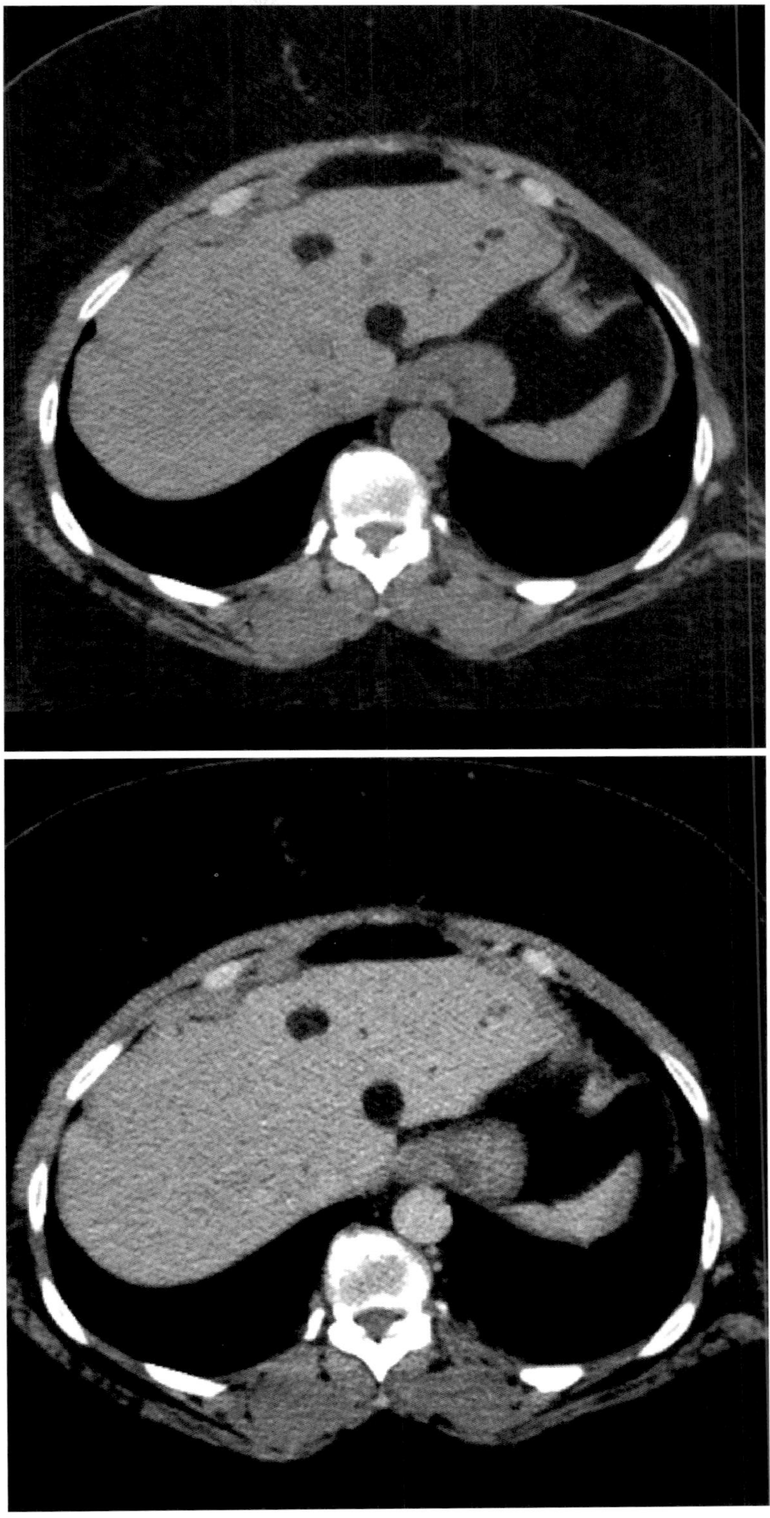

A B

■ 临床表现

患者，女性，42岁，肝脏多发性病灶，行进一步检查，以明确诊断。

■ 影像学表现

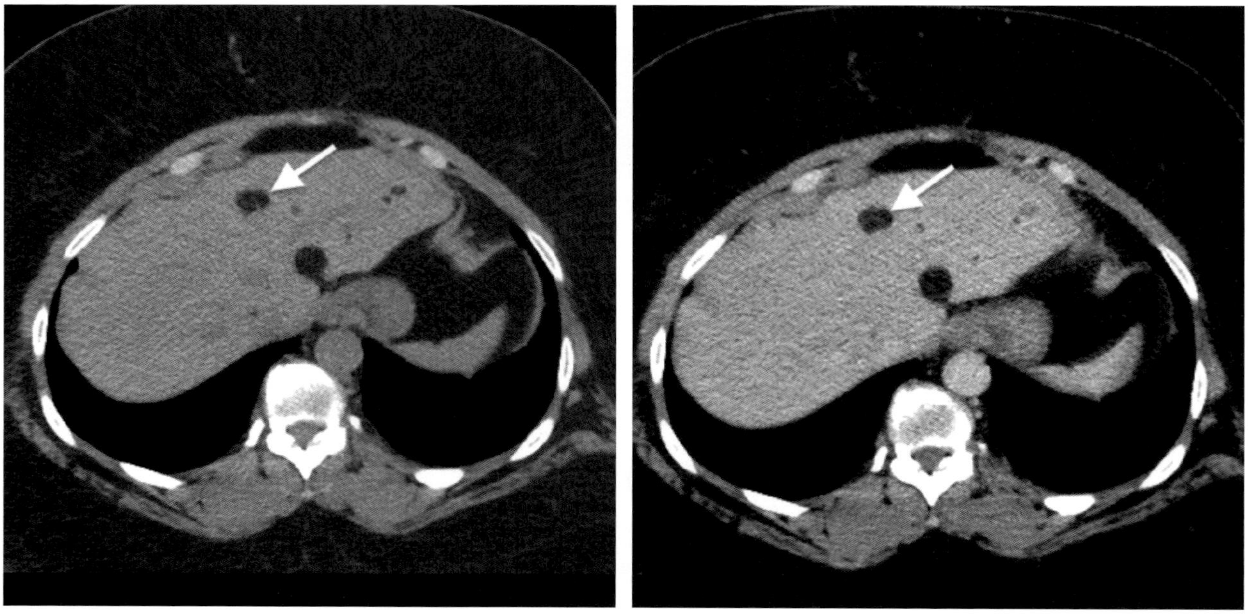

(A)CT平扫图像显示肝左叶内数个含脂肪低密度病灶(箭头所示)。(B)增强CT图像显示肝内病灶未见明显强化(箭头所示)。

■ 鉴别诊断

• **肝血管平滑肌脂肪瘤(HAML)**:肝脏良性病变,含不同数量的脂肪成分。CT易于发现病灶,当联合结节性硬化症背景时更易确诊。

• 肝细胞腺瘤:肝内良性病变,动脉期明显强化,延迟期呈不同程度廓清。肝腺瘤含不同比例的瘤内脂肪,好发于女性,与避孕药的应用史有关。

• 肝细胞癌:分化良好型肝细胞癌可含脂肪,可发生在慢性肝病和肝硬化患者中。

■ 知识点

• HAML为罕见的良性间叶性肿瘤,由不同比例的平滑肌细胞、厚壁血管和成熟的脂肪组织构成。

• HAML可散发,亦可合并结节性硬化症的背景。

• HAML的特征表现为含有成熟脂肪且缺乏包膜。当病灶为乏脂型HAML时,通常难以诊断,需行活检证实。

■ 其他影像学表现

• 含脂型病灶在脂肪抑制序列上信号减低,在非脂肪抑制T1序列上呈显著高信号。

• 如果病灶内脂肪混杂其他成分,病灶在反相位上图像信号减低。

经验(✓)和教训(✗)

✓ HAML可见中央引流静脉汇入肝静脉。

✓ 含脂型HAML的特征性表现为病灶内含成熟的脂肪。

✗ 乏脂型HAML表现为动脉期强化及廓清。

✗ 在肝硬化和慢性病毒性肝炎的背景下,出现此种表现应警惕有肝细胞癌的可能。

(崔建民 郭瑜 译)

病例14

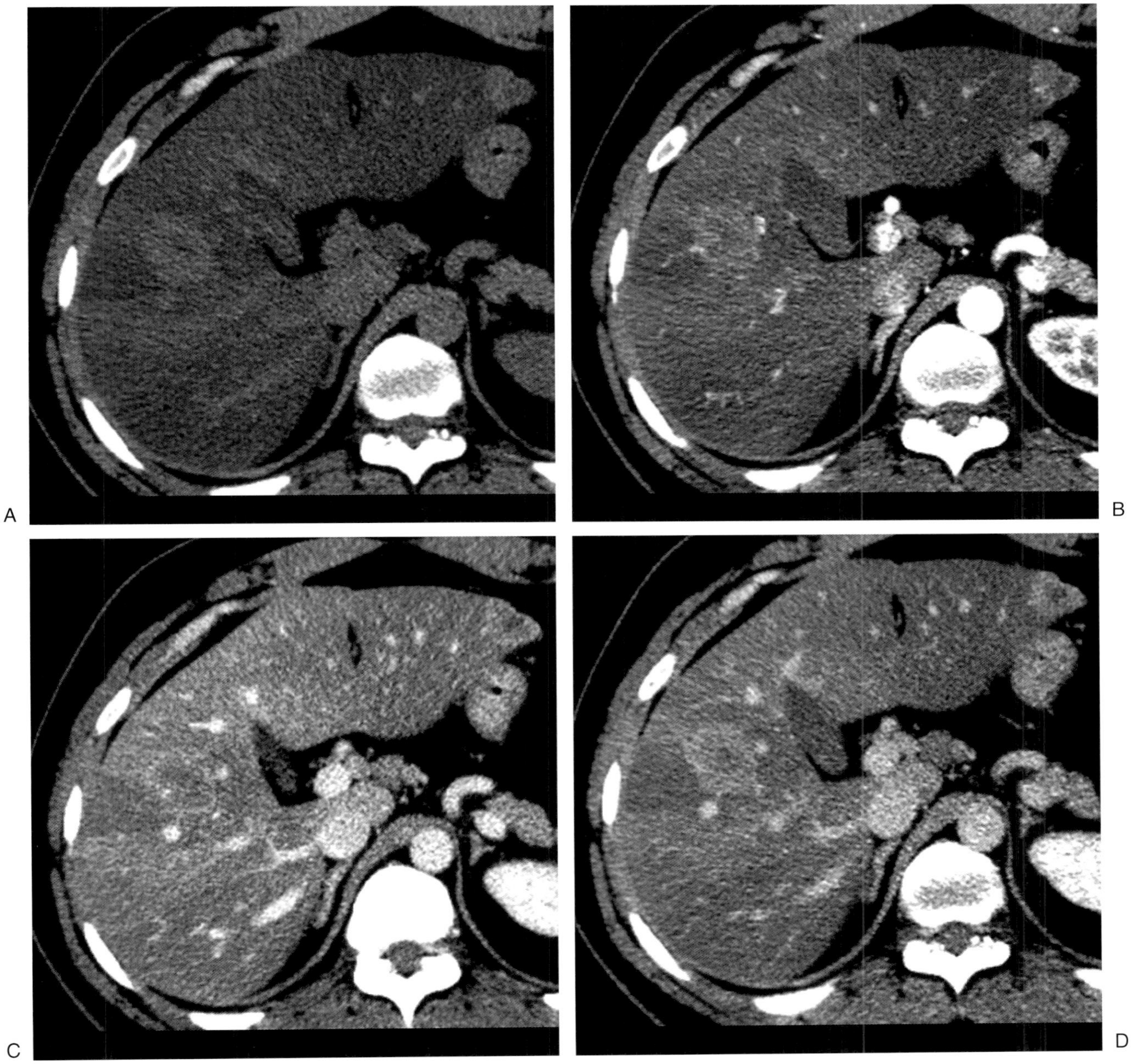

■ 临床表现

患者,男性,38岁,肝脏多发性病变,需要进一步诊断。

影像学表现

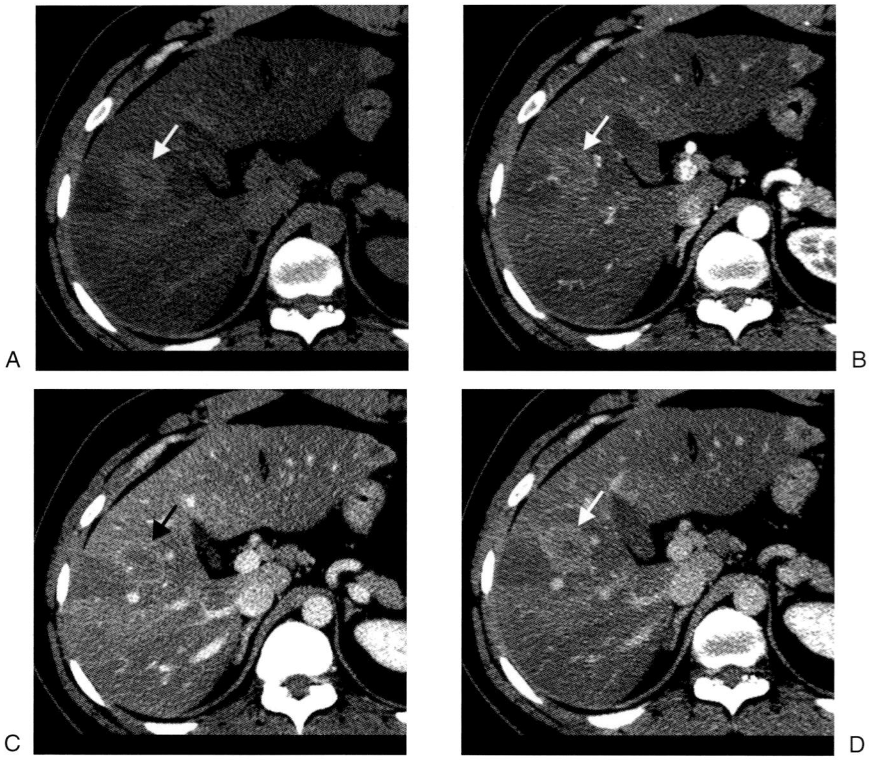

(A)CT平扫图像显示在脂肪浸润背景下，肝右叶可见一高密度病变(箭头所示)。注意还有一病变位于肝左外叶。(B)增强CT动脉期图像显示病变轻度强化(箭头所示)。(C)增强CT门脉期图像显示病灶密度低于肝脏(箭头所示)。(D)CT延迟期图像显示病变密度稍高于肝脏(箭头所示)。

鉴别诊断

• **肝淋巴瘤**：原发性肝淋巴瘤是一种罕见的肝脏恶性病变，需要通过活检确诊。

• 肝细胞腺瘤：肝脏良性病变，动脉期明显强化，门脉期或延迟期表现出不同程度的廓清。病变内可含有不同数量的脂肪或脂质成分。通常女性好发，并与避孕药的使用有关。

• 肝细胞癌：原发性肝脏恶性肿瘤，典型的表现为动脉期明显强化并在门静脉或延迟期廓清，与慢性肝病和肝硬化有关。

知识点

• 肝淋巴瘤可以是原发性的，也可以是继发性的。在原发性肝淋巴瘤中，病变局限于肝脏内。尸检发现，高达50%的继发性淋巴瘤病例有肝脏受累。

• 肝淋巴瘤表现形式多样，可表现为孤立肿块，也可如本病例表现为直径1~5cm的多灶性病变，以及弥漫性肝脏浸润。

• CT图像上通常表现为软组织密度结节或肿块，但在动脉期、门脉期和延迟期图像上，其增强程度均低于肝实质。

• 病变内可有出血、坏死或表现为环形强化。在没有治疗的情况下，病变内钙化罕见。

• MRI图像上表现为病变中心呈T2高信号，表现为“靶”征，CT图像上表现为低密度。

其他影像学表现

• 肝淋巴瘤在超声图像上表现为多个低回声病变，与转移瘤非常相似。

经验(✓)和教训(✗)

✓ 肝淋巴瘤的影像学表现形式多样，包括孤立性、多灶性和浸润性。

✓ 在没有已知淋巴瘤病史的情况下，活检可被用于明确诊断。

✗ 肝脏弥漫性受累时易误诊为脂肪肝。

（王红 郭瑜 译）

病例15

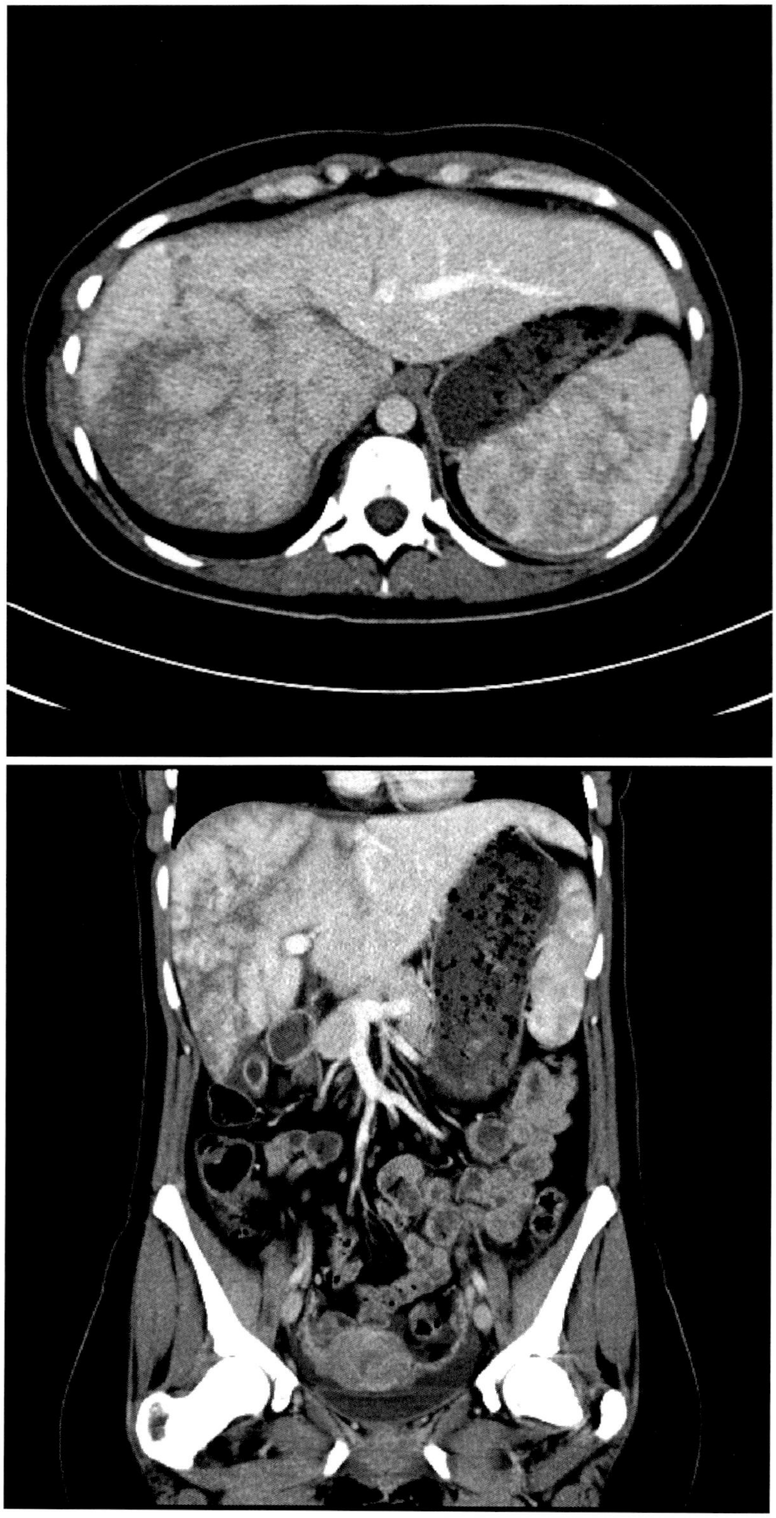

A B

临床表现

患者,女性,37岁,肝酶升高,行肝脏增强CT检查。

■ 影像学表现

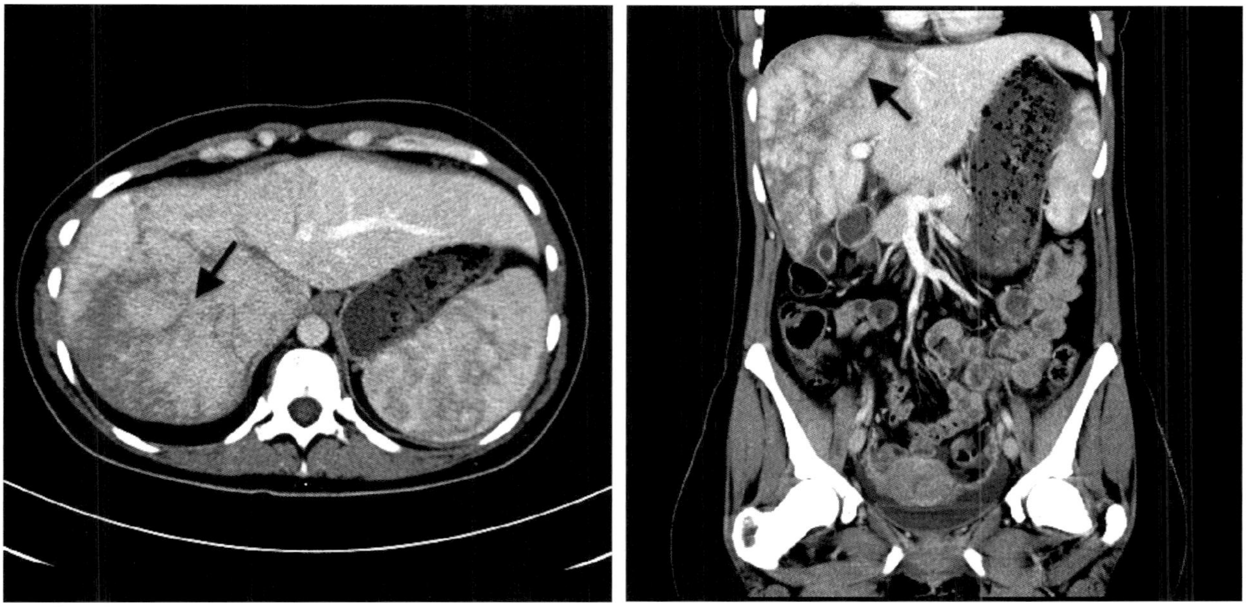

A B

(A)轴位肝脏增强CT图像显示肝脏周边斑片状强化减低(箭头所示)。(B)冠状位肝脏增强CT图像显示右肝静脉血栓形成(箭头所示)。

■ 鉴别诊断

• **肝静脉阻塞**:肝静脉阻塞可能是急性、慢性或无症状的。急性肝静脉阻塞可出现疼痛、腹水和肝大。

• 门静脉阻塞:门静脉阻塞可继发于恶性或良性病变。大多数病例无症状;随着时间推移,侧支静脉开放。

■ 知识点

• 原发性布-加综合征是由血栓导致肝静脉流出道阻塞引起的。继发性病变由肝静脉受外部压迫所致。

• 布-加综合征可能急性、亚急性或慢性起病。

• 急性布-加综合征表现为由门静脉和肝窦淤滞引起的肝静脉不充盈和周边斑片状强化减低。由于门静脉压力升高,可能会出现腹水。

• 在慢性布-加综合征中,静脉侧支开放,可以表现为肝尾状叶肥大和脾大。

■ 其他影像学表现

• 超声表现包括肝静脉无血流,可沿肝脏表面检测到肝静脉侧支循环。

经验(✓)和教训(✗)

✓ 肝静脉血栓形成在冠状位图像上更容易识别。

✓ 门静脉血栓形成可能是由潜在的血栓形成和肝门静脉血流不良导致门静脉压力升高造成的。

✗ 在慢性布-加综合征中,肝静脉血栓可能不明显,可发生钙化。

✗ 再生结节可与慢性布-加综合征伴发,应与肝细胞癌区分,肝细胞癌也可与之伴发。

(张坤 刘丽华 译)

病例16

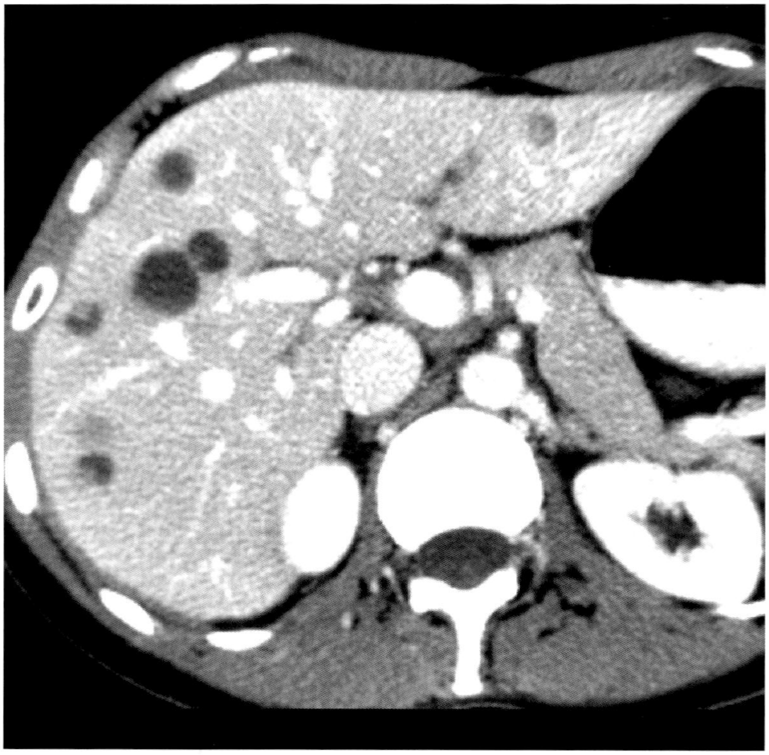

A

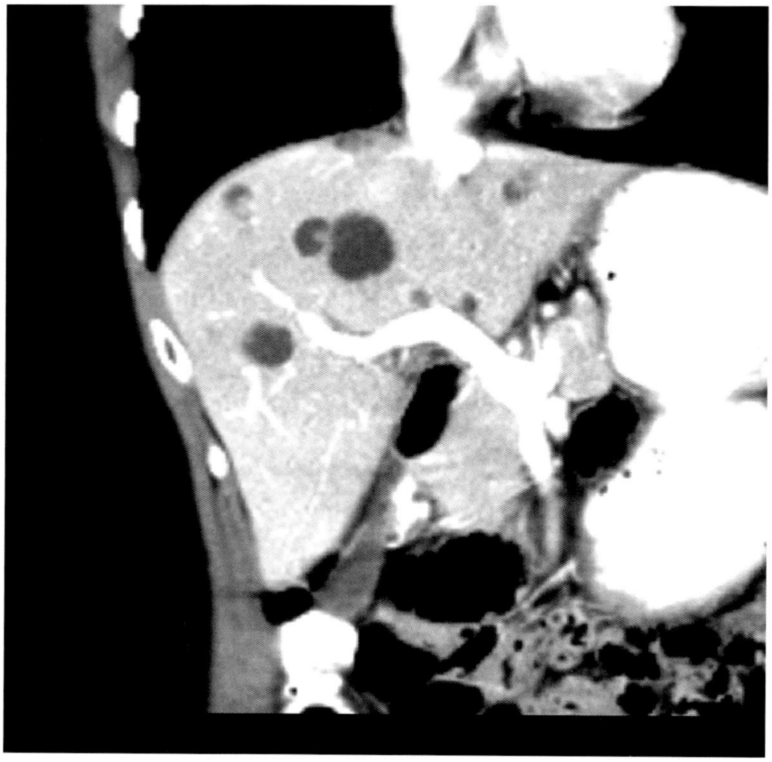

B

临床表现

患者,女性,32岁,有胃肠道间质瘤病史。

影像学表现

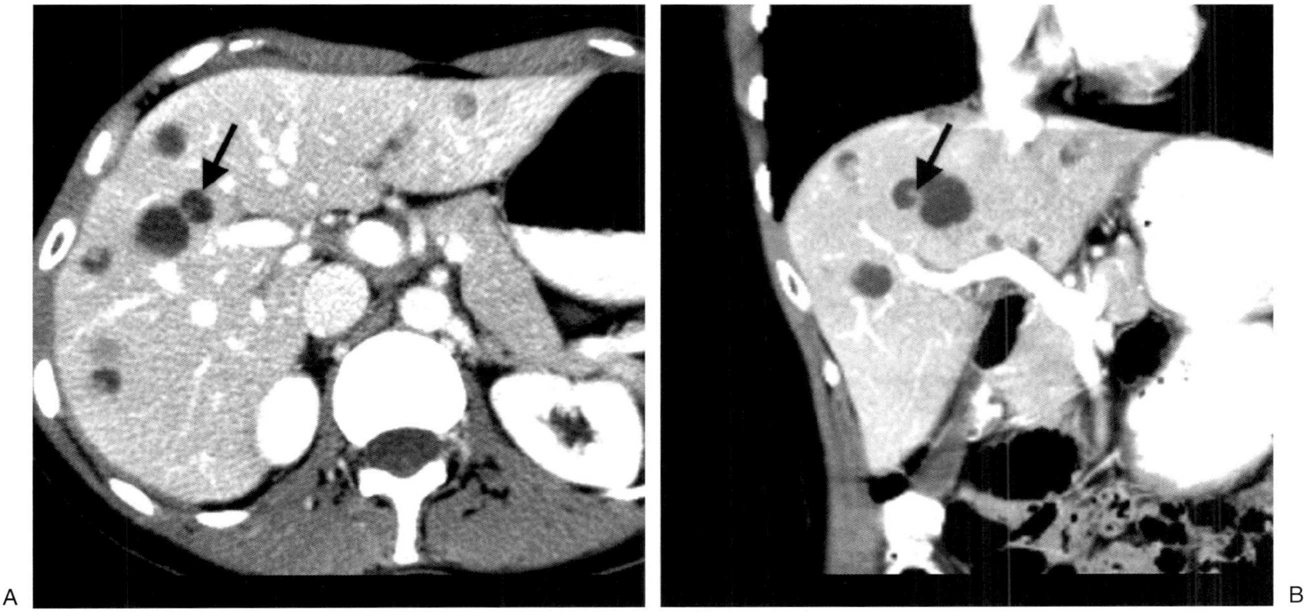

(A)轴位增强CT图像显示肝内多个伴有小的囊壁结节的囊性病变(箭头所示)。(B)冠状位增强CT图像显示肝内病变呈“近乎囊性”(箭头所示)。

鉴别诊断

• **囊性转移**:囊性转移性病变常见于多种恶性肿瘤,包括胃肠道间质瘤、腺癌、黑色素瘤和罕见的肾转移瘤。此类病变的边界不如肝囊肿清晰。

• 肝囊肿:肝囊肿是最常见的良性肝脏病变,发病率约为15%。其边界清晰,大小不一。

知识点

• 胃肠道间质瘤通常转移到肝脏和腹膜。

• 未经治疗的转移灶在CT图像上可见强化。

• 行对c-kit原癌基因具有高度特异性的靶向治疗后,病变表现为“囊状”并且通常体积缩小。当病变整体减小,但仍存在壁结节(密度增加)时,应考虑肿瘤进展。

其他影像学表现

• ^{18}F-FDG PET-CT可能有用,因为这些病变与囊肿不同,可能具有高代谢的囊壁。

经验(✓)和教训(✗)

✓ 多相CT有助于检测近囊性转移灶的强化表现。

✓ 多平面成像可被用于检测位于囊壁上方与下方的结节。

✗ 一些恶性肿瘤可产生囊性转移灶,包括生殖细胞肿瘤,肺脏、乳腺、结肠来源的恶性肿瘤,以及类似肝囊肿的肉瘤。

✗ 测量病灶大小可能不如测量病灶密度准确。

(柴超 刘丽华 译)

病例 17

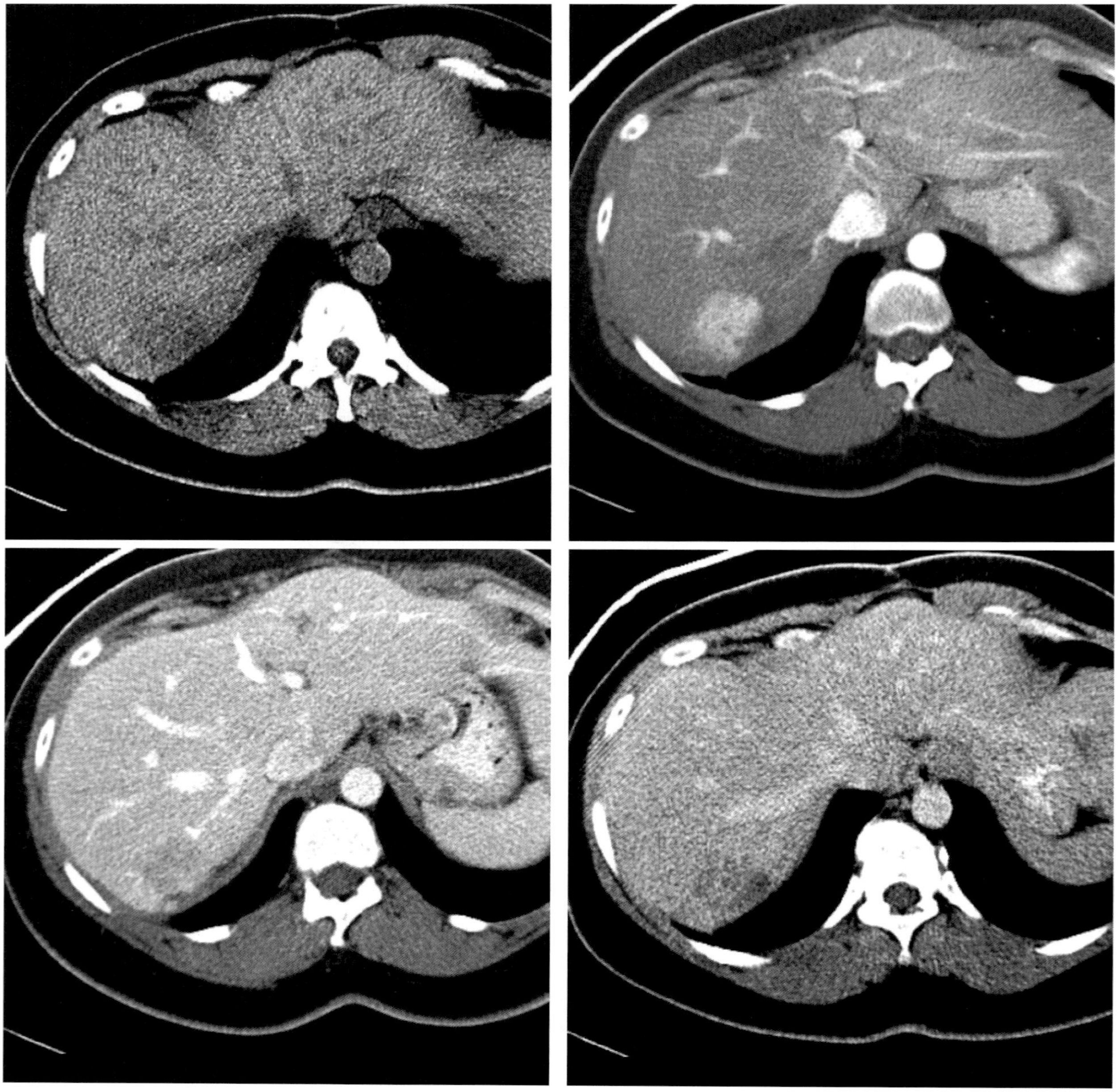

A B C D

■ **临床表现**

患者，女性，36岁，无口服避孕药史及肝病史，因发现肝内病变就诊。

影像学表现

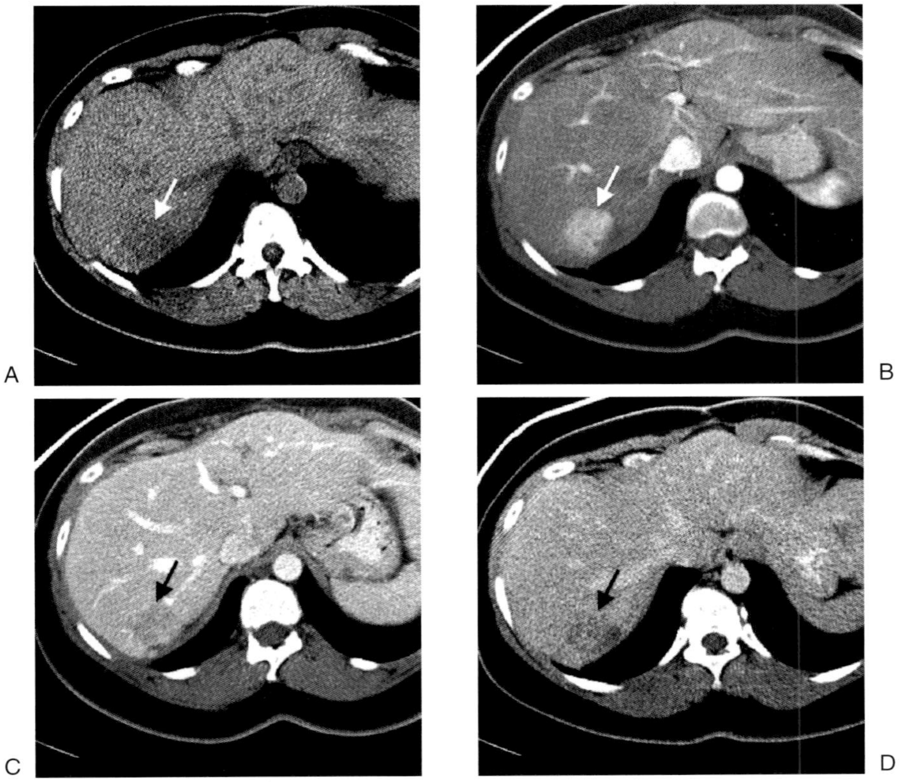

(A)CT平扫图像显示肝右叶第7段内可见一低密度肿块(箭头所示)。(B)增强CT动脉期图像显示肿块明显强化(箭头所示)。(C)CT门脉期图像显示肿块强化程度减低,低于正常肝实质(箭头所示)。(D)CT延迟期图像显示肿块强化程度明显低于正常肝实质(箭头所示)。

鉴别诊断

• **肝细胞腺瘤**:肝脏良性病变,动脉期表现为富血供,随后表现为不同程度的廓清。肝细胞腺瘤内含有不同数量的脂肪或脂质。女性多见,与口服避孕药有关。

• 肝细胞癌:肝脏原发性恶性肿瘤,动脉期表现为富血供,门脉期或延迟期廓清。其与慢性肝病、肝硬化相关。

知识点

• 肝细胞腺瘤是一种罕见的肝内病变,在口服避孕药、使用合成代谢类固醇、糖原贮积病和一些先天性疾病患者中发病率升高。共有4种组织学亚型,其中β-连环蛋白突变型有进展为肝细胞癌的风险。肝细胞腺瘤可于门脉期或延迟期表现为廓清,此时难以与肝细胞癌区分。肝细胞腺瘤可含有肿瘤样的脂肪或脂质。

其他影像学表现

• 由于肝细胞腺瘤内可能会伴发出血,其在超声图像上可能会有不同的影像学表现。

• 在CT图像上,其同样可能表现为密度不均匀,但与增强MRI图像上的表现相似。

经验(✓)和教训(✘)

✓ 体积较大的肝细胞腺瘤的出血风险增加。

✓ 肝细胞腺瘤可包含脂肪。

✘ 肝细胞癌和肝细胞腺瘤很难区分,因为两者在延迟期都可以表现为廓清。

✘ 肝细胞腺瘤的某些亚型进展为肝细胞癌的风险增加。

(任燕 刘丽华 译)

病例18

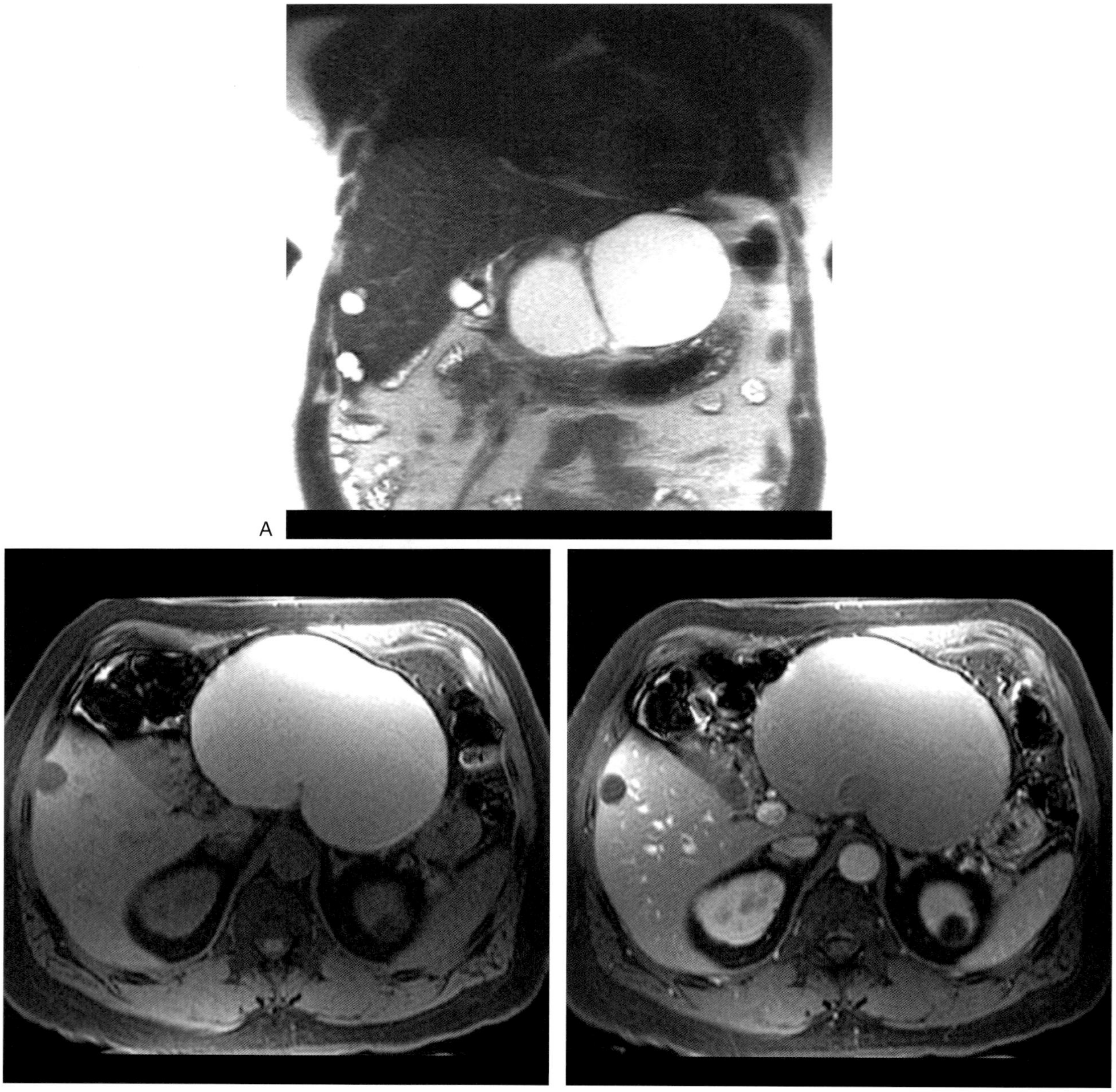

■ 临床表现

患者，女性，72岁，表现为囊性肝肿物。

■ 影像学表现

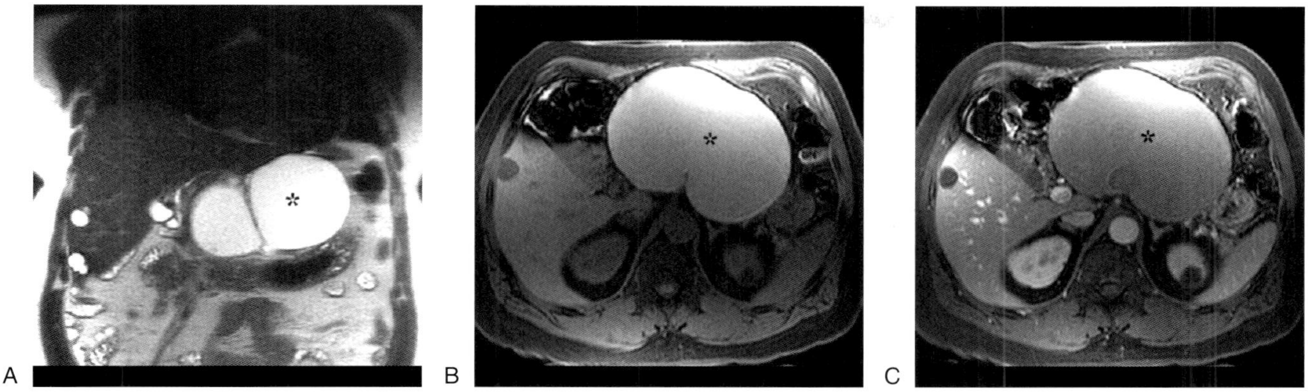

(A)冠状位T2WI显示肝左叶一个巨大、有分隔的囊性病灶(星号所示)。(B)轴位T1-FSPGR平扫图像显示该囊性病灶为T1高信号,提示出血或蛋白成分(星号所示)。(C)轴位T1-FSPGR增强图像显示该囊性病灶没有明显的结节状强化(星号所示)。

■ 鉴别诊断

• **胆管囊腺瘤**:一种罕见的肝内良性囊性病变,好发于中年女性。

• 胆管囊腺癌:原发于胆管系统的恶性肿瘤,也可能为胆管囊腺瘤的恶变。

• 巨大胆管错构瘤:由胆管板畸形引起的良性囊性病变。

■ 知识点

• 胆管囊腺瘤是一种起源于胆管、缓慢生长的囊性肿瘤,在平均年龄为45岁的女性中最常见,病灶可以是单房或多房的。

• 尽管也有原发病例报道,但胆管囊腺癌通常被认为是胆管囊腺瘤的恶变。当出现厚壁、结节状强化或恶性特征时,应考虑为恶性。

■ 其他影像学表现

• 病灶无回声,类似于单纯囊肿或复杂液体,后者取决于其成分。

• 病灶内部复杂,如分隔、结节和钙化。

• CT图像上,与囊肿相比,病灶可呈不同密度,取决于其成分,可有分隔和钙化。

经验(✓)和教训(✗)

✓ 在显示囊肿复杂性方面,MRI优于其他检查方法。

✓ 结节状强化或厚的分隔提示恶性。

✗ 胆管错构瘤可见于男性(男女比例为1:9)。

✗ 病灶可类似脓肿。

(陈丽华　季倩　译)

病例19

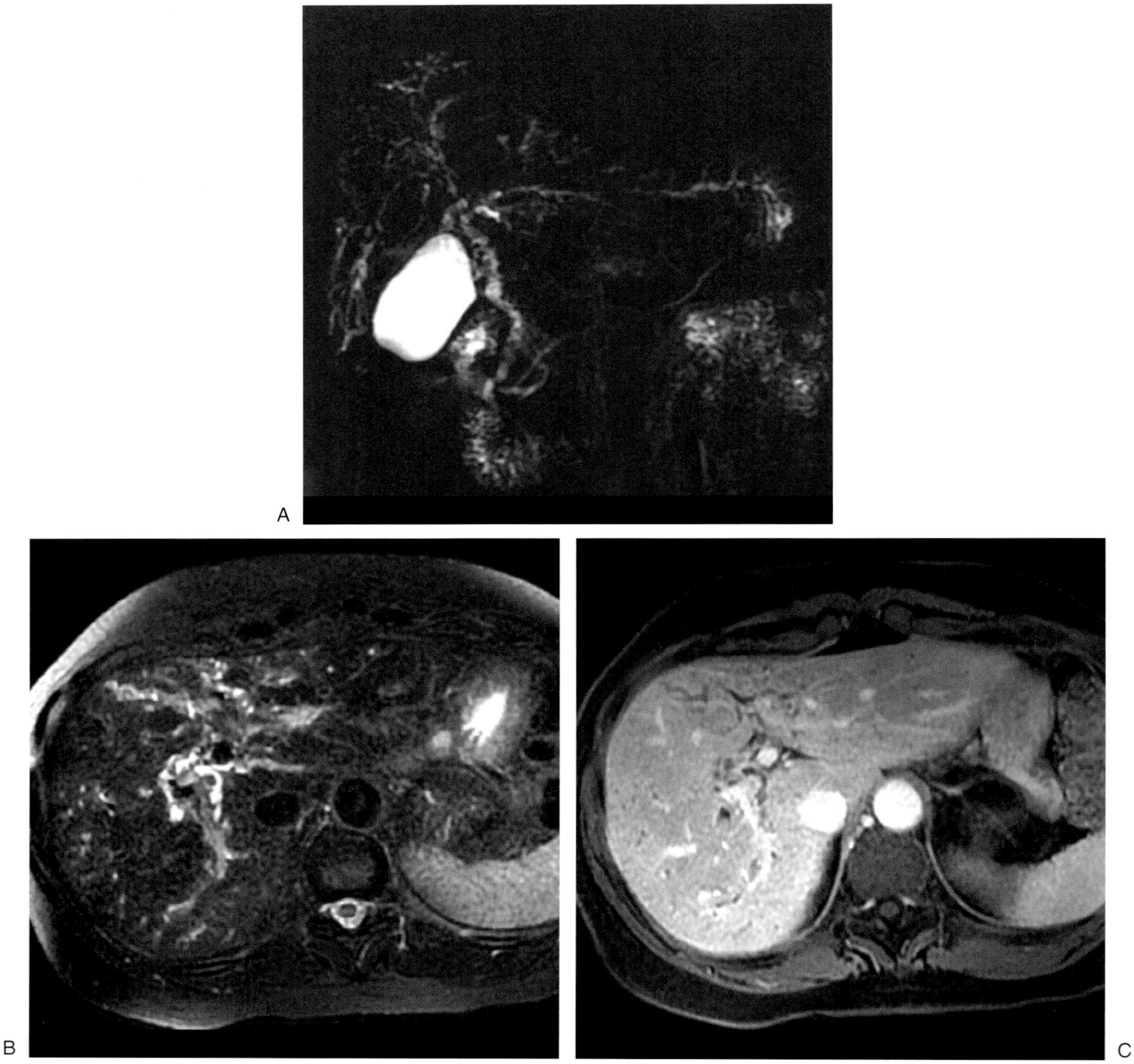
A B C

临床表现

患者,女性,70岁,肝功能指标升高。

影像学表现

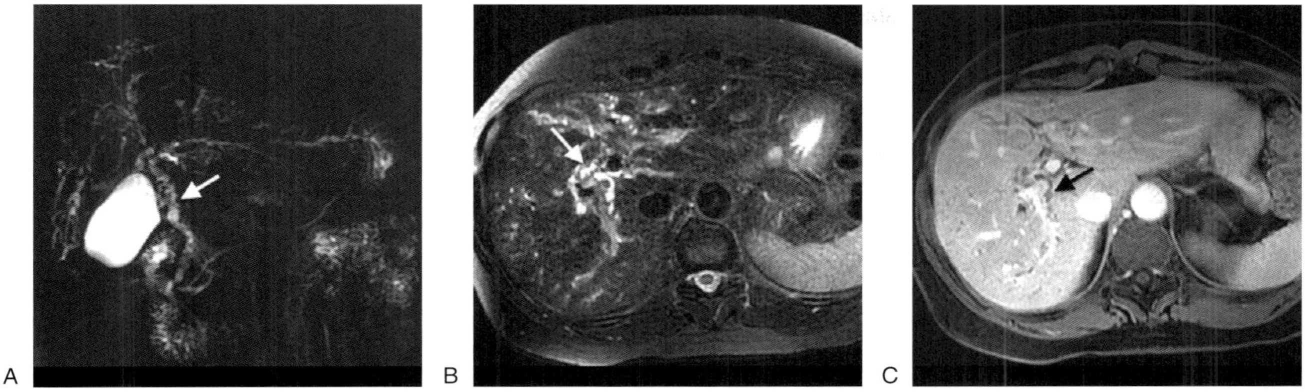

(A)冠状位MRCP图像显示肝内和肝外胆管系统多发性狭窄(箭头所示)。(B)轴位T2脂肪饱和图像显示肝内胆管扩张(箭头所示)。(C)轴位T1-FSPGR增强图像显示胆管壁强化(箭头所示)。

鉴别诊断

• **原发性硬化性胆管炎**(PSC):是一种慢性肝病,其特征是肝内和肝外胆管系统发生炎症和纤维化,导致胆汁淤积,患胆管癌的概率增加。

• 原发性胆汁性胆管炎:一种罕见的自身免疫性肝病。该病女性多见,伴有慢性进行性肝内小胆管破坏,导致胆汁淤积和肝纤维化。在影像学检查中,胆管系统通常无变化。

知识点

• PSC是一种自身免疫性疾病,造成肝内和肝外胆管系统炎症和纤维化,导致慢性胆汁淤积。

• 影像学检查的主要关注点是有无胆管癌的发生,其发病率为7%~13%。

• 患者必须定期进行影像学检查,以评估恶性肿瘤的发展或胆管的狭窄程度。对于新发或进展性肿块、明显狭窄或不对称胆管扩张,需要进一步行内镜逆行胰胆管造影(ERCP)评估。

• PSC可见于炎症性肠病(IBD),并且75%~95%的PSC患者合并IBD。

• 部分行肝移植的病例的复发率约为15%。

其他影像学表现

• 超声检查可发现散在的胆管扩张,其表现可能与肝硬化类似。

• CT图像可见小的、散在的扩张胆管或局灶性肿块。

• MRCP可被用于评估胆管系统。

经验(✓)和教训(✗)

✓ MRI/MRCP是评估胆管系统的首选无创影像学检查方法。

✓ 对于新发或明显的狭窄,应进一步行ERCP检查,可见于20%的病例。

✗ 小肿块可导致恶性狭窄。

✗ 胆管炎可见胆管壁增厚和强化。

(黄黎香 季倩 译)

病例20

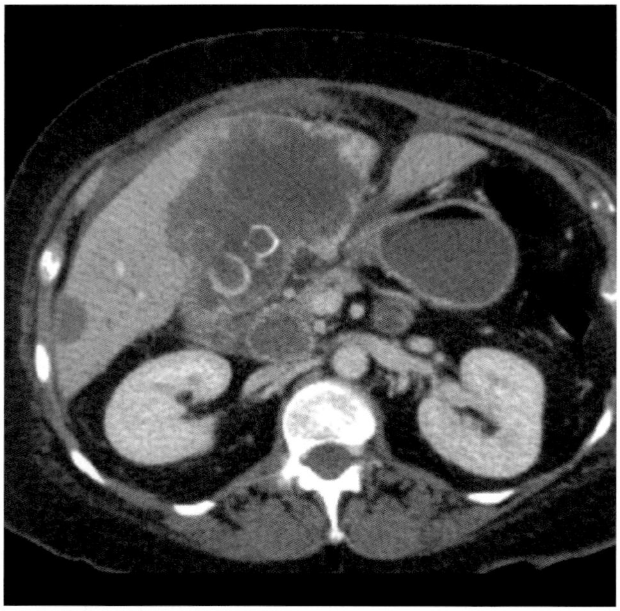

A

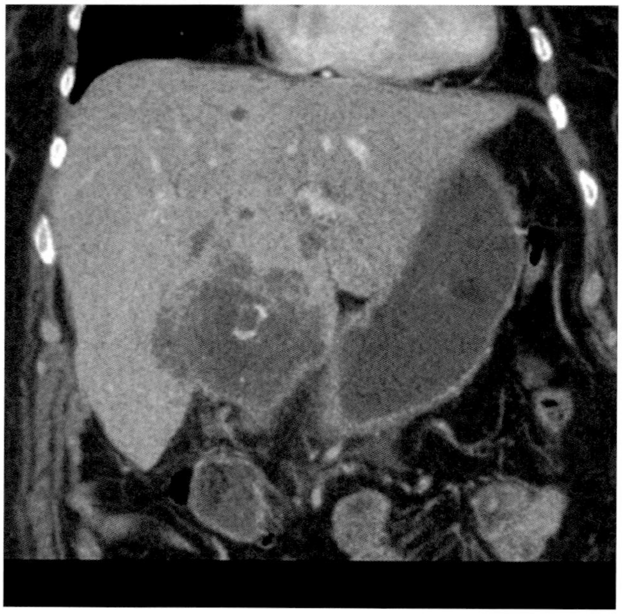

B

■ 临床表现

患者，女性，75岁，右上腹痛，体重减轻。

影像学表现

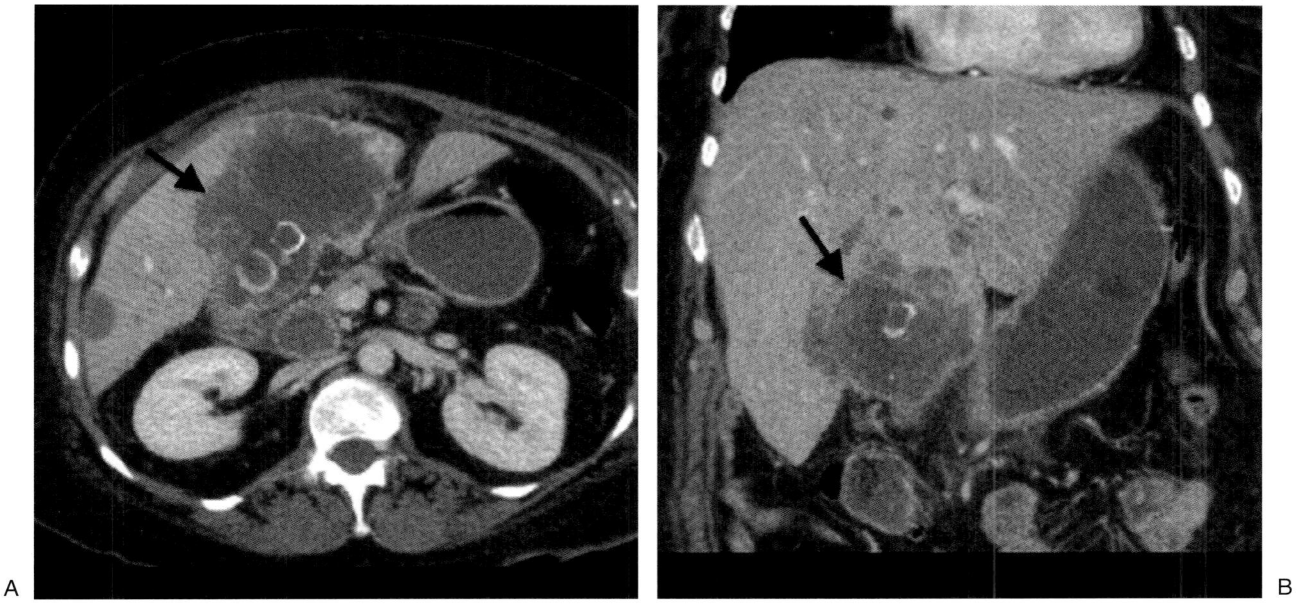

(A)轴位增强CT图像显示胆囊结石,胆囊底部肿物侵犯肝脏(箭头所示)。(B)冠状位增强CT图像显示,除胆囊窝主要肿物外,肝实质内可见多发性低密度病变(箭头所示)。

鉴别诊断

• **胆囊癌**:起源于胆囊壁的恶性肿瘤,常早期扩散到淋巴结和肝脏,除非早期发现,否则预后较差。

• 胆管癌侵犯胆囊:当肝脏病变穿透包膜进入胆囊壁和腔内时,胆囊继发性受累。

知识点

• 胆囊癌最常见的是胆囊腺癌(90%);其余为鳞状细胞癌。

• 胆囊癌是继胆管癌之后最常见的胆管系统恶性肿瘤。

• 最常见的危险因素包括慢性胆囊炎、胆石症(见于约85%的患者)、慢性炎症和瓷样胆囊(钙化累及黏膜)。

• 对于胆管炎症患者,如原发性硬化性胆管炎和炎症性肠病患者,恶变风险升高。

• 预后差,因为肿瘤易早期累及肝脏和肝门区淋巴结。肝转移者预后不佳。

其他影像学表现

• 超声检查可显示息肉状肿块或充满胆囊腔的肿块,但瓷样胆囊或胆石症可因声影而影响对胆囊的评估。MRI/MRCP是显示胆囊和胆管树的最佳成像方法。减影图像有助于显示壁强化。^{18}F-FDG PET-CT有助于对原发性胆囊癌进行分期;转移瘤可见FDG高摄取。

经验(✓)和教训(✗)

✓ 胆囊癌可表现为胆囊腔消失,代之以肿物影。

✓ 胆囊癌可表现为息肉状肿物或不对称性胆囊壁增厚。

✗ 重要的是不要将胆囊炎误诊为胆囊癌。

✗ 术前影像学评估可能漏诊腹膜和网膜转移。

(谢双双　李倩　译)

病例21

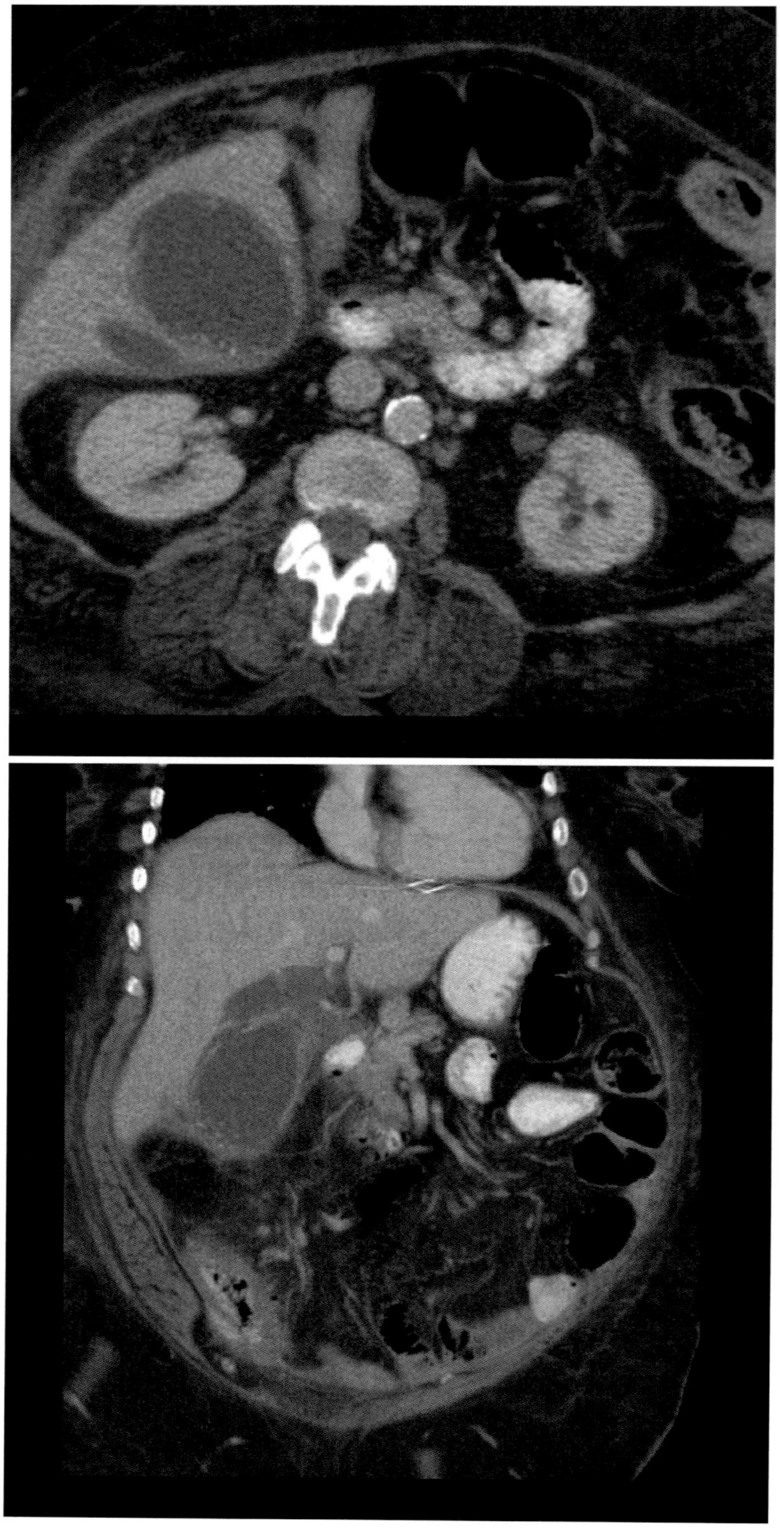

A

B

临床表现

患者,女性,72岁,腹痛。

影像学表现

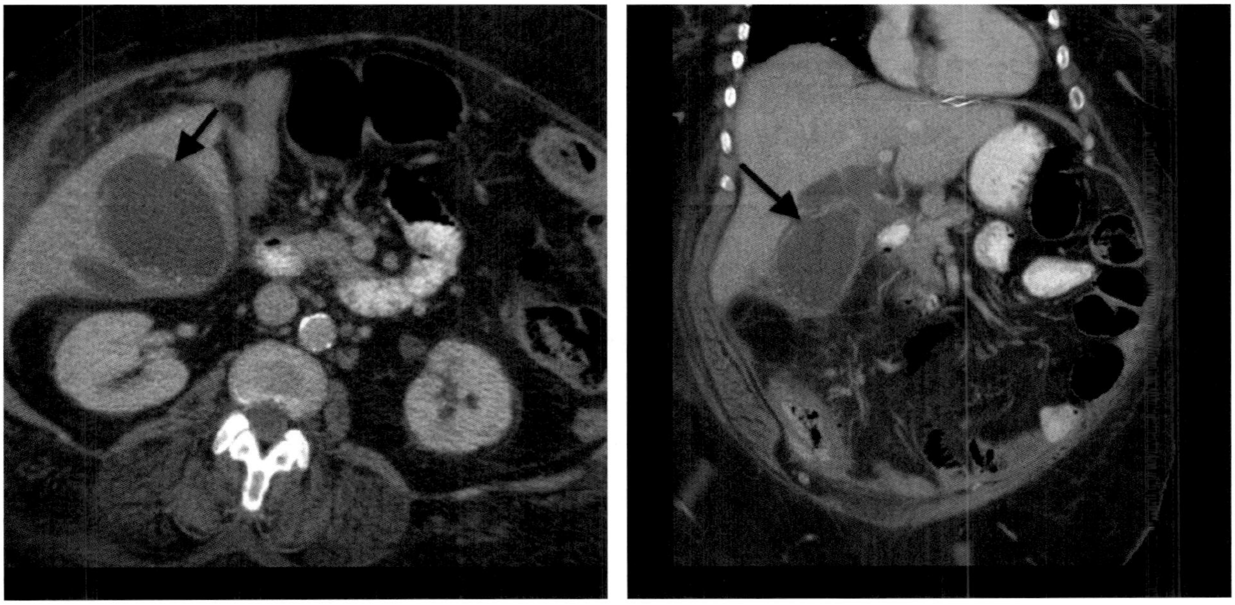

轴位（A）和冠状位（B）腹部增强CT图像显示胆囊增大伴结石，胆囊壁不连续、腔内黏膜、胆囊周围液体和邻近肝脏的少量积液（箭头所示）。

鉴别诊断

- **坏疽性胆囊炎**：胆囊壁的急性严重透壁性炎症和缺血坏死，可导致胆囊破裂和脓肿形成，是急性胆囊炎的一种并发症。
- 急性胆囊炎：胆囊的急性炎症，通常由胆石症和胆囊管梗阻引起。

知识点

- 坏疽性胆囊炎更常见于合并心血管疾病和糖尿病的老年男性。
- 胆囊常增大，可见胆囊壁强化减低区。
- 坏疽性胆囊炎最相关的影像学表现是胆囊壁或腔内积气、腔内黏膜、胆囊壁不规则或不连续、脓肿形成。
- 据报道，增强CT检查诊断坏疽性胆囊炎的准确性为87%。

其他影像学表现

- 超声检查在识别胆囊结石方面优于CT。
- 在坏疽性胆囊炎中，胆囊壁内积气表现为低回声层，后方伴暗影。
- 其他超声表现包括胆囊壁条纹状增厚、胆囊壁内彩色血流信号缺失、周围积液。对于部分坏疽性胆囊炎，^{99m}Tc二异亚氨基二乙酸标记可呈假阴性。

经验（✓）和教训（✘）

✓ 在冠状位和轴位图像上观察胆囊壁是否连续。

✓ 寻找早期脓肿形成和穿孔的征象。

✘ CT平扫可能遗漏重要信息。

✘ 结石在CT图像上可能不明显。

（赵玉娇 季倩 译）

病例22

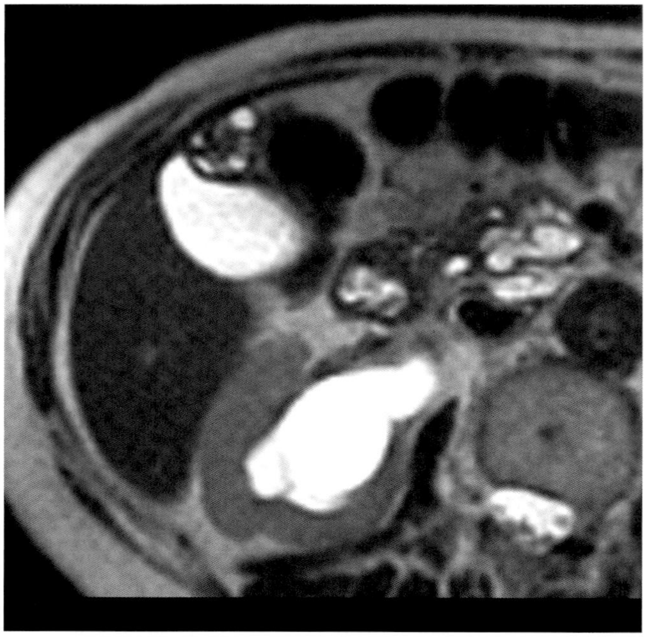

A

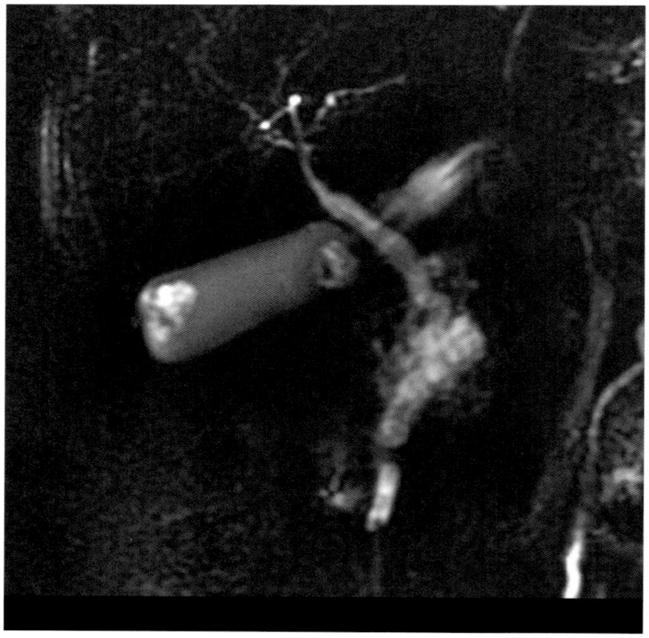

B

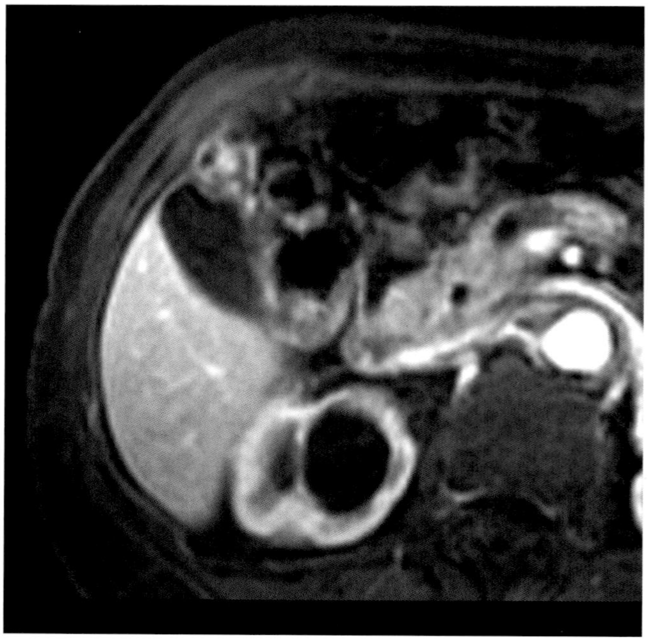

C

临床表现

患者，女性，75岁，意外发现胆囊肿块。

影像学表现

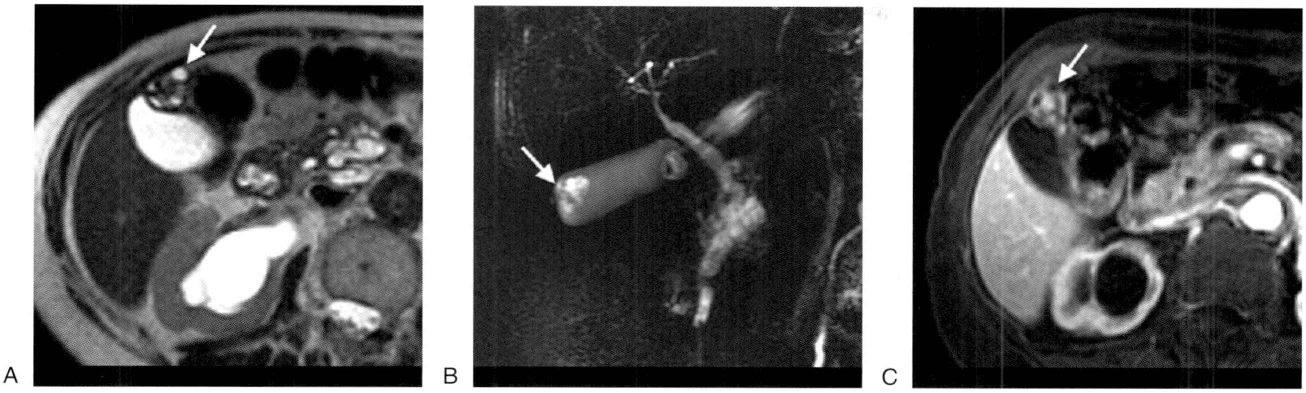

(A)轴位T2加权图像可见胆囊底部肿块,其内可见多发T2高信号囊性区域(箭头所示)。(B)冠状位MRCP图像可见胆囊底部的多囊性肿块(箭头所示)。(C)轴位T1-FSGRE增强图像可见病灶壁强化和中央结节强化(箭头所示)。

鉴别诊断

• **胆囊腺肌瘤病**:一种胆囊壁的良性病变,由上皮细胞过度增生和固有肌层增生所致,导致上皮向肌层内折叠,形成内衬上皮的憩室,称为Rokitansky-Aschoff窦。

• 胆囊癌:起源于胆囊壁的恶性肿瘤,常早期扩散至淋巴结和肝脏,除非及早发现,否则预后较差。

知识点

• 腺肌瘤病由扩张的憩室袋组成,内衬上皮,产生特征性的"囊性"外观。

• 腺肌瘤病可以分为4种类型。局限性病变(如本例)发生在胆囊底,是最常见的。环形病变发生在胆囊中部,呈环状,类似胆囊的腰部。节段性病变累及胆囊壁的一部分,通常是胆囊底和胆囊壁的1/3处。弥漫性病变累及整个胆囊壁,胆囊呈收缩样外观。

• 胆汁沉积会导致胆汁结晶沉积,随着时间的推移,胆汁结晶沉积会在胆囊壁中钙化,从而在超声图像上产生典型的"彗星尾"伪影。

其他影像学表现

• 超声图像可以显示囊性间隙或产生典型"彗星尾"伪影的混响伪影,有助于明确诊断。CT图像可以显示胆囊壁中的囊性部分。然而,当上述表现不存在时,腺肌瘤病很难与早期胆囊癌相鉴别。

经验(✓)和教训(✗)

✓ 诊断的关键是识别在MRI图像上呈"珍珠项链"外观或在CT图像上呈"念珠"外观的囊性部分。

✓ 该病可见于老年患者,通常为女性。

✗ 早期胆囊癌可表现为胆囊底部肿块,但缺乏典型的囊性部分。

✗ 新发的、短期内发生变化或表现出侵袭性的病变必须被判断为恶性。

(李清 程悦 译)

病例23

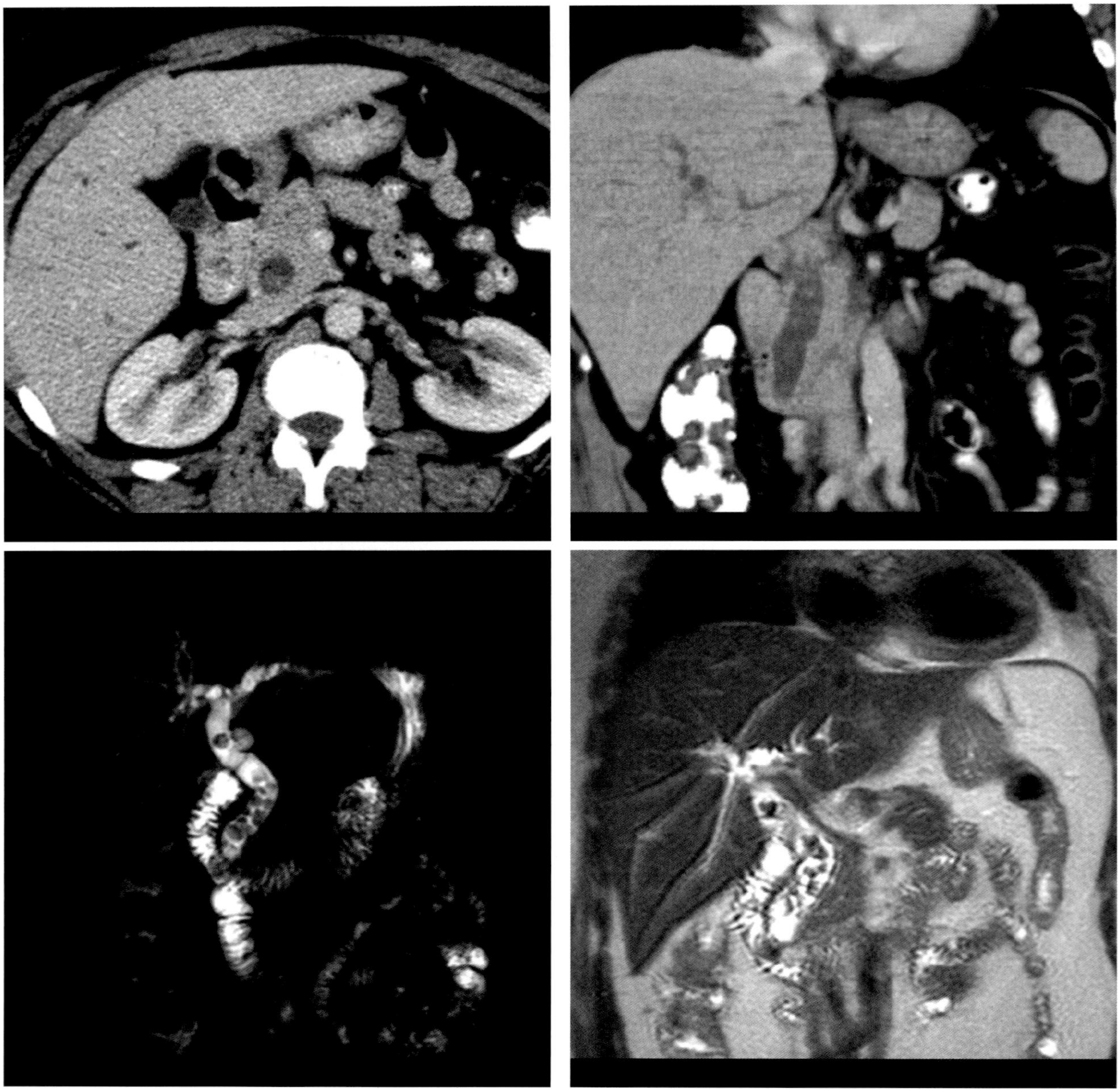
A B C D

■ 临床表现

患者，女性，54岁，有胆囊切除史和右上腹疼痛病史。

■ 影像学表现

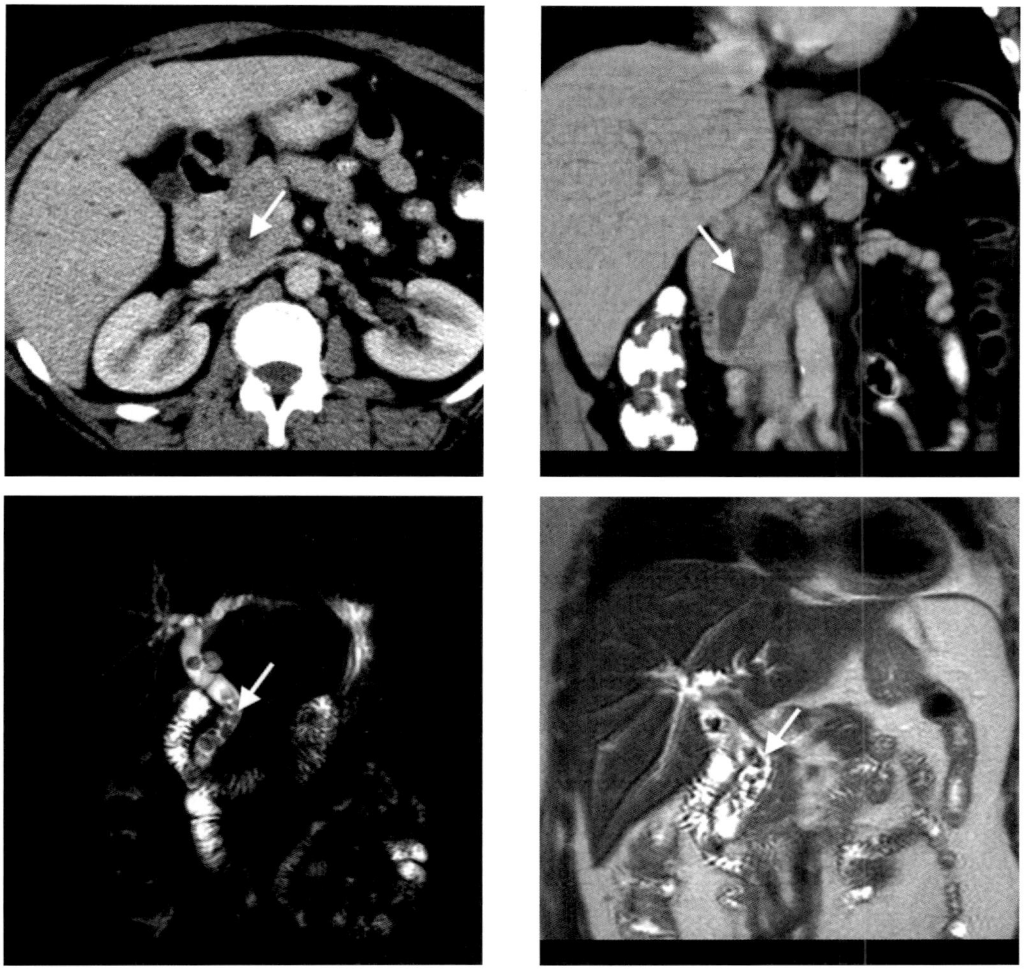

轴位(A)和冠状位(B)增强CT图像显示胆总管至壶腹水平的高密度充盈缺损影(箭头所示)。注意结石周围的胆汁呈新月形。(C)冠状位T2WI MRCP图像显示胆总管存在多个充盈缺损影(箭头所示)。(D)冠状位单次激发快速自旋回波(SSFSE)T2WI显示胆管结石为低信号充盈缺损影(箭头所示)。

■ 鉴别诊断

• **胆总管结石**:结石位于胆总管内,可能引起胆管梗阻或感染。

■ 知识点

• 6%~12%的胆囊切除术后患者会出现胆总管结石。

• 14%的ERCP取石引流术后患者会出现复发性胆总管结石。

• 胆总管结石可能导致胆管梗阻、胆管感染和胰腺炎。其可能发生在胆囊切除术后,需要行胰胆管造影检查。

• MRCP在检测胆总管结石方面具有良好的应用价值,结石在T2WI上为低信号的充盈缺损影。

■ 其他影像学表现

• 超声图像上,根据胆总管内的充盈缺损影可诊断胆总管结石,但胆总管的成像可能会受肠内气体的影响。

经验(✓)和教训(✗)

✓ 采用冠状位图像沿胆总管长轴观察,以评估胆总管结石。

✓ 评估胆总管结石需要设置适当的窗宽和窗位。

✘ CT、MRI或超声检查可能会遗漏壶腹附近的小结石。

✘ 在CT图像上很难识别非钙化结石。

（刘晓斌 程悦 译）

病例24

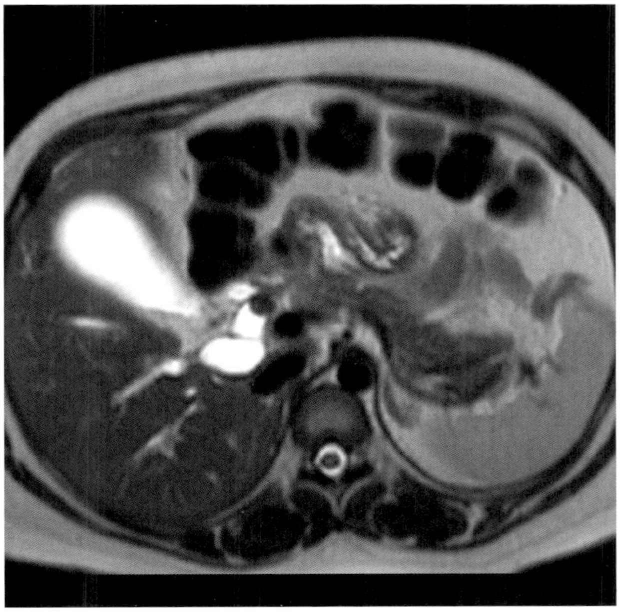
A

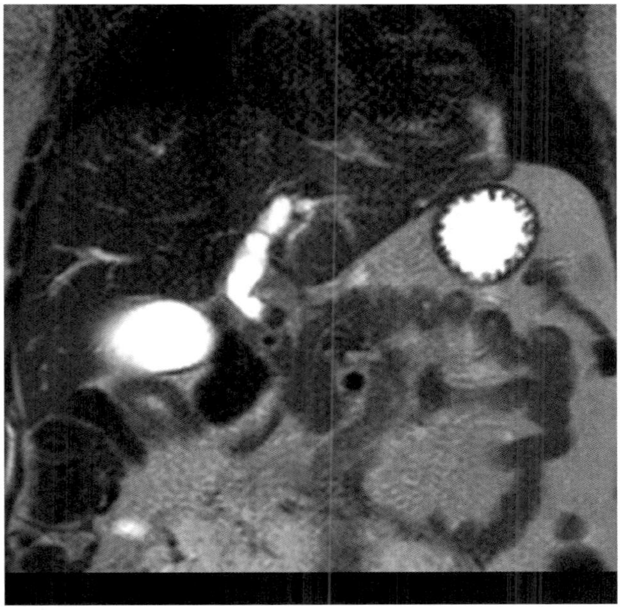
B

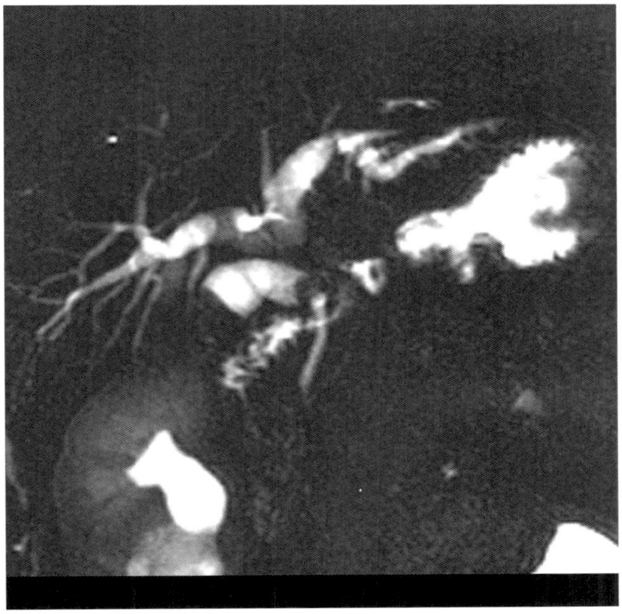
C

■ 临床表现

患者,女性,24岁,右上腹疼痛、黄疸。

影像学表现

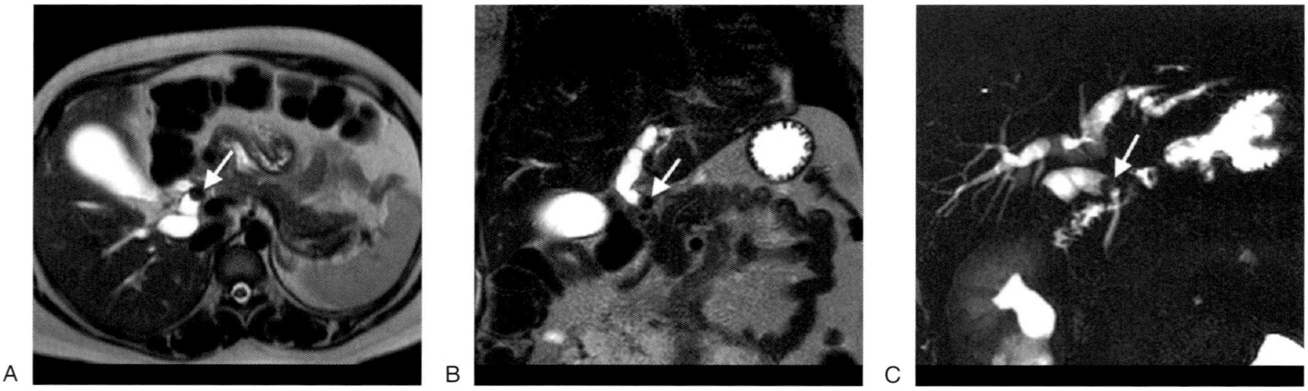

(A)轴位SSFSE T2WI显示扩张胆囊管内充盈缺损(箭头所示)。(B)冠状位SSFSE T2WI显示胆囊管内充盈缺损,还可见肝内胆管扩张(箭头所示)。(C)冠状位T2加权MRCP图像显示梗阻部位胆囊管结石,伴近端肝内胆管扩张和远端正常的胆总管(箭头所示)。

鉴别诊断

• Mirizzi综合征:胆囊管或胆囊颈嵌顿结石导致的肝内胆管扩张,出现梗阻性黄疸。

• 胆总管结石:胆总管内的结石。

知识点

• Mirizzi综合征是胆石症的一个并发症。

• 梗阻性结石位于胆囊颈或胆囊管,导致胆总管的外部压迫。

• 胆石症伴发胆囊和肝内胆管扩张。

• 胆囊三角炎症(以肝表面、肝总管和胆囊管为界)。

• 并发症包括胆肠瘘和胆囊恶性病变风险升高。

其他影像学表现

• 超声检查能明确胆囊管嵌顿的结石和扩张的肝内胆管。

• 超声图像显示邻近胰头的胆总管管径正常。

• 超声检查可能无法识别胆肠瘘等并发症。

经验(✓)和教训(✗)

✓ MRCP是Mirizzi综合征相关的胆管梗阻和结石的最佳影像学检查。

✓ Mirizzi综合征可能与胆囊炎相关。

✗ 胆囊或胆管的炎症与恶性病变相似。

✗ ERCP不能识别结石,因为结石不在胆总管内,而是在胆囊管或胆囊颈内。

(张晓东 程悦 译)

病例25

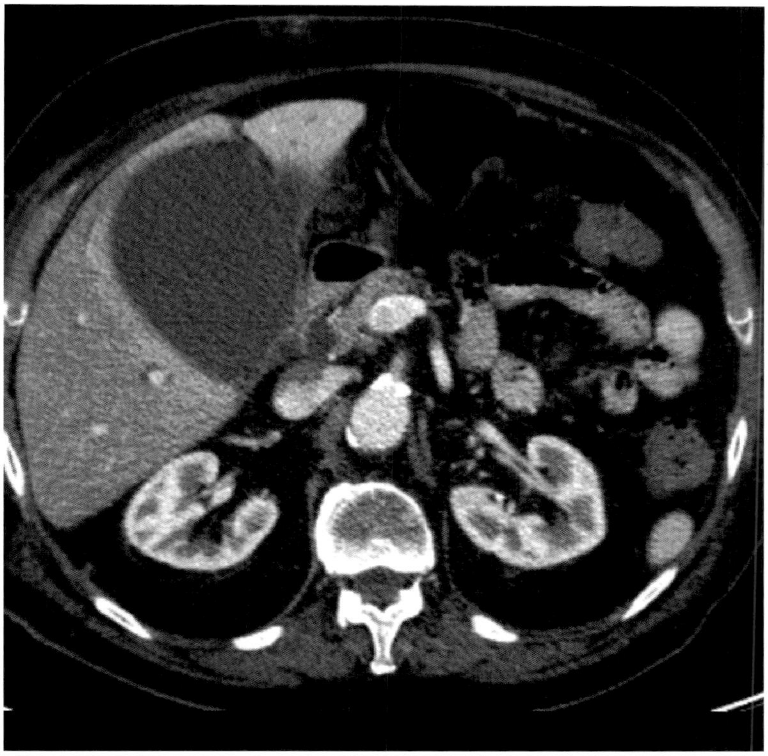
A

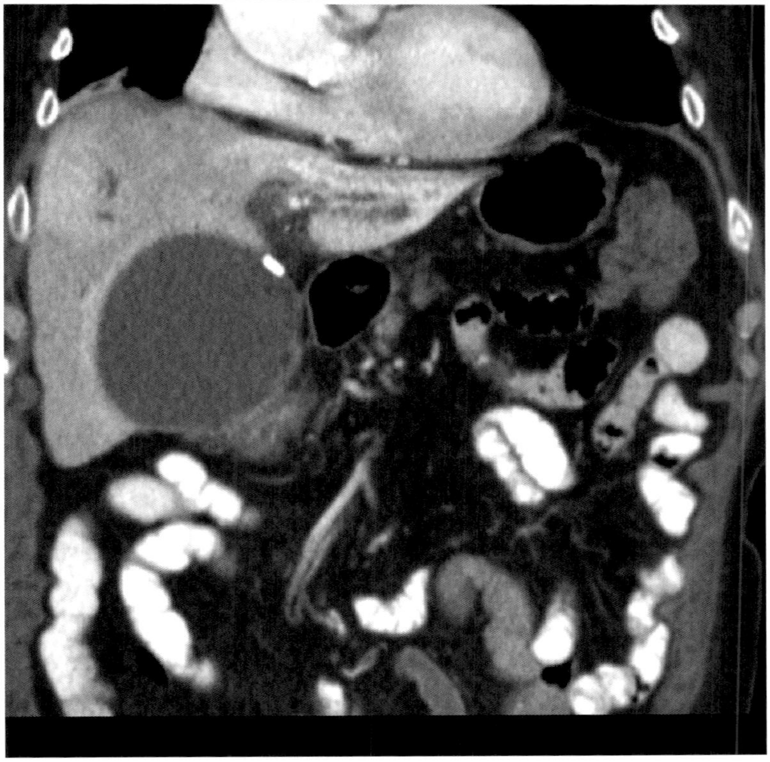
B

■ 临床表现

患者,84岁,胆囊切除术后出现发热、腹痛。

影像学表现

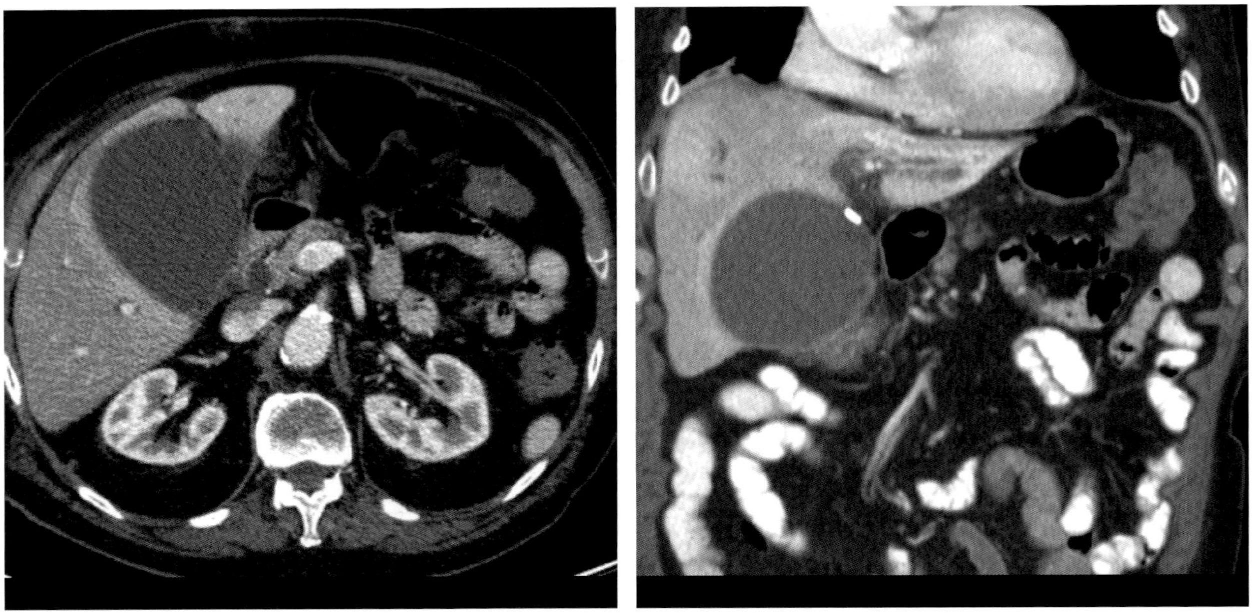

(A)轴位增强CT图像显示胆囊窝积液。(B)冠状位增强CT图像显示胆囊窝积液，肝实质内可见明显强化区。

鉴别诊断

• **胆汁瘤**：胆汁聚集在胆管系统外，胆汁瘤可位于肝内或肝外。

• 脓肿：感染的化脓性物质聚集，常有壁。

知识点

• 胆汁瘤最常见于胆囊切除术中的胆管损伤，可见于约7%的病例。

• 其他原因包括射频消融、化学栓塞、肝切除、胆管吻合口瘘和外伤。

•在CT图像上，胆汁瘤CT值接近液体，平均为20HU。其可能在胆囊窝或肝脏表面聚集，也可能向腹部扩散。

•如果聚集较多或患者有症状，则采用经皮引流术治疗。

•胆汁瘤可在胆管损伤后几天至几周内形成。

其他影像学表现

• 超声检查可以发现肝内或肝周积液，可用于引导积液的穿刺引流。

• 肝胆闪烁显像有助于发现或明确胆汁瘤，但是不能显示胆管的解剖结构。

• 放射性示踪剂聚集可证实为胆汁瘤，但需要4小时和24小时图像来发现缓慢的渗漏。MRCP可清晰显示肝内或肝周积液。积液的信号特点有助于对积液（如脓肿、假囊肿、胆汁瘤或血肿）进行鉴别。胆汁瘤可见集聚分层征象（胆汁在T1WI上呈高信号，在T2WI上呈低信号）。

• ERCP可以证实对比剂外渗至积液内，有助于确定解剖位置。

经验（✓）和教训（✘）

✓ 增强CT检查很容易发现胆汁瘤。

✓ 对于接受过胆管或者肝脏手术的患者，肝内新发的邻近胆管的积液可能提示存在肝内胆汁瘤。

✘ CT检查可能无法区分吸收期血肿、脓肿和胆汁瘤。

✘ 胆囊窝的积液可能被误认为是胆囊本身，准确的病史很重要。

（于静 程悦 译）

病例26

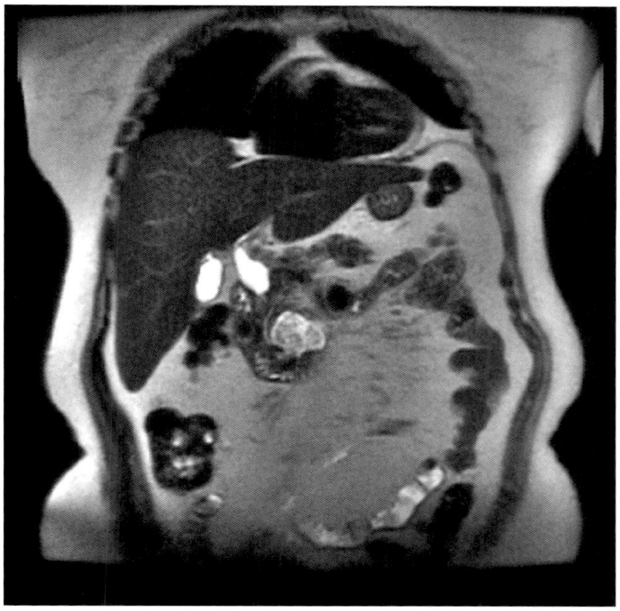

A

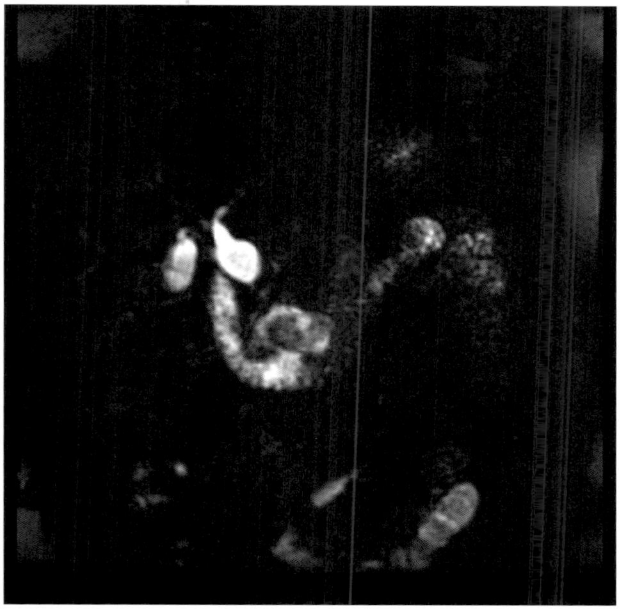

B

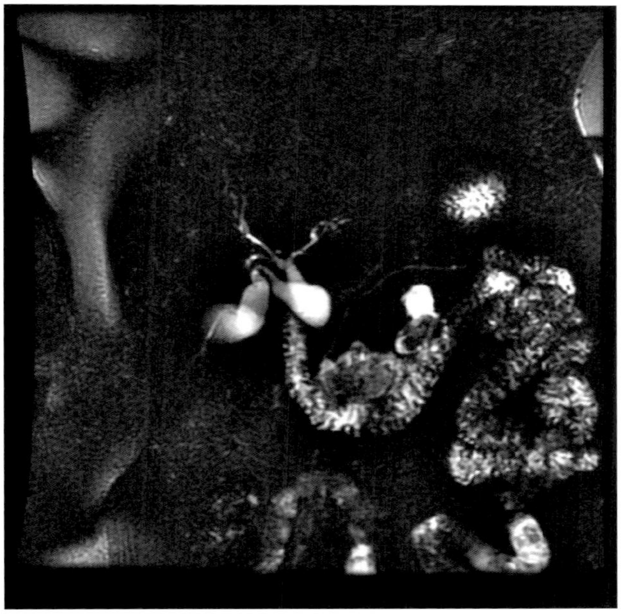

C

■ 临床表现

患者，老年女性，因胆管异常行MRI/MRCP检查。

影像学表现

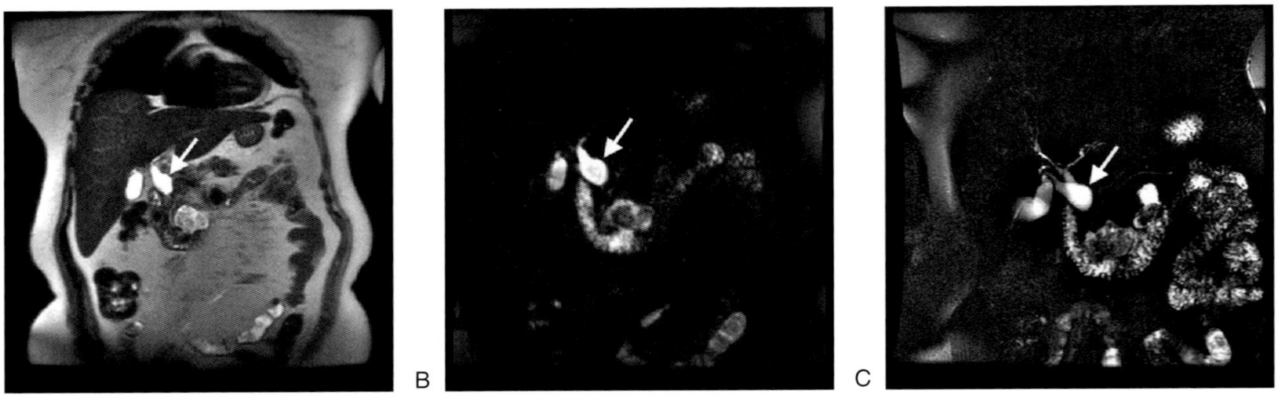

A B C

(A)冠状位SSFSE T2WI显示梭状胆总管扩张,肝内胆管未见扩张(箭头所示)。(B)冠状位薄层MRCP图像显示肝总管扩张(箭头所示)。(C)冠状位MRCP图像显示梭状扩张的胆总管累及肝总管(箭头所示)。

鉴别诊断

• **胆总管囊肿Ⅰ型**:胰、胆管异常连接的先天性畸形,表现为肝外胆管扩张。

• 胆管梗阻:胆管梗阻可导致梗阻近端胆管系统扩张。

知识点

• 胆总管囊肿是由十二指肠壁和Oddi括约肌近端胰管和胆管的异常汇合引起的,导致胰液回流到胆管系统。

• 胆总管囊肿在女性中更常见(女性:男性=4:1)。

• Todani分类将胆总管囊肿分为5个主要类型。

• 在这些病例中,胆管恶性肿瘤是主要的危险因素,需要进行筛查。

• 其他危险因素包括胆囊炎、复发性胆管炎、胆管狭窄、胆总管结石和复发性急性胰腺炎。

• Ⅰ型和Ⅳ型与恶性肿瘤密切相关,Ⅴ型又被称为Caroli病。

其他影像学表现

• 超声检查可以判断胆总管扩张情况。

• 局部肝内胆管扩张可能会被误诊为囊肿。

• ERCP是评估胆管系统的金标准。

经验(✓)和教训(✘)

✓ 薄层和厚层MRCP图像可被用于评估胆管系统。

✓ MRI可被用于排除恶性肿瘤。

✘ 胆管结石可能被误认为是恶性肿瘤,增强检查可进行鉴别。

✘ 应该仔细观察胆总管的形状,需要与老年性或胆囊切除术后慢性胆管扩张相鉴别,避免误诊。

(崔倩 郭瑜 译)

病例27

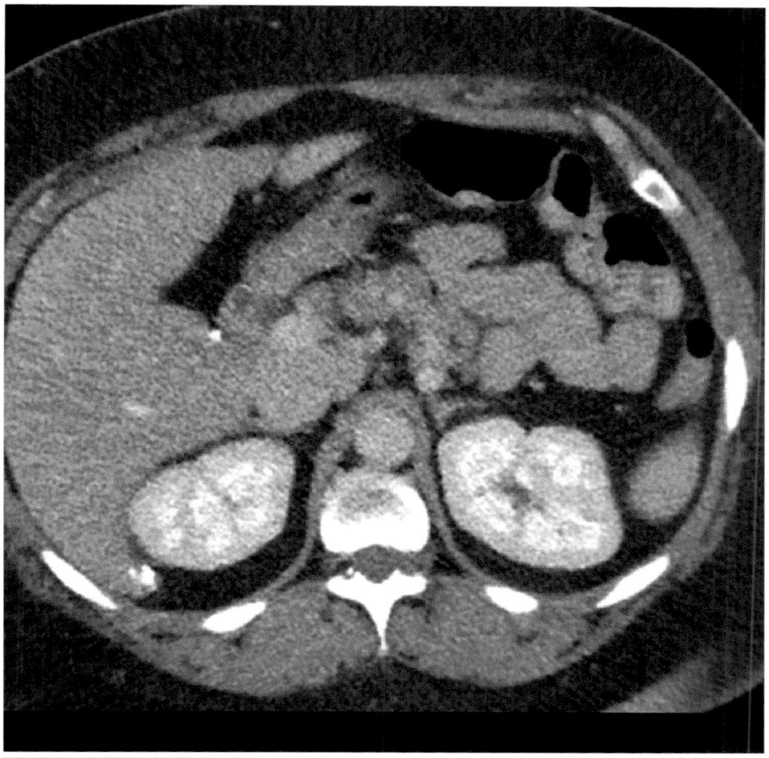

A

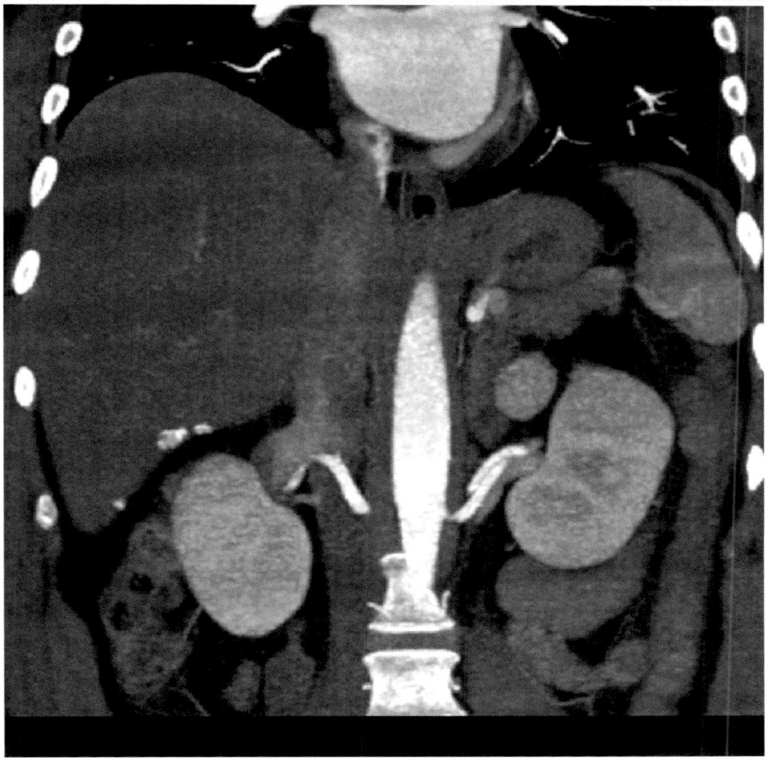

B

临床表现

患者，女性，51岁，右上腹痛。患者既往有腹腔镜胆囊切除术史。

影像学表现

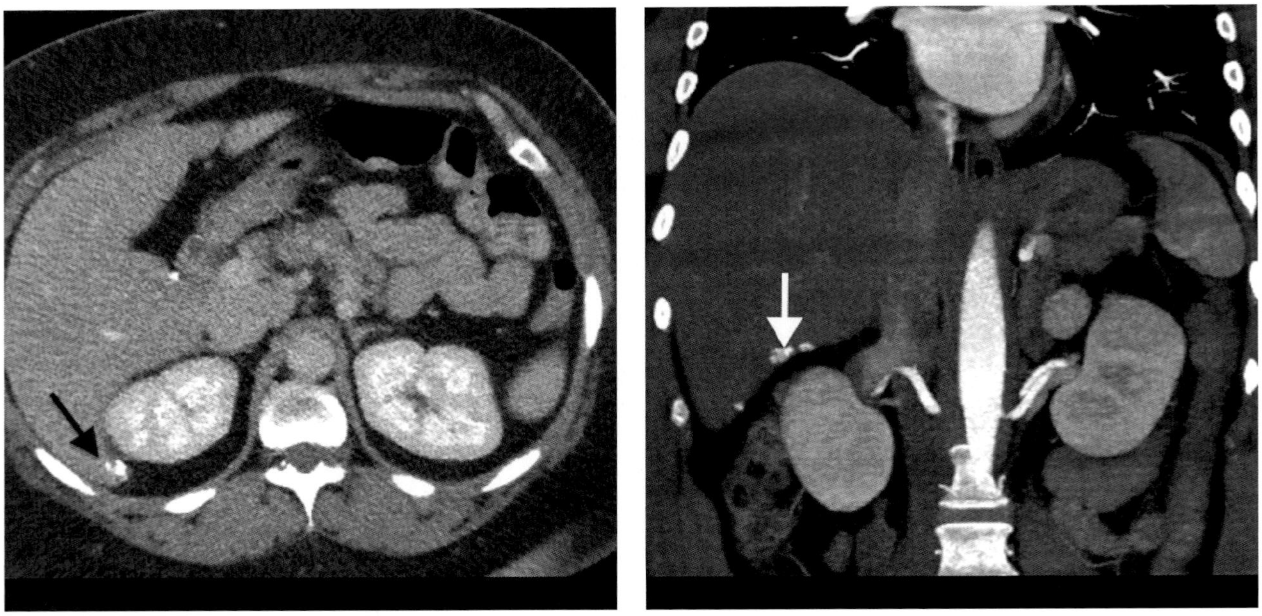

A　B

(A)轴位增强CT图像显示胆囊窝空虚,并可见胆囊窝和肝肾隐窝内的钙化影(箭头所示)。(B)冠状位最大密度投影显示邻近肝脏右缘的多发性结石(箭头所示)。

鉴别诊断

• **脱落的胆结石**:脱落的胆结石由腹腔镜胆囊切除术中胆囊内容物掉落至腹腔内导致。

知识点

• 脱落的胆结石由胆囊内容物掉落引起。

• 结石可位于胆囊窝、肝肾隐窝和盆腔。

• 多数病例无症状且为偶然发现,脱落的胆结石可引起炎症、感染而导致腹痛,甚至会引起脓肿。

其他影像学表现

• 超声检查可发现肝脏边缘的结石,表现为强化灶伴后方声影。

• MRI图像上,结石由于钙化而表现为低信号;周围可伴强化的软组织影。

经验(✓)和教训(✗)

✓ 对于胆囊外、肝脏旁的钙化,其表现类似结石,常为脱落的胆结石。

✓ 病因并非仅是外科手术,也可由胆囊穿孔导致。

✗ 结石可合并炎性软组织成分,注意不要与腹膜种植相混淆。

✗ 罕见病例中,结石可位于腹壁,造成瘘管形成。

(崔建民 郭瑜 译)

病例28

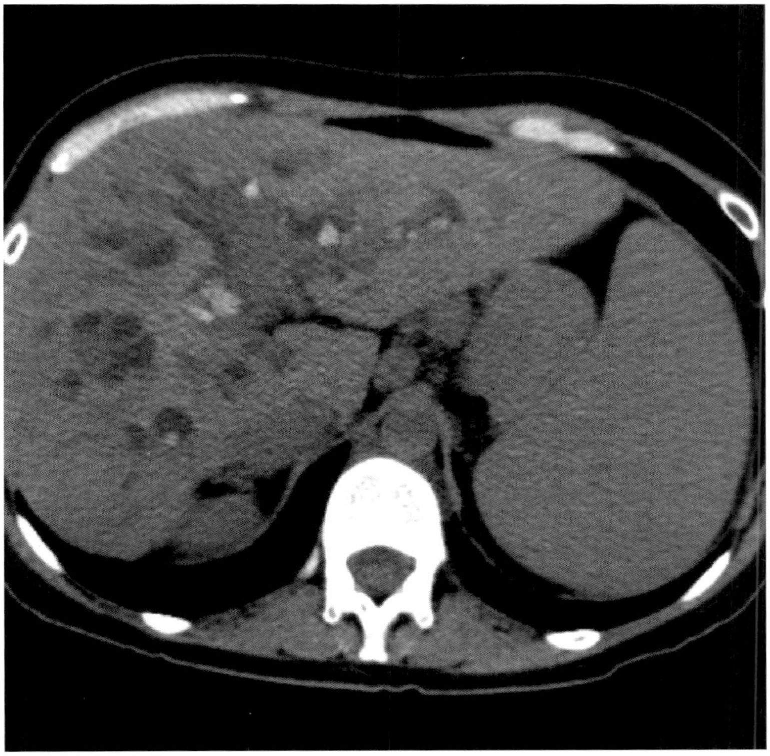

A

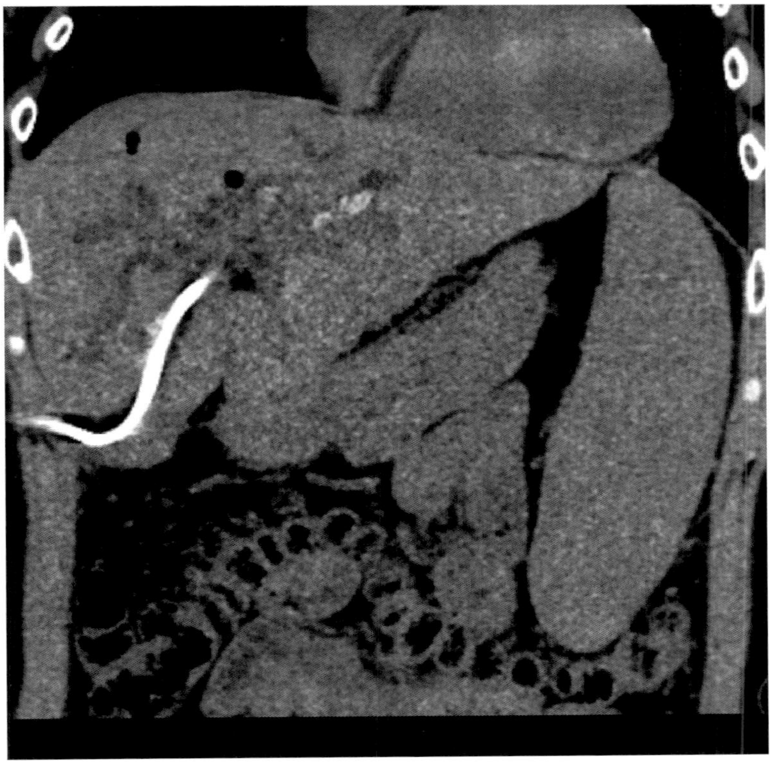

B

■ 临床表现

患者，女性，50岁，反复出现发热和胆管炎。

影像学表现

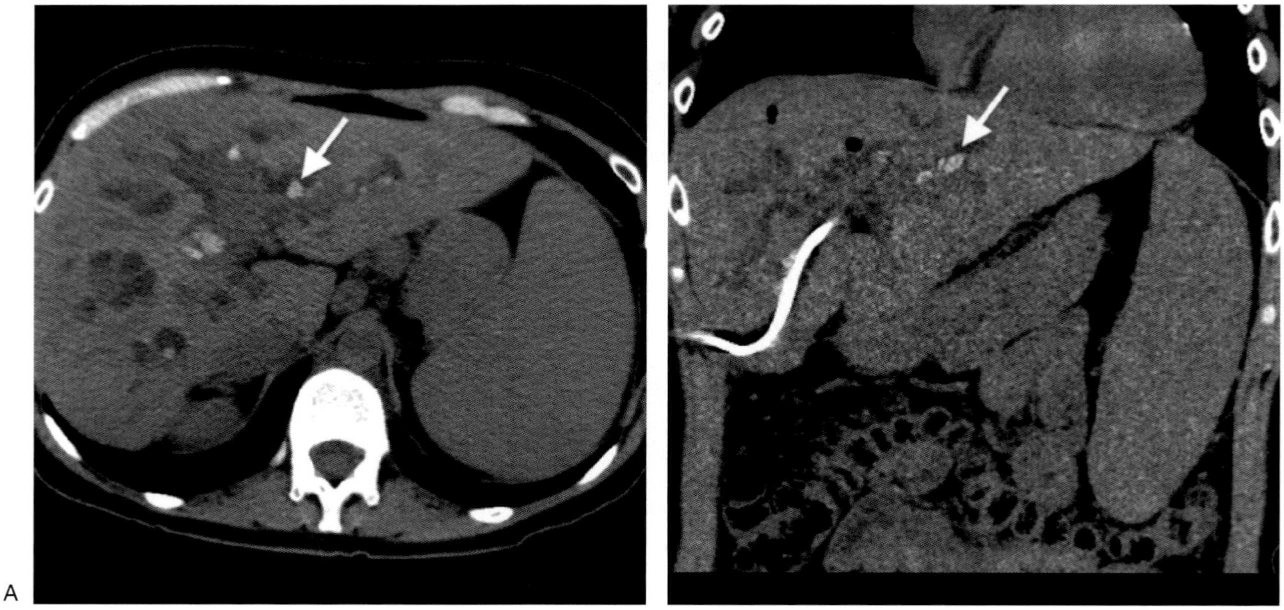

(A)轴位CT图像显示扩张的胆管内有高密度结石(箭头所示)。(B)冠状位CT图像显示高密度结石和胆管引流管对胆管进行减压(箭头所示)。

鉴别诊断

- **肝内胆管结石病**:肝内胆管的结石。
- 胆管出血:胆管系统出血。
- Caroli病:先天性局灶性胆管扩张,可导致胆管结石。

知识点

- 肝内胆管结石病在东亚地区好发,发病率达30%~50%。
- 其病因是多方面的,包括遗传、饮食和环境因素。
- 肝内胆管结石病会导致复发性胆管炎、胆管狭窄、肝脓肿,以及受累肝脏萎缩或肝硬化。
- 肝内胆管结石病可增加胆管癌的发病风险。
- 1型为局限性结石,累及单个肝叶或两个肝叶;2型是弥漫性结石。
- 结石为棕色胆色素结石和胆固醇结石。

其他影像学表现

- MRCP可以很好地显示胆管系统和胆管内充盈缺损。透射线和不透射线结石都可以显影。超声检查显示肝内结石为伴有导管扩张的强回声影。

经验(✓)和教训(✗)

✓ CT平扫有助于定位胆管内的结石。

✓ 掌握胆管解剖知识和对结石性质进行准确描述将有助于治疗。

✗ 若患者新发胆管狭窄或新发胆管扩张,应仔细检查,以排除恶性肿瘤。

✗ 胆管强化可能出现在胆管炎的情况下,不应将其误诊为恶性肿瘤。

(王红 郭瑜 译)

病例29

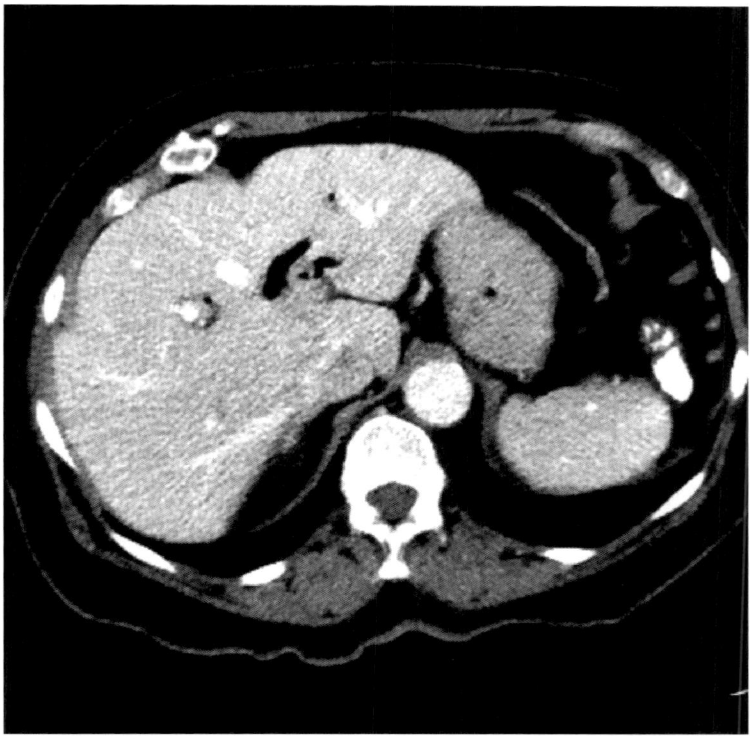

A

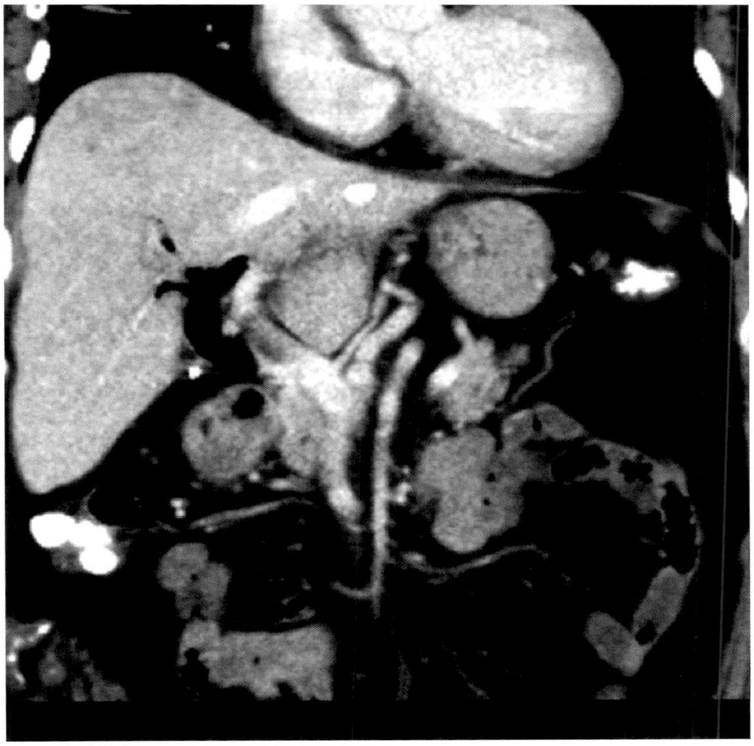

B

临床表现

患者，女性，82岁，ERCP后出现发热及右上腹疼痛。

影像学表现

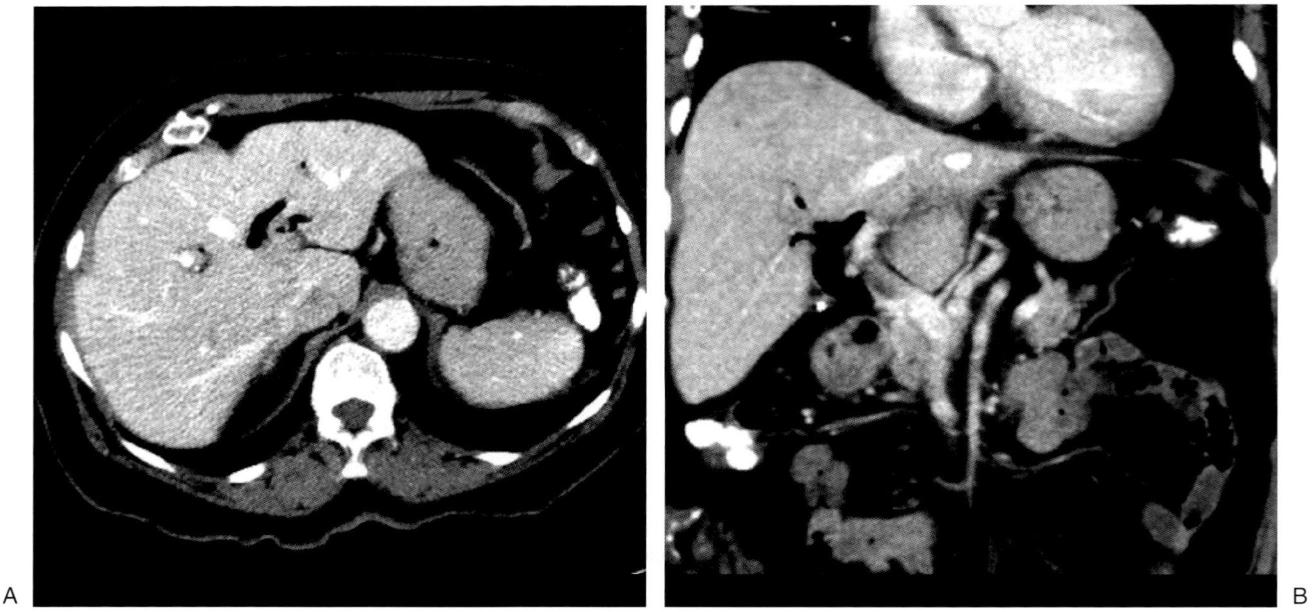

(A)轴位增强CT图像显示胆管积气和正常的血管。(B)冠状位增强CT图像显示肝脏周边灌注异常。

鉴别诊断

• **胆管炎**:由胆管梗阻、恶性肿瘤或胆管手术引起的胆管急性细菌感染。

• 肝脓肿:肝内感染伴坏死区域,CT图像上表现为多发性低密度病变,伴有壁强化和灌注异常。

知识点

• 典型表现为发热、黄疸和右上腹疼痛。

• 其原因是胆总管结石、恶性肿瘤、免疫损伤和胆管手术引起的细菌感染。

• 大多数感染是多菌感染,革兰阴性杆菌的检出率高达88%。

• 胆管炎进展是由胆管内细菌感染、胆汁淤积和胆管内压力升高所致。

• 影像学特征包括胆管壁强化、管壁增厚和胆管梗阻。

• 感染导管远端的肝实质可见不均匀灌注。在免疫功能低下的患者中,胆管炎可由人类免疫缺陷病毒和其他非典型传染源引起。

• 亚急性胆管炎可见于肝移植病例。

• 主要并发症有脓毒症、肝脓肿、门静脉血栓形成和胆汁性腹膜炎。

• 慢性细菌性胆管炎可导致门静脉血栓形成、胆管狭窄、硬化性胆管炎和胆管癌。

其他影像学表现

• 超声图像上可表现为扩张的胆管或脓肿形成。

• MRI增强检查是评估胆管炎相关胆管系统管壁增强和增厚的一种良好的工具。

经验(✓)和教训(✗)

✓ 增强CT检查是诊断本病的首选方法。

✓ 冠状位图像有助于评估胆管系统。

✗ 早期肝脓肿形成和晚期胆管炎的影像学表现可能类似。

✗ 门静脉血栓形成和肝脓肿可无症状,仅在影像学检查时发现。

(张坤 刘丽华 译)

病例30

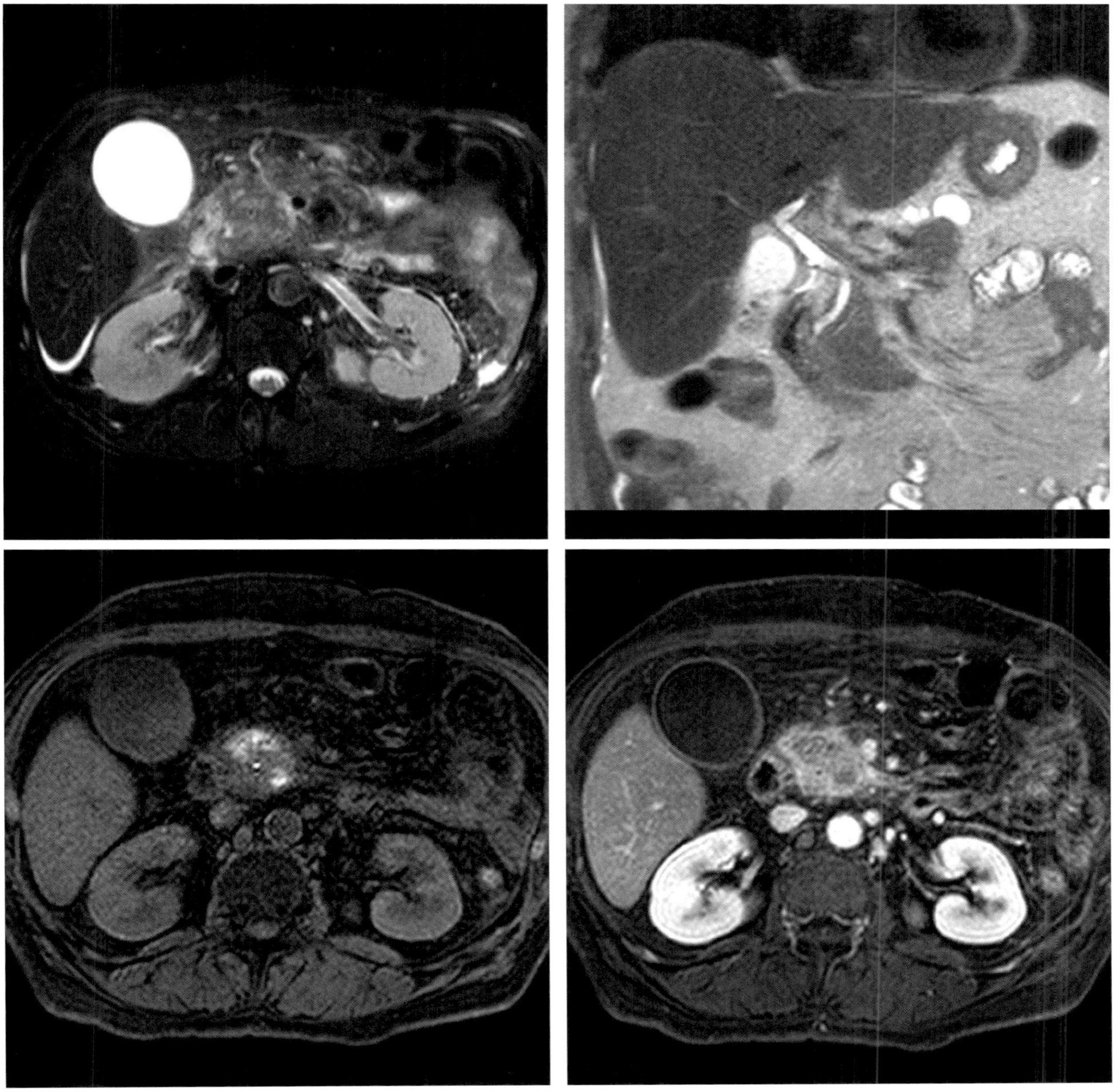

A B C D

临床表现

患者，男性，54岁，腹痛，淀粉酶和脂肪酶升高。

影像学表现

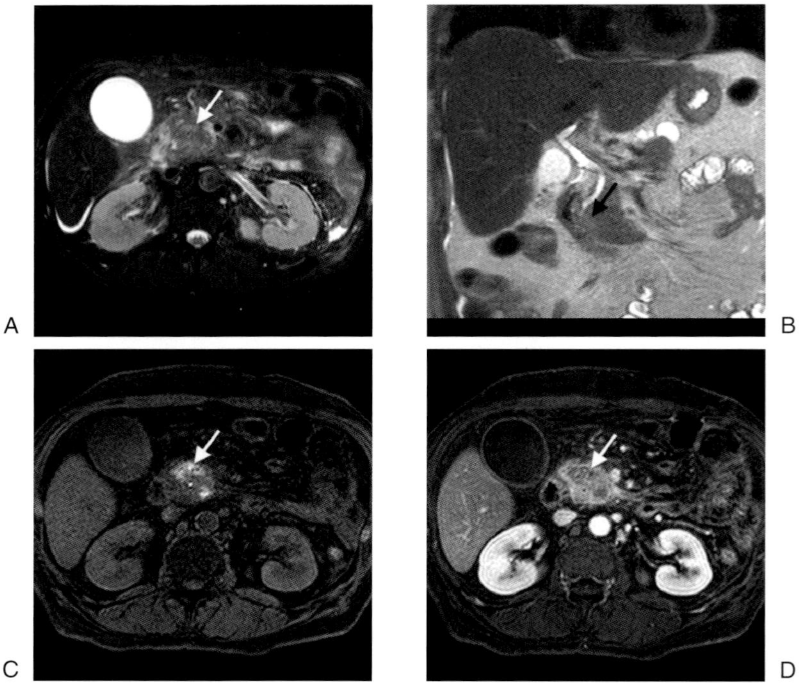

(A)轴位脂肪抑制T2WI显示胰头水肿和上腹部腹水(箭头所示)。(B)冠状位T2图像显示胰头水肿且无胰管扩张(箭头所示)。(C)轴位T1-FSPGR图像显示水肿的胰头中两个斑片状的高信号区域(箭头所示)。(D)轴位T1-FSPGR增强图像显示胰头高信号区域强化减低(箭头所示)。

鉴别诊断

• **急性坏死性胰腺炎**:急性胰腺炎是胰腺的急性炎症,导致腺泡细胞损伤和胰酶激活。

知识点

• 急性胰腺炎的特点是胰腺炎症和腺泡细胞损伤,导致胰酶激活。胰腺坏死是其并发症之一,可见于20%~30%的病例。

• 急性胰腺炎T2信号增加,脂肪抑制T2WI显示最佳。

• 急性胰腺炎正常的内在腺泡蛋白的T1高信号丢失。

• 脂肪抑制T1WI显示胰腺实质内斑点或斑片状高信号的出血区。T2WI上通常可以看到典型的低信号含铁血黄素环。

其他影像学表现

• 增强CT检查在诊断急性胰腺炎及其并发症中具有重要作用。

• 影像学表现包括周围组织中的液体和实质水肿。

• CT图像可以更好地显示脓肿中的气体。

• 超声检查可以通过显示胰腺或胰周液体中高回声的缺失来检测胰腺水肿。

经验(✓)和教训(✘)

✓ 识别液体聚集最敏感的序列是脂肪抑制T2加权序列。

✓ T1-FSPGR平扫图像上斑片状高信号区域提示出血。

✘ 胰腺坏死可能难以诊断,因为胰腺本身在T1

图像上呈高信号，可能被误认为是增强组织。

✘ 急性炎症下，胰腺的局灶性肿块样增大不应被误认为是恶性肿瘤。在病因不明的情况下，急性胰腺炎消退后的随访影像可以确定是否存在潜在的恶性肿瘤。

（柴超 刘丽华 译）

病例31

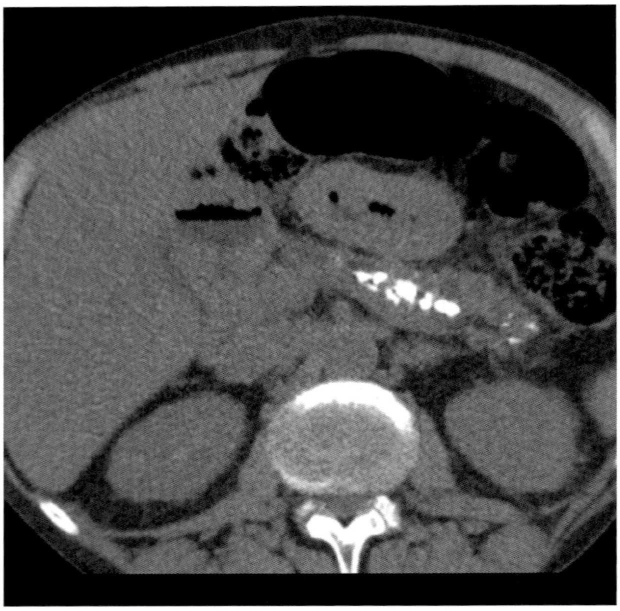
A

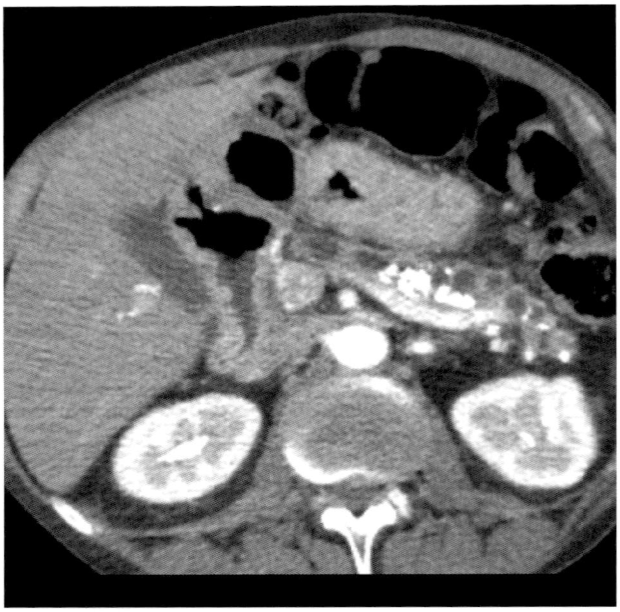
B

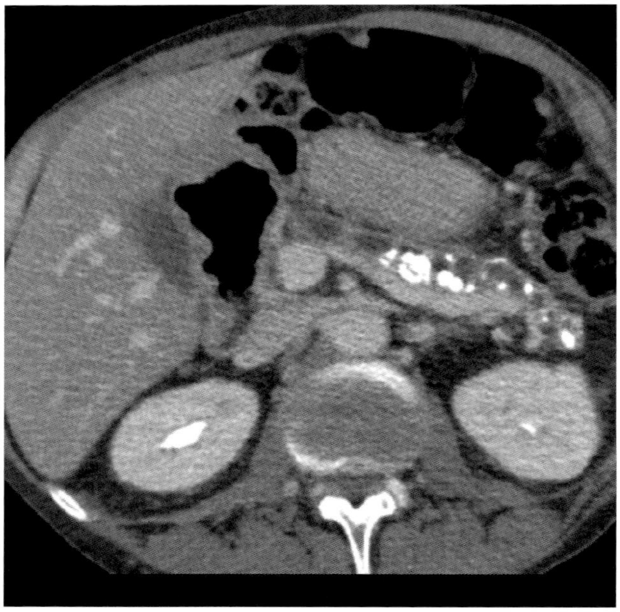
C

临床表现

患者,男性,60岁,慢性腹痛和体重减轻。

影像学表现

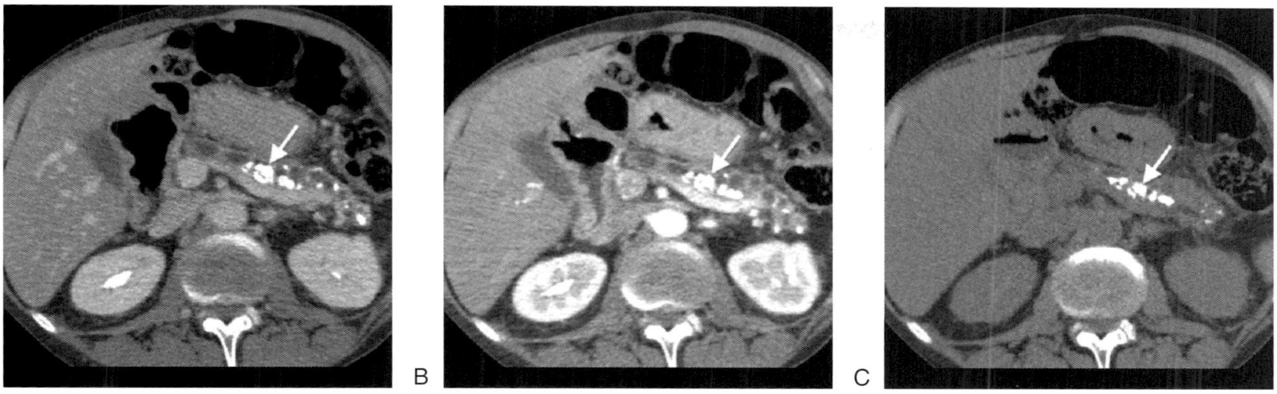
A B C

(A)CT平扫图像显示胰管和胰腺实质中多发性结石(箭头所示)。(B)增强CT图像显示晚期胰腺萎缩,主胰管扩张,胰腺实质强化不明显(箭头所示)。(C)CT延迟期图像显示胰腺实质强化,可见纤维化(箭头所示)。

鉴别诊断

• **慢性胰腺炎**:累及胰腺的进行性炎症过程,导致内分泌腺和外分泌腺功能障碍和纤维化。

知识点

• 慢性胰腺炎是由腺体慢性炎症引起的。其可能是特发性的,风险因素包括酗酒、遗传倾向和结石。

• CT表现包括腺体萎缩和纤维化。

• 主胰管通常扩张且不规则,胰管扩张可能是节段性的或全长的。

• 钙化结石发生在胰体和主胰管中;实质和导管共存的结石可明确诊断为慢性胰腺炎。

• 并发症包括慢性胰腺假性囊肿、内分泌和外分泌功能差,以及脾静脉和肠系膜静脉血栓形成。

其他影像学表现

• MRI/MRCP图像可显示扩张的导管和结石,表现为充盈缺损。由于纤维化,胰腺实质可表现为扩散受限。

• 超声图像显示腺体和结石的局灶性高回声,后方伴声影。

经验(✓)和教训(✗)

✓ 应排除胰腺肿块。

✓ MRCP胰泌素成像可被用于评估腺体的外分泌能力。

✗ 扩张的胰管不应与主胰管型导管内乳头状瘤或黏液性肿瘤相混淆。

✗ MRI检查可能无法识别胰管和实质中的钙化。

(柴超 刘丽华 译)

病例32

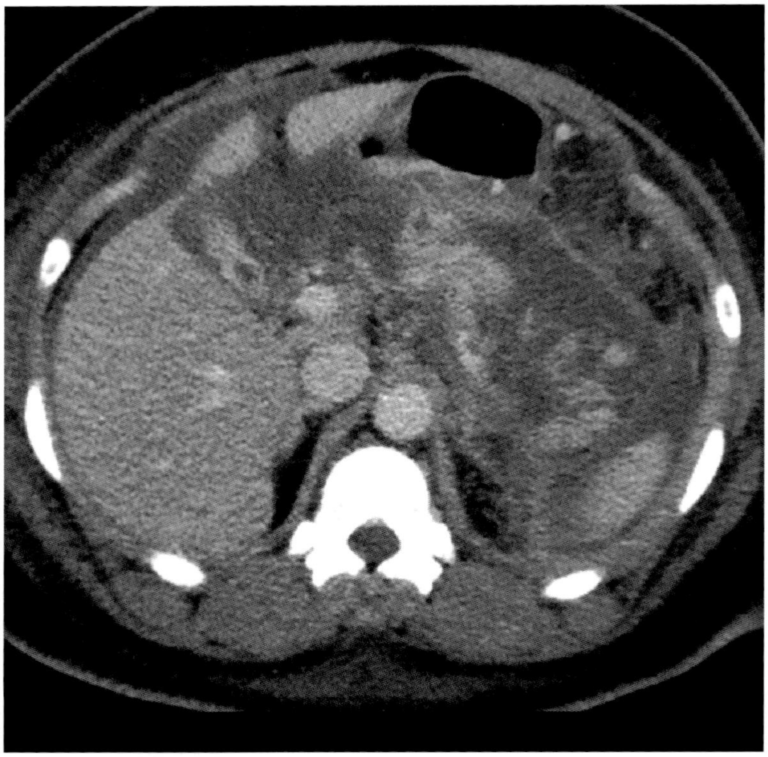

A

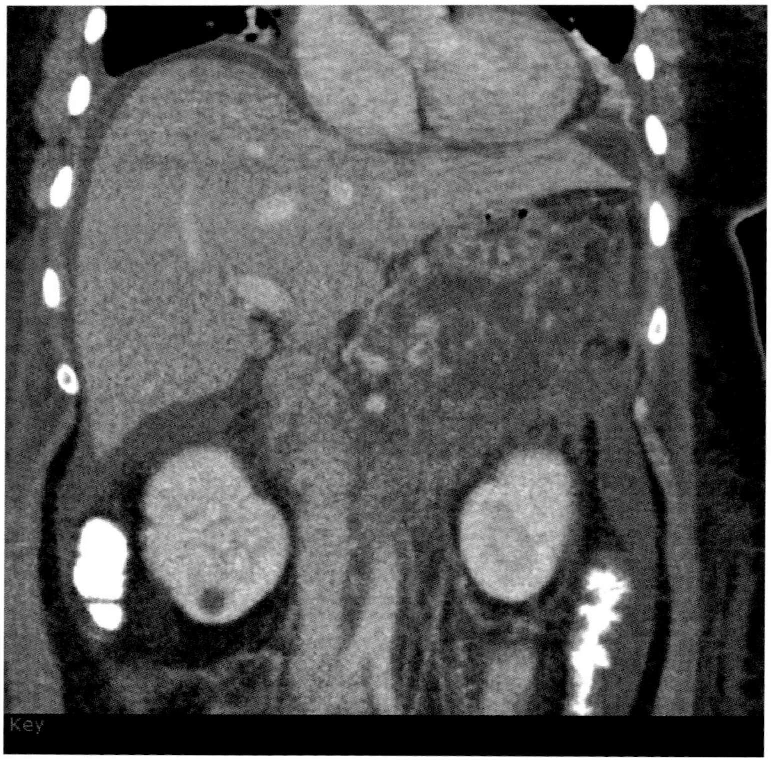

B

临床表现

患者,女性,51岁,急性腹痛。

影像学表现

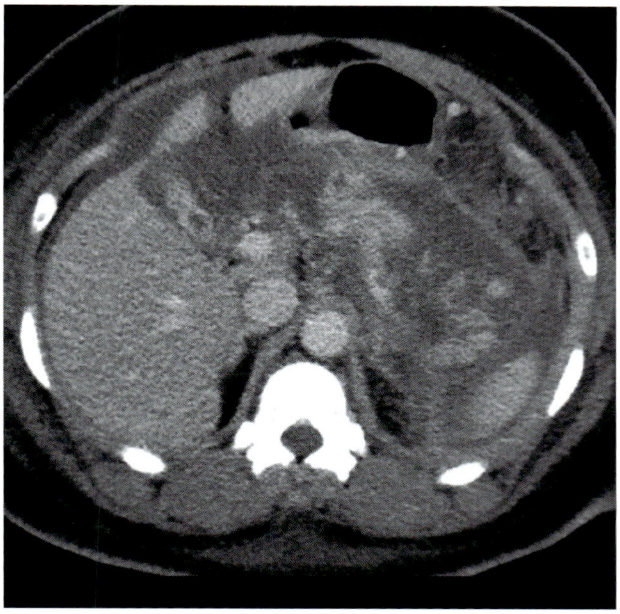

A

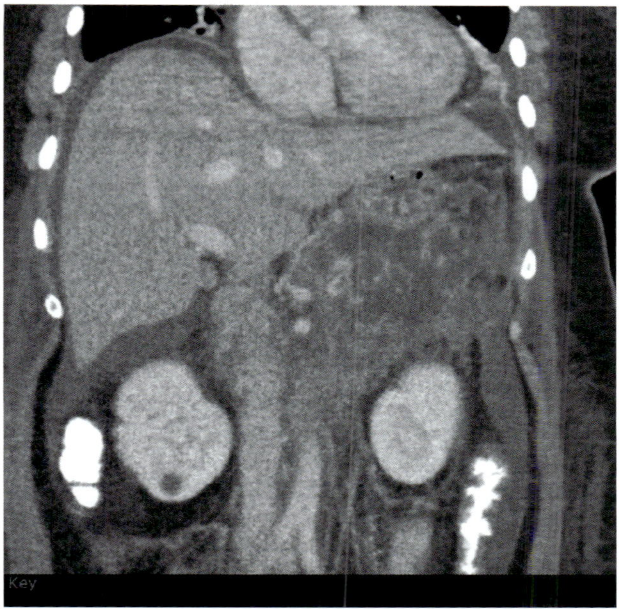

B

(A)轴位增强CT图像显示胰腺和胰周组织坏死伴急性坏死性积液。(B)冠状位增强CT图像显示胰腺和胰周组织坏死伴急性坏死性积液。

鉴别诊断

- **急性坏死性积液**:于急性坏死性胰腺炎前4周内发生,表现为胰周或远端的非包裹性积液。
- 急性胰周积液:于急性间质性胰腺炎前4周内发生,表现为胰周非包裹性积液。
- 假性囊肿:于急性间质性胰腺炎4周后发生,表现为胰周或远端的包裹性积液,囊壁边界清晰。
- 包裹性坏死:于急性坏死性胰腺炎4周后发生,表现为包裹性、非液性组织,囊壁边界清晰。

知识点

- 急性胰腺炎亚特兰大分类标准修订是基于增强CT图像表现制定的。
- 根据坏死组织进行分类,坏死性胰腺炎分为胰腺坏死、胰周坏死或胰腺/胰周坏死。
- 发病起至前4周内由组织坏死引起的积液被称为"急性坏死性积液",之后形成的包裹性积液被称为"包裹性坏死"。

其他影像学表现

- MRI/MRCP是评估胰腺坏死的一种很好的方法,尤其是减影图像能够准确地检测到坏死成分。
- 超声检查可以检测到胰周积液,但可能无法确定其特征。

经验(✓)和教训(✘)

✓ 胰腺炎的发作或持续时间有助于划分积液的类型。

✓ 静脉注射对比剂增强检查对于确定坏死非常重要。

✓ 在没有任何治疗干预的情况下,积液内出现气体是感染的征象。

✘ 脾静脉和其他静脉血栓一旦形成,可能很难发现胰腺炎相关的炎性表现。

✘ 发生胰腺炎后,小的假性动脉瘤可能很难被发现。

(任燕 刘丽华 译)

病例34

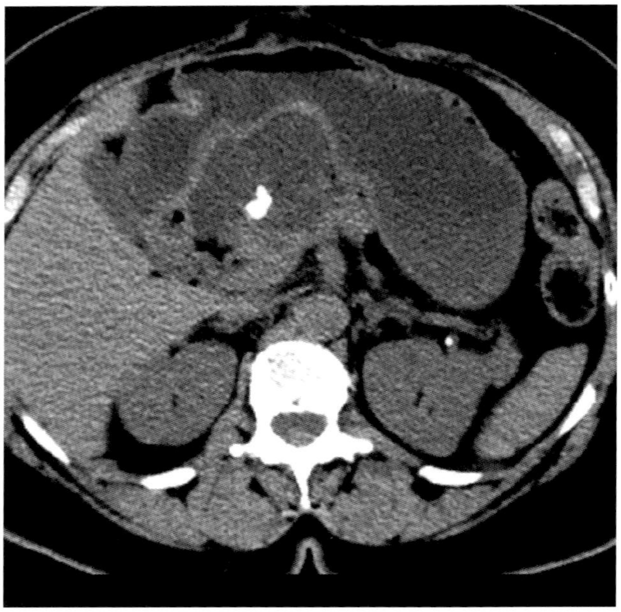

A

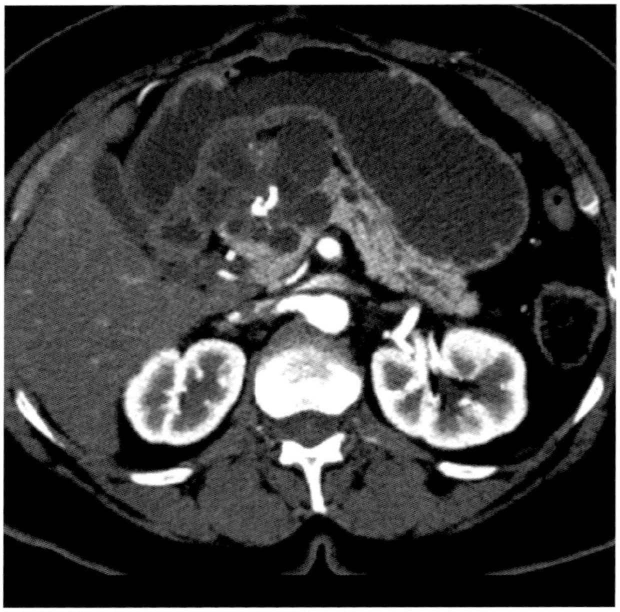

B

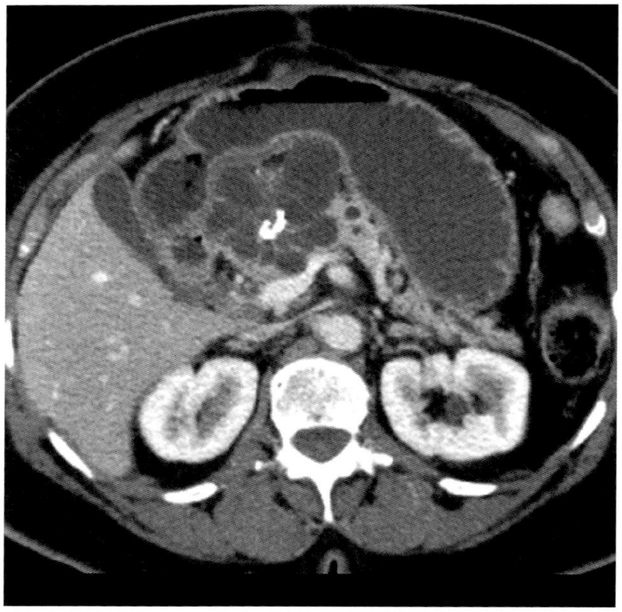

C

临床表现

患者，女性，76岁，CT检查发现胰腺肿块。

影像学表现

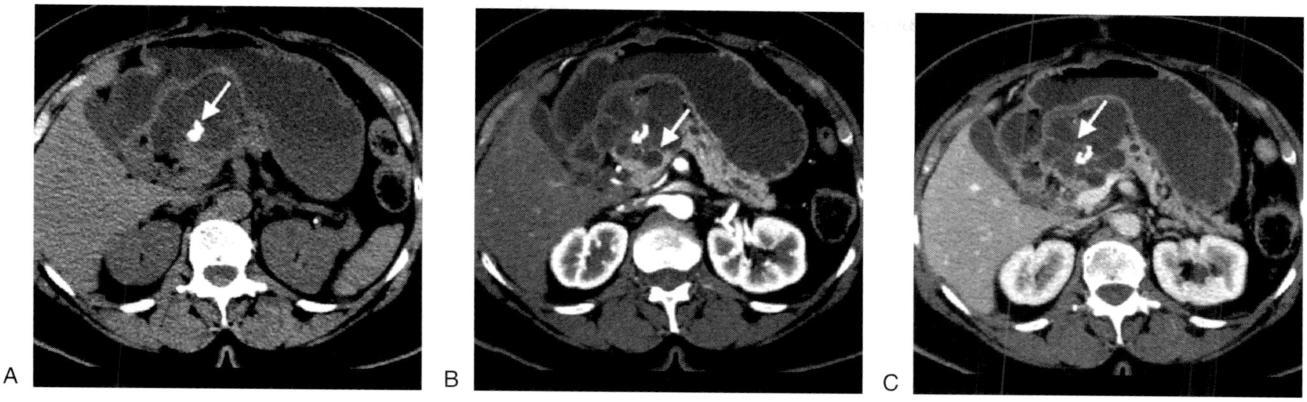

(A)CT平扫图像显示胰腺囊性肿块伴中央钙化(箭头所示)。(B)CT动脉期图像显示肿块分隔部分强化(箭头所示)。(C)CT门脉期图像显示肿块分隔强化(箭头所示)。

鉴别诊断

• **浆液性囊腺瘤**:一种良性、生长缓慢的胰腺囊性肿瘤,不与胰管相连。

• 黏液性囊性肿瘤:一种胰腺囊性肿瘤,内衬分泌黏液的柱状上皮,不与胰管相连。恶性潜能多变。

• 假性囊肿:发生于急性间质性胰腺炎4周后,表现为胰周或远端包裹性积液,囊壁边界清晰。

知识点

• 浆液性囊腺瘤是一种常见于老年女性的良性病变,80%发生于60岁以上的女性中。

• 病灶呈分叶状,由多发性小囊肿组成,囊壁薄(<2mm),无强化。

• 其分为3种主要类型,包括多囊型(70%)、微囊型(20%)和少囊型(10%)。

• 如果存在钙化,多位于中心。

• 浆液性囊腺瘤可有放射状纤维分隔和局部占位效应。

其他影像学表现

• MRI/MRCP图像显示病灶呈T2高信号,伴有T1/T2低信号带和钙化,其不与胰管相连。

经验(✓)和教训(✗)

✓ 位于胰头、壁厚<2mm且无强化、分叶状轮廓等有助于诊断。

✓ 可见中央钙化和放射状纤维带。

✗ 少囊型病变可与黏液性肿瘤类似。

✗ 病灶可进一步生长,导致胰管阻塞。

(黄黎香 李倩 译)

病例35

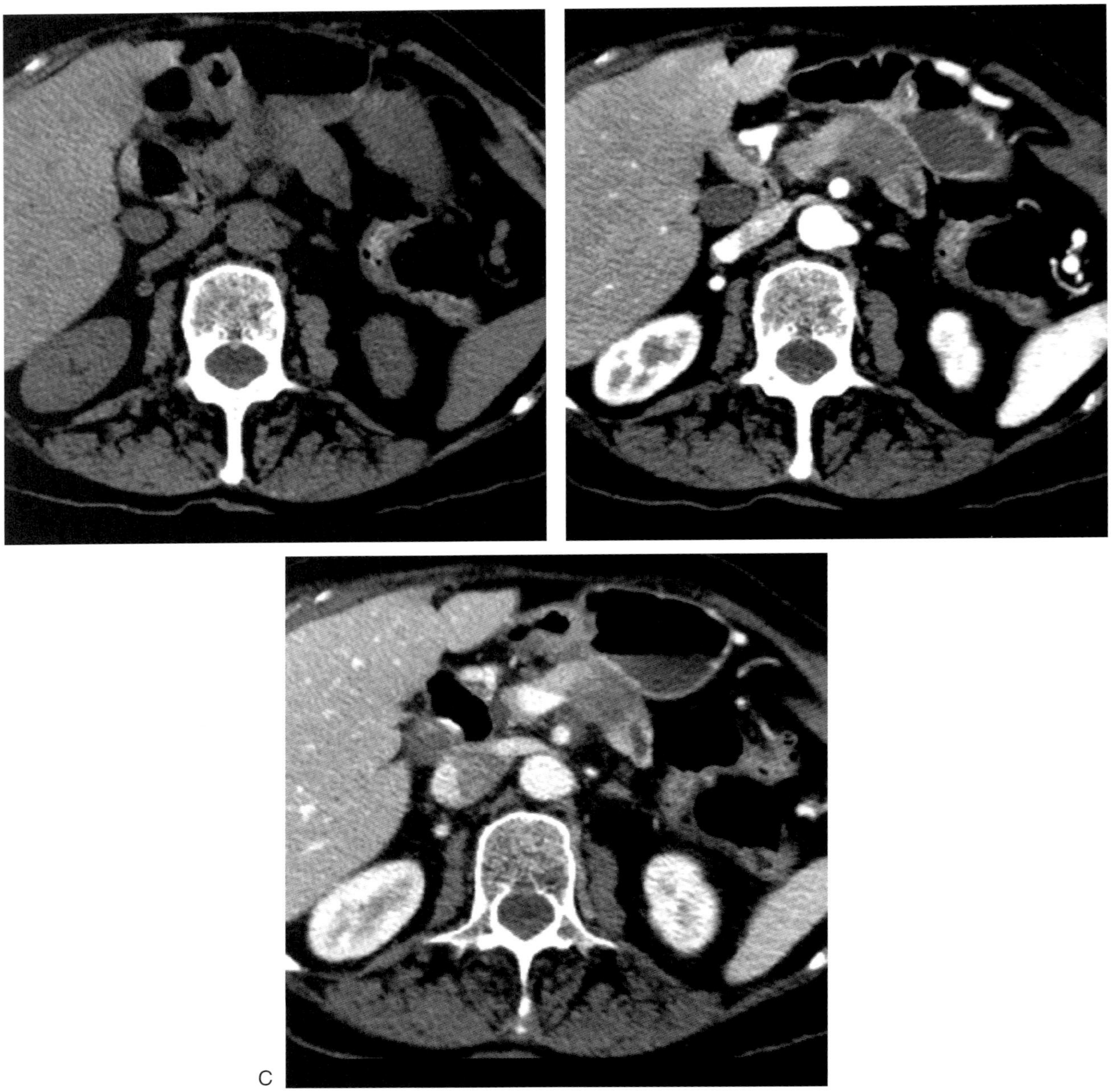

临床表现

患者,女性,82岁,腹痛。

影像学表现

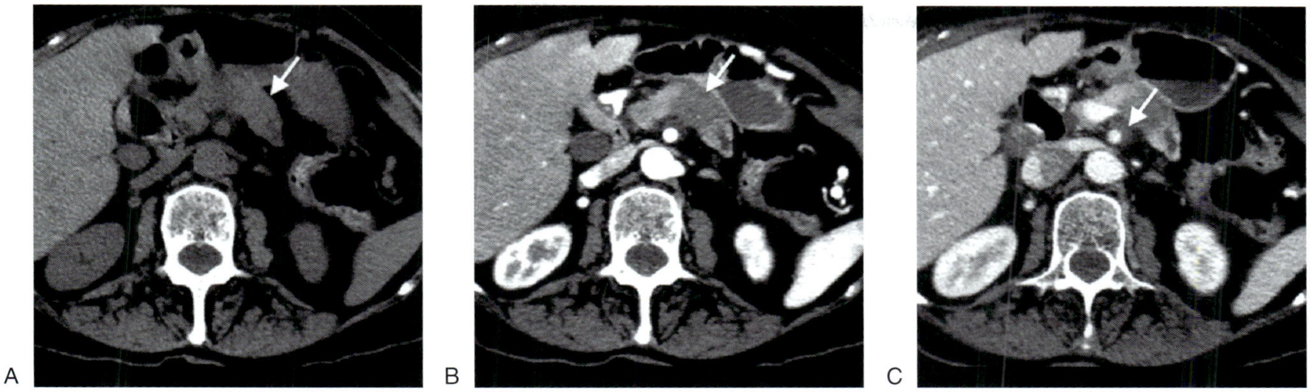

(A)CT平扫图像显示胰体肿块,边界不清(箭头所示)。(B)增强CT动脉期图像显示胰体乏血供肿块(箭头所示)。(C)CT门脉期图像显示胰体乏血供肿块伴胰管扩张,肠系膜上动脉近端分支周围软组织影(箭头所示)。

鉴别诊断

• **胰腺癌**:最常见的胰腺恶性肿瘤,起源于胰腺导管上皮的腺癌。

• 局灶性胰腺炎:累及部分胰腺实质的急性胰腺炎,伴有周围炎性改变。

知识点

• 胰腺癌若发生在胰体,可阻塞胰管;若发生在胰头,可阻塞胰管和胆总管,导致"双管"征。

• 增强检查的动脉期和门脉期图像可清晰显示肿块,因为正常胰腺明显强化,而胰腺癌通常呈相对低密度。

• 胰腺癌在上腹部呈浸润性生长,导致血管狭窄或闭塞,易转移至肝脏。

• 美国癌症联合委员会(AJCC)将Ⅰ期和Ⅱ期胰腺癌定义为无明显转移、无明显淋巴结肿大,重要的是不累及血管。基于肿瘤大小的分期被用于评估总体生存率。

其他影像学表现

• MRI/MRCP有助于诊断潜在的胰腺肿块。胰腺固有T1高信号的局灶性缺失有助于检出CT隐匿性病灶。

经验(✓)和教训(✗)

✓ 上腹部血管与肝脏的评估对分期至关重要。

✓ 胰管扩张或局灶性胰腺炎可能提示有小的潜在病变,应随访观察。

✗ 大约10%的胰腺癌与胰腺实质呈等密度。

✗ 上腹部腹水可提示腹膜受累。

(黄黎香 季倩 译)

病例36

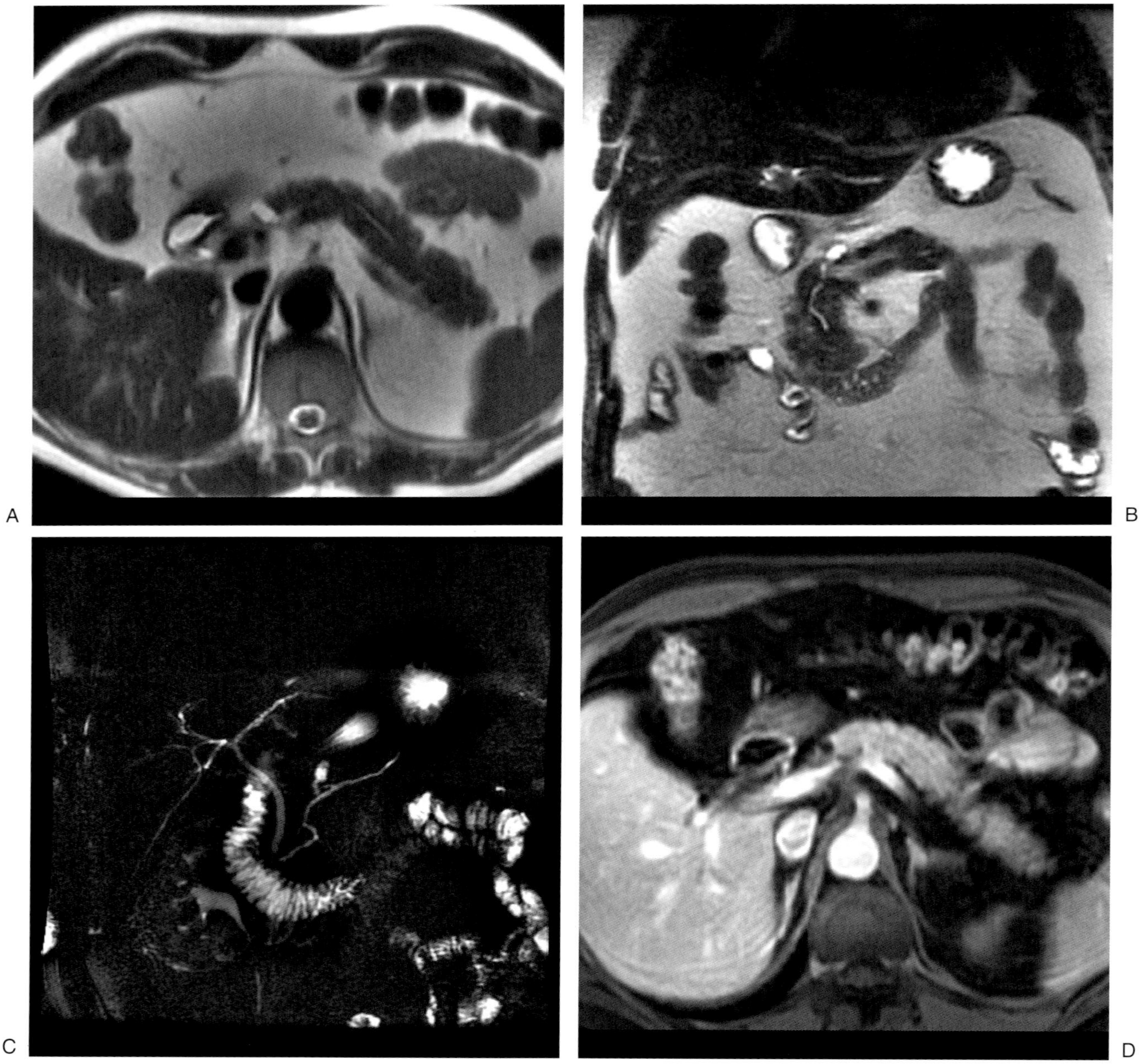

■ **临床表现**

患者,女性,68岁,偶然发现胰腺病变,为进一步确诊进行检查。

■ 影像学表现

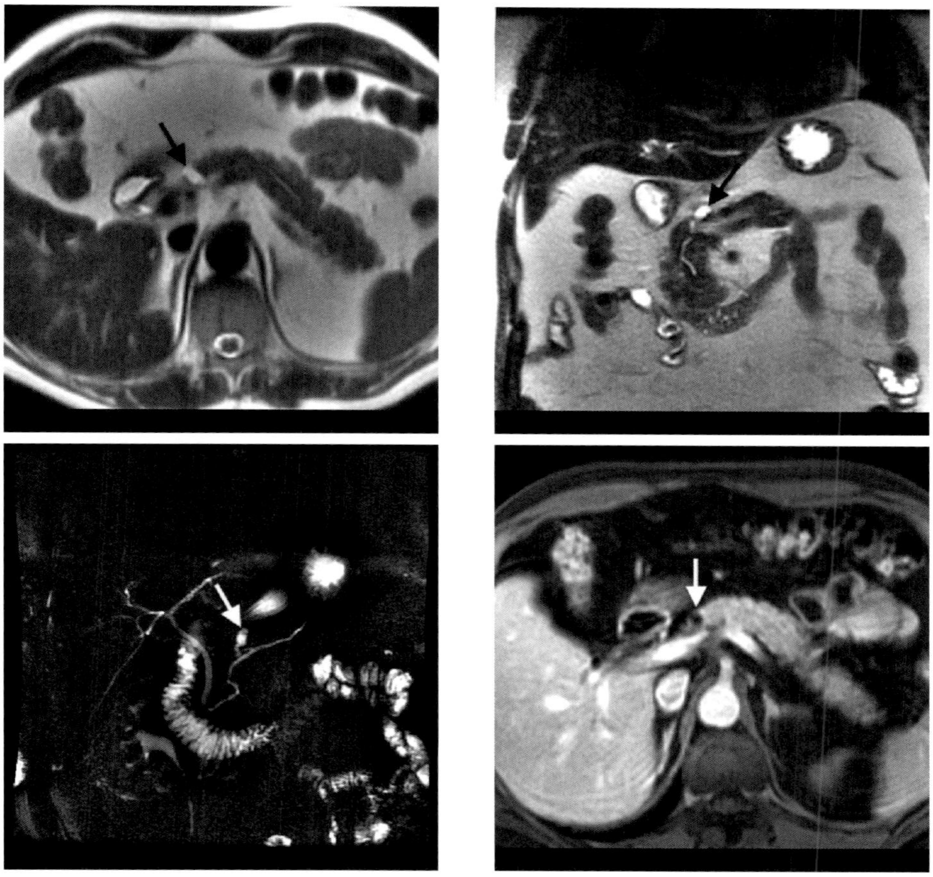

(A)轴位T2 MRI图像显示胰腺内T2高信号病变(箭头所示)。(B)冠状位T2 MRI图像显示胰腺内T2高信号病变(箭头所示)。(C)冠状位T2 MRCP图像显示病变与胰管相通(箭头所示)。(D)轴位T1-FSPGR增强图像显示病变无强化(箭头所示)。

■ 鉴别诊断

• **胰腺侧支导管内乳头状黏液瘤**(IPMN):一种囊性、产生黏液的胰腺肿瘤,起自侧支导管。

• 侧支扩张:侧支扩张可见于胰腺炎患者。

• 小假性囊肿:发生于急性间质性胰腺炎4周后,表现为胰周或远端包裹性积液,囊壁边界清晰。

■ 知识点

• IPMN累及主胰管或其主要分支,缺乏相关的卵巢样基质。

• 扩张胰管呈环形强化,其原因是受压或萎缩的胰腺实质被纤维组织取代。

• 侧支IPMN的恶性率为7%~34%。

• 结节状强化、>3cm、主胰管扩张提示恶性。

• IPMN多见于老年男性,70%见于65岁以上男性。

■ 其他影像学表现

• CT有助于进行分期和识别IPMN,但可能无法证实病变与胰管相通。

经验(✓)和教训(✗)

✓ 证实病变与胰管相通对于诊断非常重要。

✓ 寻找结节状强化或壁增厚。

✗ 侧支IPMN伴主胰管扩张提示为混合型,更可能为恶性。

✗ 小的囊性病变,如囊性胰岛细胞瘤,可能很难与IPMN相鉴别。

(谢双双 李倩 译)

病例37

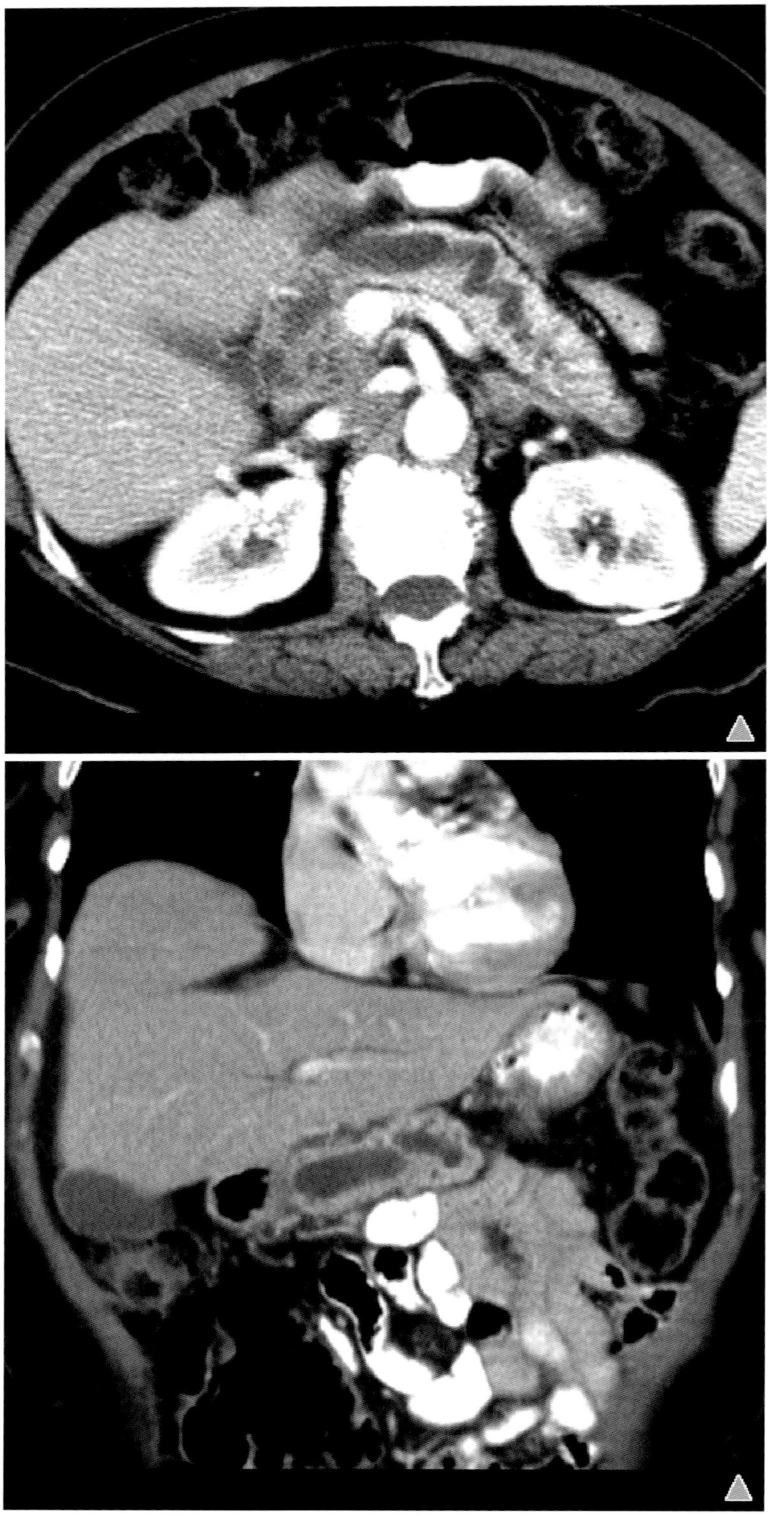

A

B

■ **临床表现**

患者,女性,78岁,体重减轻。

影像学表现

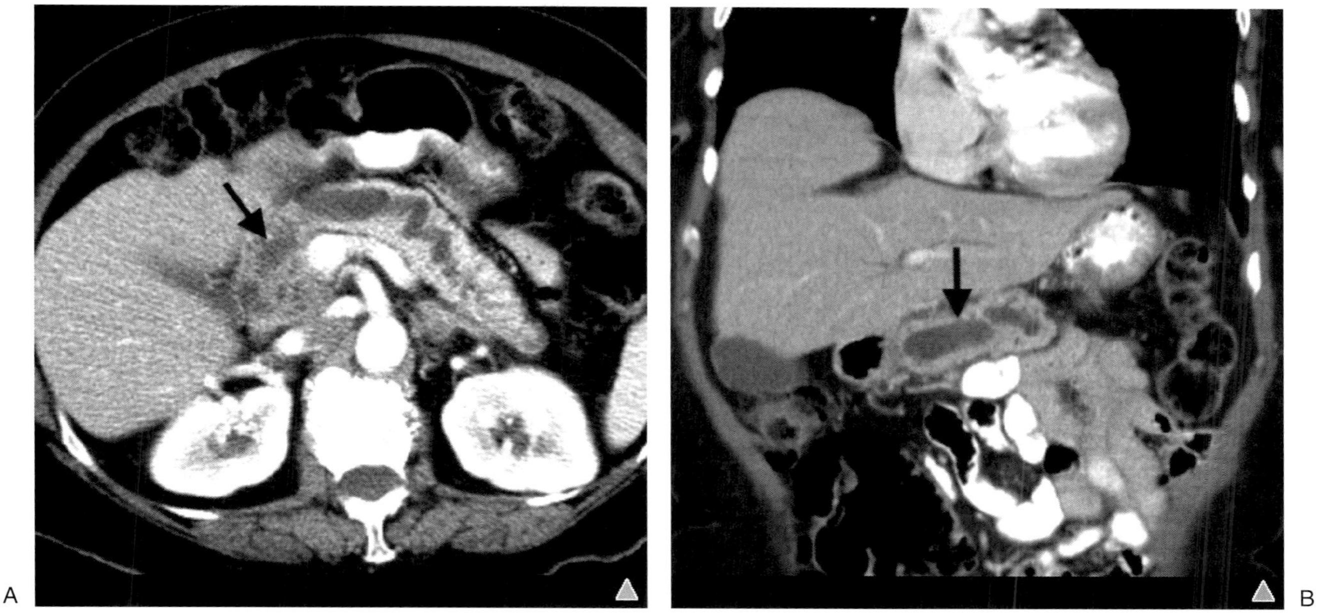

(A)轴位增强CT图像显示主胰管扩张、迂曲，以及胰头的低密度病灶(箭头所示)。(B)冠状位增强CT图像显示扩张的胰管和少量扩张的侧支(箭头所示)。

鉴别诊断

• **胰腺主胰管内乳头状黏液瘤**：肿瘤起源于胰管系统的黏液上皮，其特点是乳头状生长，过度分泌黏液，可导致胰管扩张。

• 胰管狭窄：由良性或恶性疾病导致的胰管局限性或弥漫性狭窄。

• 病变分泌的黏液导致大乳头膨隆。

其他影像学表现

• MRI/MRCP是评估胰管扩张的最佳检查方法。其可显示胰管解剖、有/无强化的附壁结节、侧支病变和胰管壁强化。

知识点

• 30%~88%的IPMN可进展为原位癌或侵袭性癌，主胰管型IPMN的恶变风险明显高于侧支型IPMN。

• 附壁结节或主胰管扩张≥10mm，高度提示恶性。

• 胰管扩张≥10mm提示恶性的特异性为92%，敏感性为78%。

• 当胰管壁强化、主胰管扩张5~9mm、无强化的附壁结节、局灶性狭窄和胰腺萎缩出现时，提示有恶变可能。

经验(✓)和教训(✗)

✓ 当主胰管直径≥5mm时，应选择超声内镜引导下细针抽吸活检，以评估潜在病变。

✓ 对局限性胰管狭窄伴胰腺萎缩需要行进一步检查。

✗ 良性狭窄可导致胰管扩张。

✗ 局限性胰管扩张(尤其是尾部)是主胰管型IPMN的一个征象。

(赵玉娇 李倩 译)

病例38

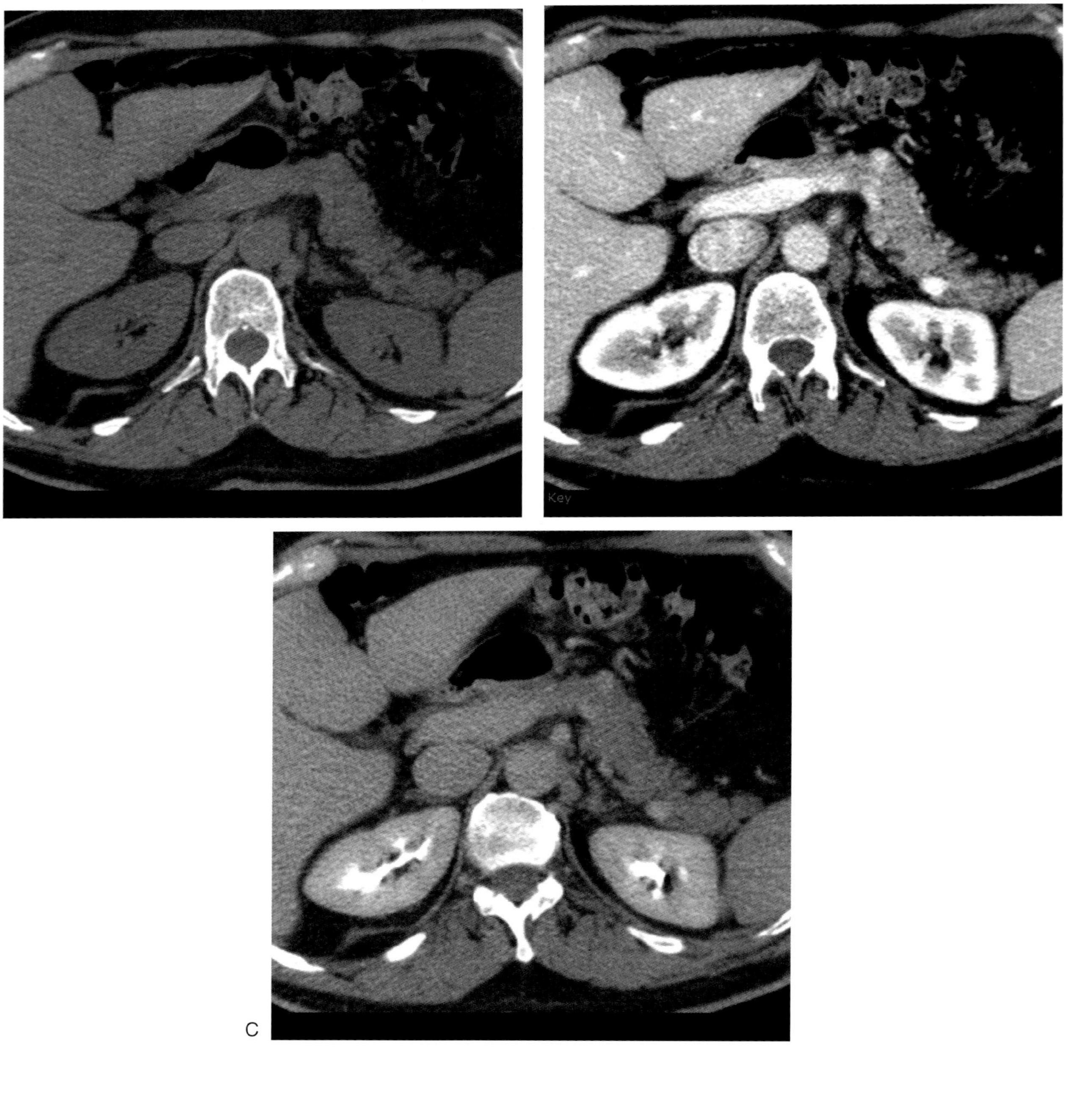

临床表现

患者，男性，63岁，腹泻、消化不良和腹胀。

影像学表现

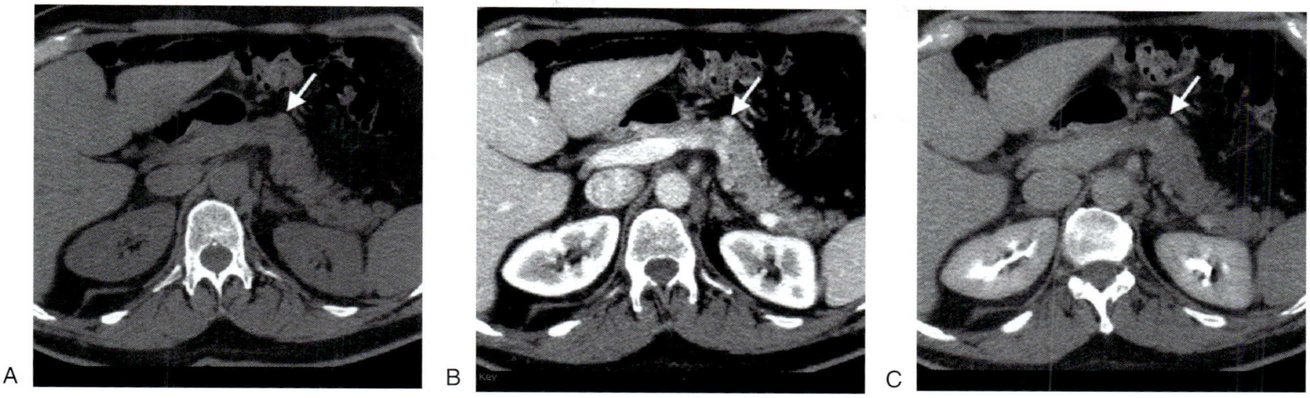

(A)胰腺轴位CT平扫图像显示胰体局部轮廓外凸(箭头所示)。(B)CT动脉期图像显示胰体病灶明显强化(箭头所示)。(C)CT延迟期图像显示病灶内对比剂滞留(箭头所示)。

鉴别诊断

• **胰腺神经内分泌肿瘤(PNET)**:起源于胰腺内分泌细胞,可为良性或恶性,功能性或无功能性。

• 转移瘤:最常见的胰腺富血供转移瘤为肾细胞癌和黑色素瘤。

知识点

• PNET包括一系列内分泌肿瘤,如胃泌素瘤、胰岛细胞瘤、胰高血糖素瘤、血管活性肠肽瘤、生长抑素瘤和促肾上腺皮质激素瘤。

• PNET占所有胰腺肿瘤的8%~10%。

• 恶性病变可转移到肝脏、肺脏和骨骼。

• 60%的功能性PNET是胰岛细胞瘤。胰岛细胞瘤通常是良性的,但其他PNET通常为恶性。

• PNET伴纤维基质可导致胰管狭窄。

• 在多发性内分泌腺瘤病1型、希佩尔-林道病、结节性硬化症和神经纤维瘤病1型等综合征患者中,PNET的发病率增加。

其他影像学表现

• MRI是评估PNET的最佳检查方法。T1WI上,其与肌肉呈等信号,中度至明显强化;T2WI上,其与肌肉呈等高信号,扩散受限。

✓经验和✘教训

✓ 基于大多数PNET为富血供,影像学检查应包括动脉期。

✓ PNET可导致局限性胰管狭窄。

✘ 有些胰岛细胞瘤为囊性,类似IPMN,但伴有富血供环。

✘ 50%的功能性胰岛细胞瘤大小<1.3cm。

(赵玉娇 李倩 译)

病例39

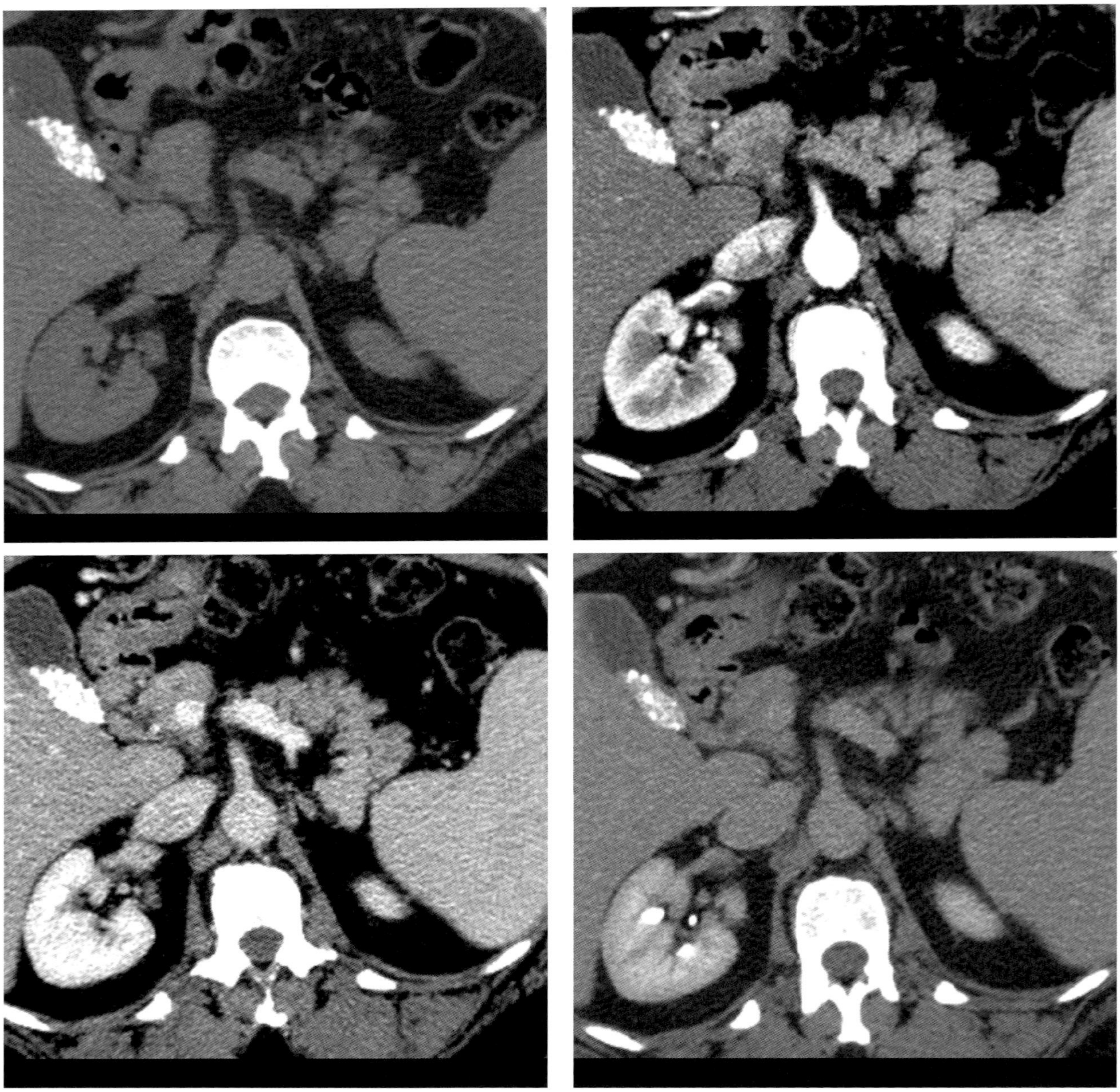

A B C D

临床表现

患者，男性，63岁，意外发现胰尾肿块。

影像学表现

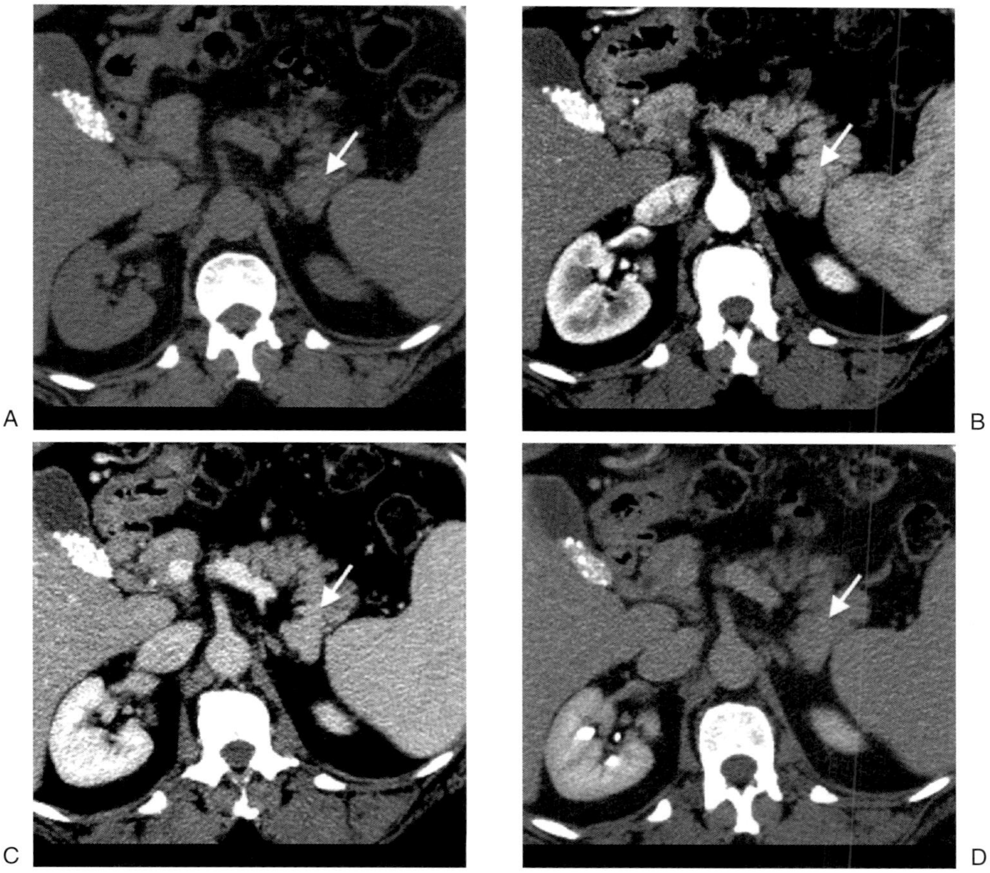

(A)CT平扫图像显示胰尾轻度增大,实质脂肪减少(箭头所示)。(B)轴位CT动脉期图像显示胰尾局灶性强化,类似于脾(箭头所示)。(C)轴位CT门脉期图像显示胰尾局灶性强化,类似于脾(箭头所示)。(D)CT延迟期图像显示胰尾与脾具有相似的强化(箭头所示)。

鉴别诊断

- **胰内副脾**(IPAS):副脾是一种先天性异常,是异位的正常脾组织。
- 胰腺神经内分泌肿瘤:起源于胰腺的内分泌细胞,可能是良性或恶性的,具有内分泌功能或无功能。

知识点

- 副脾由脾外的先天性脾组织形成,是胚胎发育过程中中腹部背侧脾组织的多个芽中的一些未能融合的结果。
- 其最常见于脾门下方,第二常见部位是胰尾。
- 副脾几乎不会出现在脾的外侧或上方。
- 在增强检查的所有序列和期相中,组织的强化方式和程度应该与脾相同。

其他影像学表现

- ^{99m}Tc标记的热损伤红细胞闪烁扫描与单光子发射CT成像可被用于确认脾组织。

经验(✓)和教训(✗)

✓ 涉及脾的病理过程也往往涉及副脾。

✓ 有时可以确定一条引流静脉流入脾静脉。

✗ IPAS的表现可能类似于神经内分泌肿瘤。

✗ 单相CT可能无法充分表现病变的特征。

(李清 程悦 译)

病例40

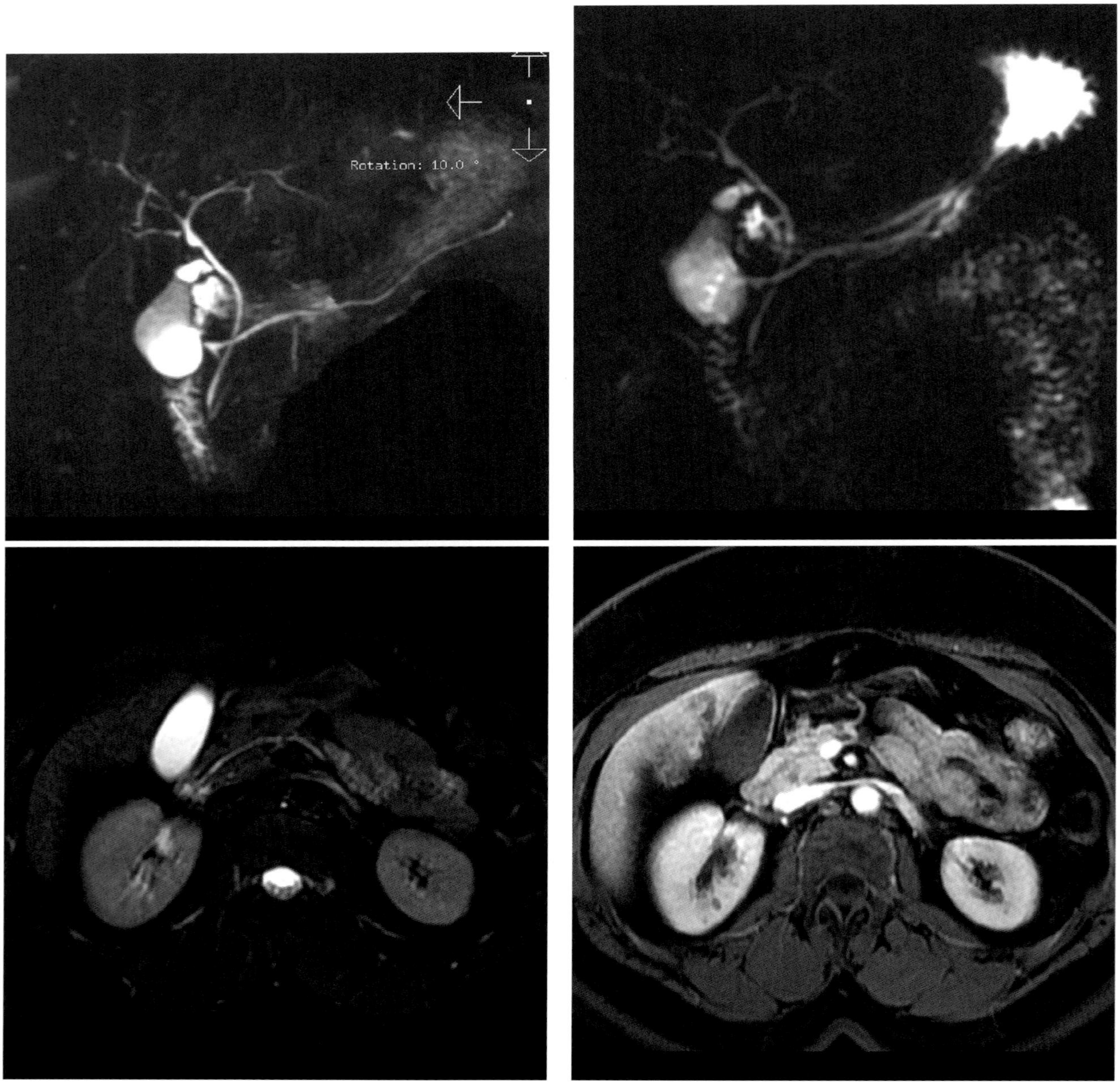

A B C D

临床表现

患者，女性，54岁，慢性腹痛。

■ 影像学表现

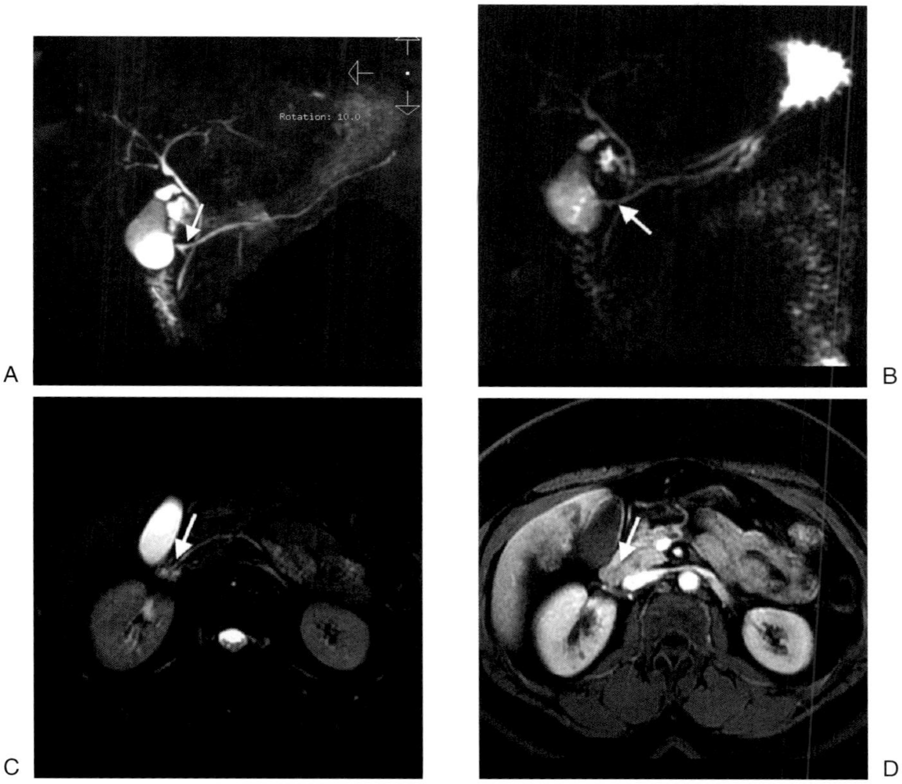

(A)冠状位MRCP图像显示主胰管(MPD)经小乳头(Santorini管)引流至十二指肠(箭头所示)。(B)冠状位T2 MRCP图像显示MPD穿过胆总管前方(箭头所示)。(C)轴位T2图像显示MPD穿过胆总管并通过小乳头引流(箭头所示)。(D)T1扰相梯度增强图像显示MPD穿过胆总管上方(箭头所示)。

■ 鉴别诊断

• **胰腺分裂**:胰腺导管异常,较小的腹侧导管引流至大乳头,较大的背侧导管引流至小乳头。

• 不完全胰腺分裂:胰腺导管分裂,较大的背侧导管引流至小乳头,但与腹侧导管相连,腹侧导管引流至大乳头。

■ 知识点

• 胰腺分裂是一种先天性异常,因胰腺的腹侧芽和背侧芽融合失败而形成。

• 主胰管经小乳头引流至十二指肠。

• 发生率约为14%。

• 可能引起疼痛和急性胰腺炎。

■ 其他影像学表现

• CT检查如果显示导管扩张,可诊断为胰腺分裂。

• ERCP是一种替代MRCP评估胰腺导管解剖的有创方法。

经验(✓)和教训(✗)

✓ MRCP是无创评估胰腺导管解剖的首选方式。

✓ 使用分泌素有助于扩张导管,从而获得更好的成像效果。

✗ 急性炎症会掩盖胰腺导管的解剖结构。

✗ 迂曲的导管很难被评估。

(刘晓斌 程悦 译)

病例41

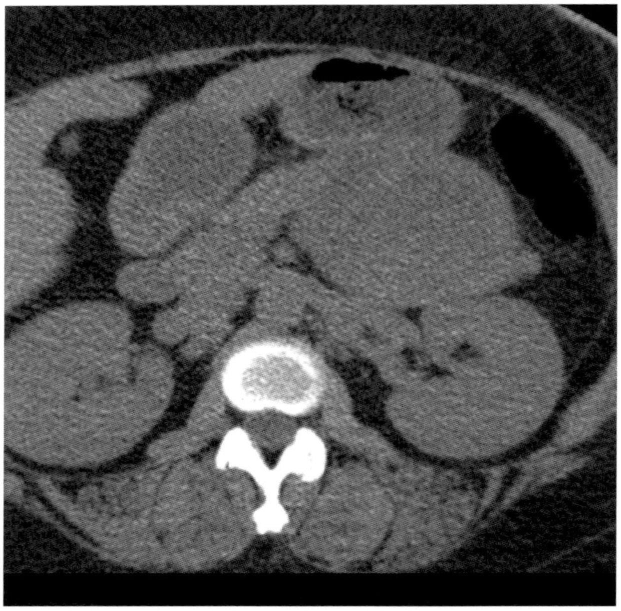
A
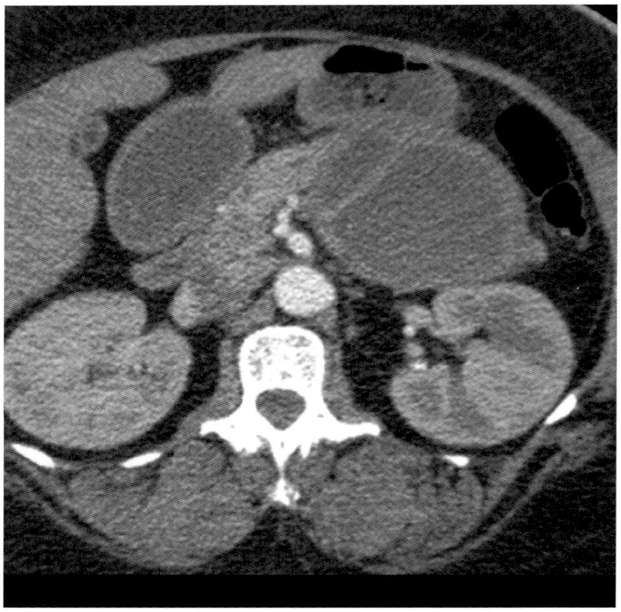
B
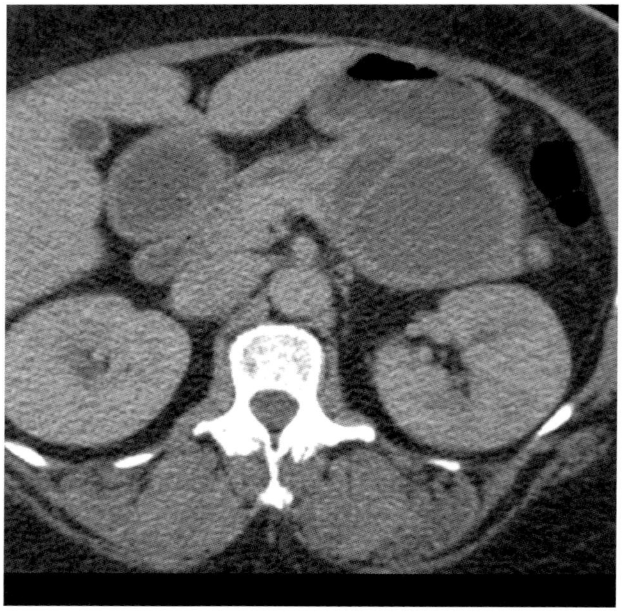
C

■ 临床表现

患者，女性，56岁，检查发现胰腺肿块。

影像学表现

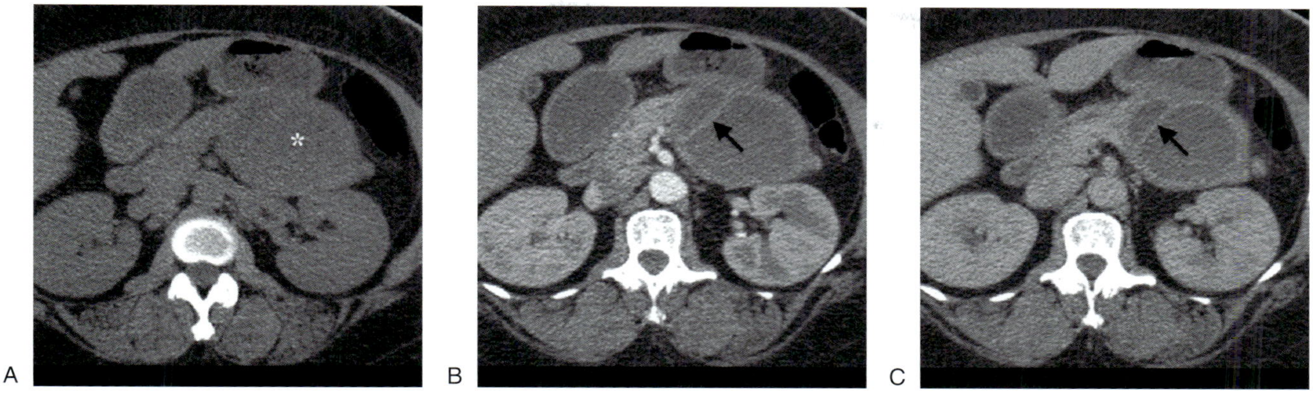

(A)CT平扫图像显示胰尾肿块(星号所示)。(B)增强CT静脉期图像显示胰尾囊性肿块伴厚壁、分隔强化(箭头所示)。(C)增强CT延迟期图像显示囊性肿块,囊性部分不强化(箭头所示)。

鉴别诊断

• **黏液性囊腺瘤:**一种黏液性囊性上皮肿瘤,被认为是良性的,但有时在影像上难以与恶性病变区分。

• 假性囊肿:于急性间质性胰腺炎发病后4周内发生,表现为胰腺周围或远端包裹性积液,囊壁清晰。

• 通常不与胰腺导管相连。

• 分隔、钙化和厚壁是恶性征象。

其他影像学表现

• MRI图像表现为单房或者轻度分隔的囊性病变。

• MRI可能对内部增强成分更敏感。

知识点

• 黏液性囊性肿瘤包括:良性黏液性囊腺瘤(72%)、交界性黏液囊性肿瘤(10.5%)、黏液性囊性肿瘤伴原位癌(5.5%),以及恶性程度最高的黏液性囊腺癌(12%)。

• 多数发生于女性(99.7%),中年患者多见。

• 多见于胰尾部。

• 组织学上,多呈圆形或类圆形,含有卵巢基质。

经验(✓)和教训(✗)

✓ 胰腺黏液性病变在被发现前可能长到很大(>10cm)。

✓ 所有的病变都可以外科切除。

✗ 胰腺黏液肿瘤可能与边界清晰的假性囊肿类似。

✗ 不同部位的囊壁成分的恶性程度可能不同。

(张晓东 程悦 译)

病例42

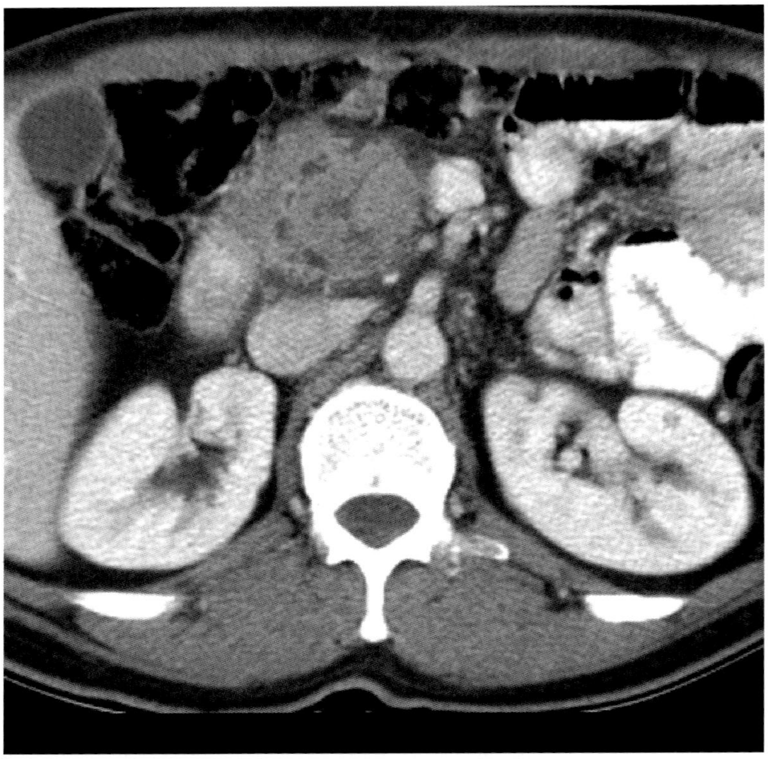
A

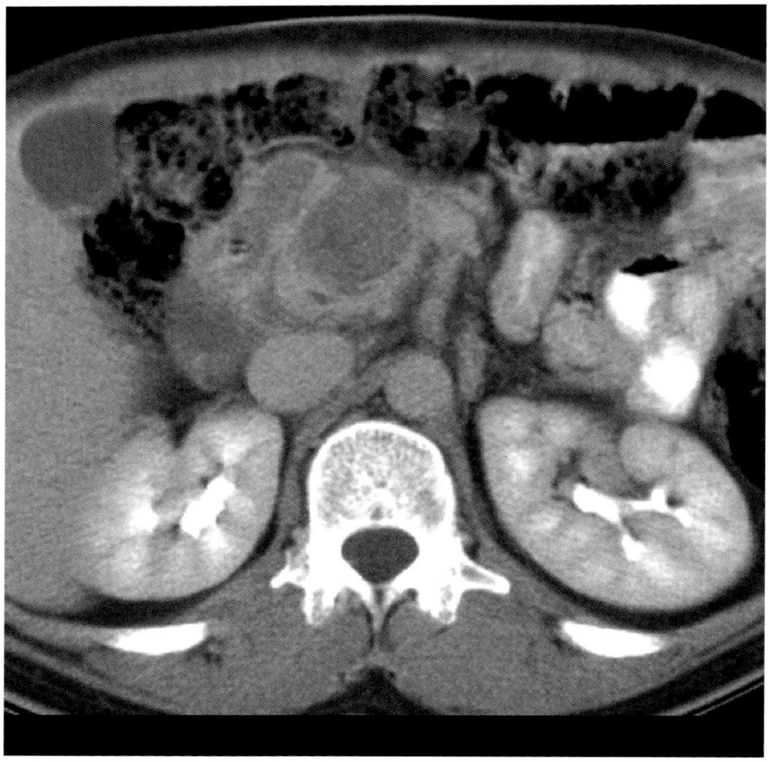
B

临床表现

患者，男性，55岁，发现胰头肿物。

影像学表现

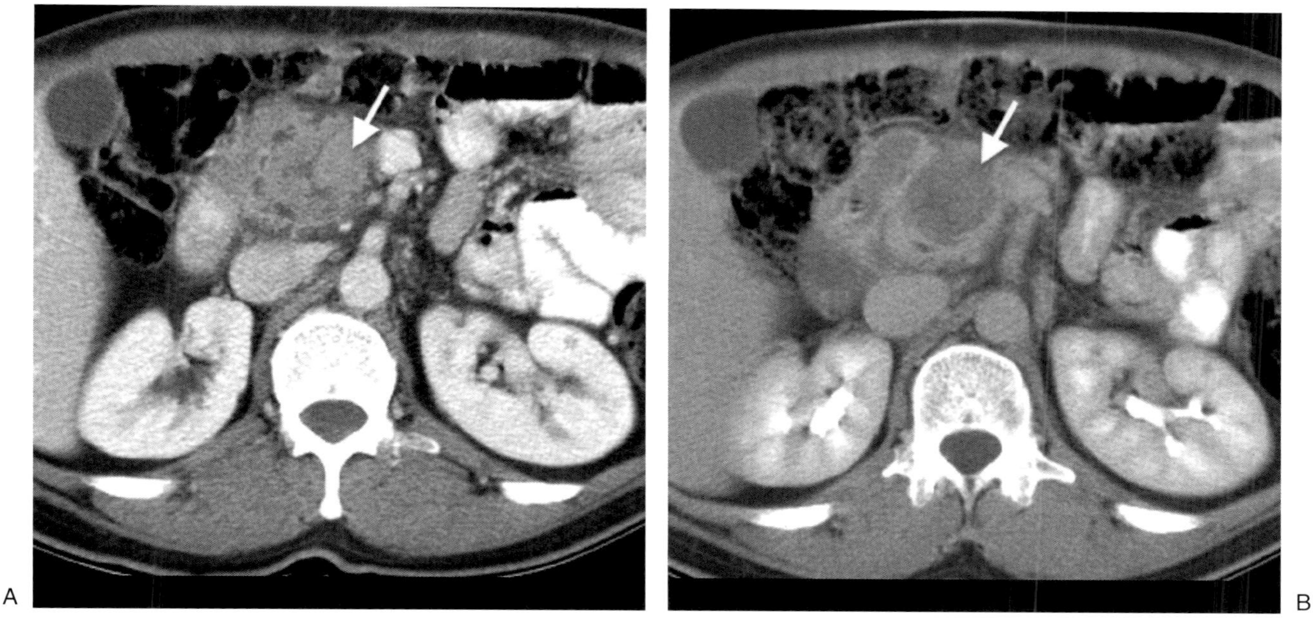

(A)CT门脉期图像显示胰头一个大的外生性肿物(箭头所示);(B)CT延迟期图像显示廓清及包膜部分强化(箭头所示)。

鉴别诊断

• **腺泡细胞癌**:一种胰腺罕见肿瘤,起源于腺泡细胞。

• 胰腺神经内分泌肿瘤:起源于胰腺的内分泌细胞,可能是良性或恶性的,具有内分泌功能或无功能。

知识点

• 腺泡细胞癌为胰腺罕见肿瘤,起源于腺泡细胞,占胰腺肿瘤的1%。

• 常见于50岁以上男性。

• 常为外生性,这也是该病变的一个特点。

• 可为囊性/伴坏死或实性。

• 报道的病例均不伴钙化。

• 常见强化的包膜。

其他影像学表现

• 在MRI图像上,实性病变表现为T2稍高信号,可轻度强化。

经验(✓)和教训(✗)

✓ 罕见肿瘤可能需要活检来诊断。

✓ 腺泡细胞瘤可发生在胰头、钩突、胰体或胰尾。

✗ 一些具有浸润征象,可能被误认为腺癌。

✗ 坏死性病变可能被误认为黏液性肿瘤。

(于静 程悦 译)

病例43

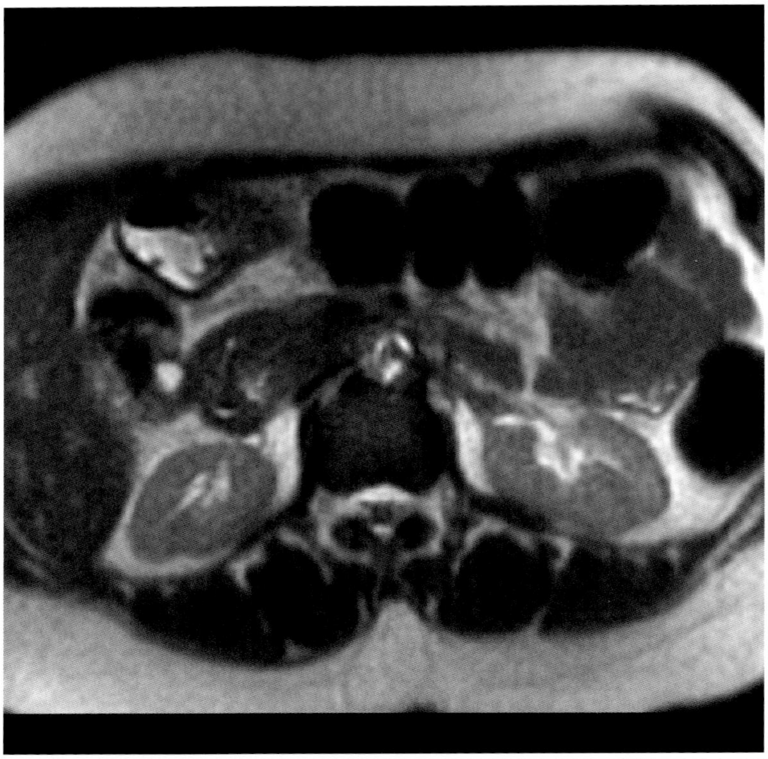

A

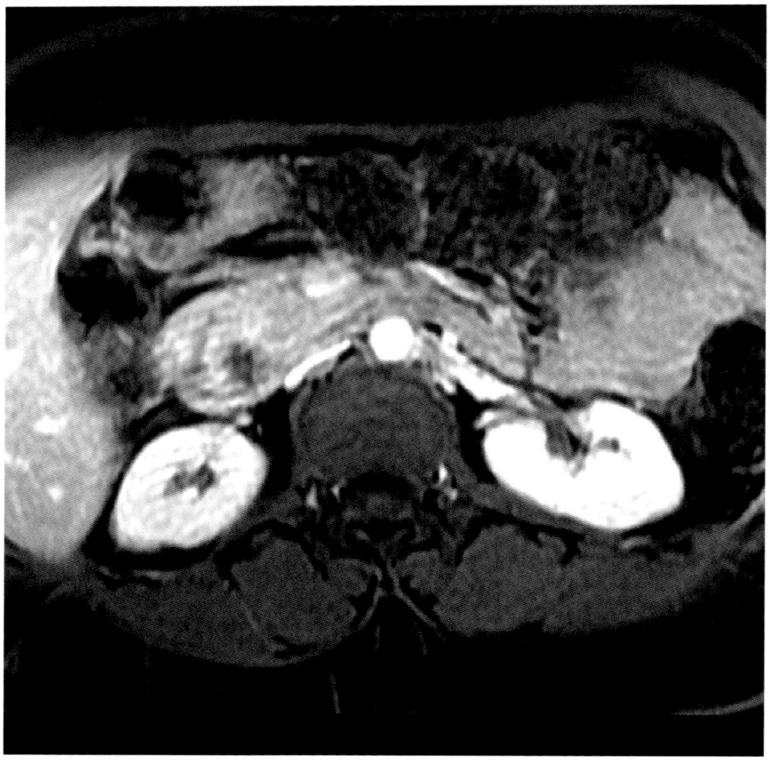

B

临床表现

患者，女性，47岁，恶心和易饱腹感。

影像学表现

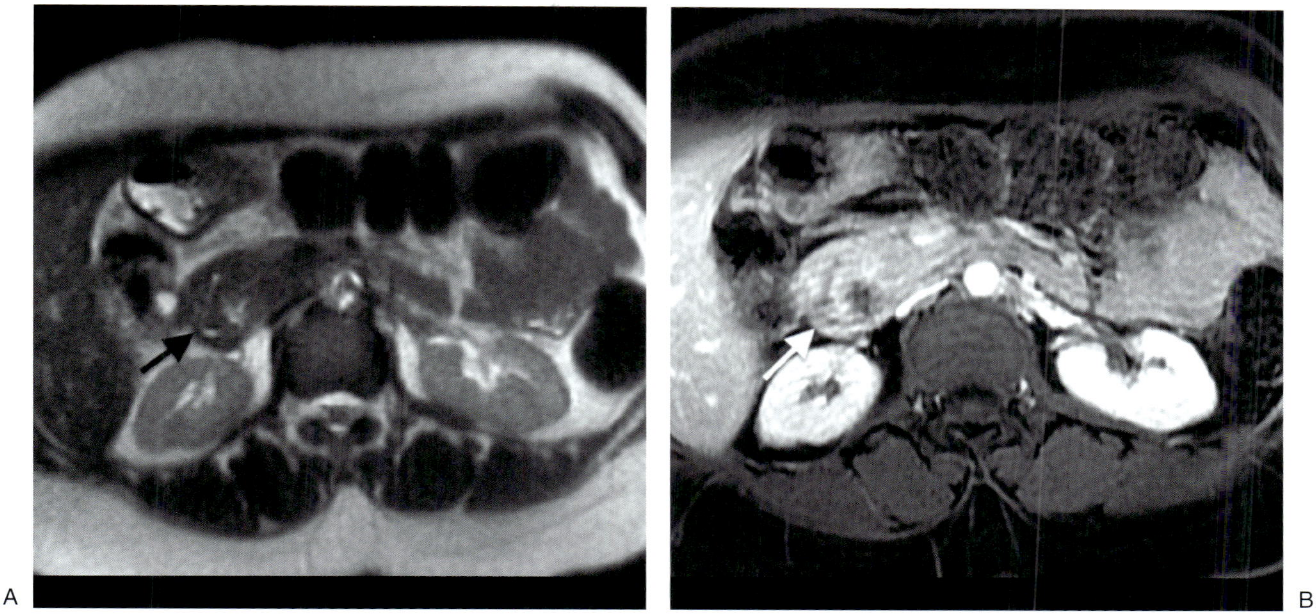

(A)轴位T2图像显示胰头增大,胰管包绕十二指肠(箭头所示)。(B)T1-FSPGR增强图像显示正常的胰腺实质环绕十二指肠(箭头所示)。

鉴别诊断

• **环状胰腺**:胰腺组织环绕十二指肠的先天性异常。

知识点

• 环状胰腺是一种罕见的先天性异常,由腹侧十二指肠不完整旋转引起。

• 胰腺可能完全或部分环绕,但胰头呈连续性。

• 壁外型环状胰腺的胰管通常与MPD的Wirsung管或Santorini管相连。

• 十二指肠第二段呈环状狭窄。

• 约50%的患者无症状。

其他影像学表现

• 环状胰腺在CT图像上可显示为环绕十二指肠的胰腺。

• 对于上消化道钡餐造影检查发现的十二指肠第二段狭窄,应进一步确定是环状胰腺还是肿块。

经验(✓)和教训(✗)

✓ 使用分泌素可以在影像学检查中更好地显示胰管。

✓ 环状胰腺可能出现十二指肠狭窄症状。

✗ 环状胰腺引起的十二指肠狭窄不能被误诊为恶性病变。

✗ 对于壁内型环状胰腺,胰管不汇入MPD,而是小导管直接进入十二指肠。

(崔倩　郭瑜　译)

病例44

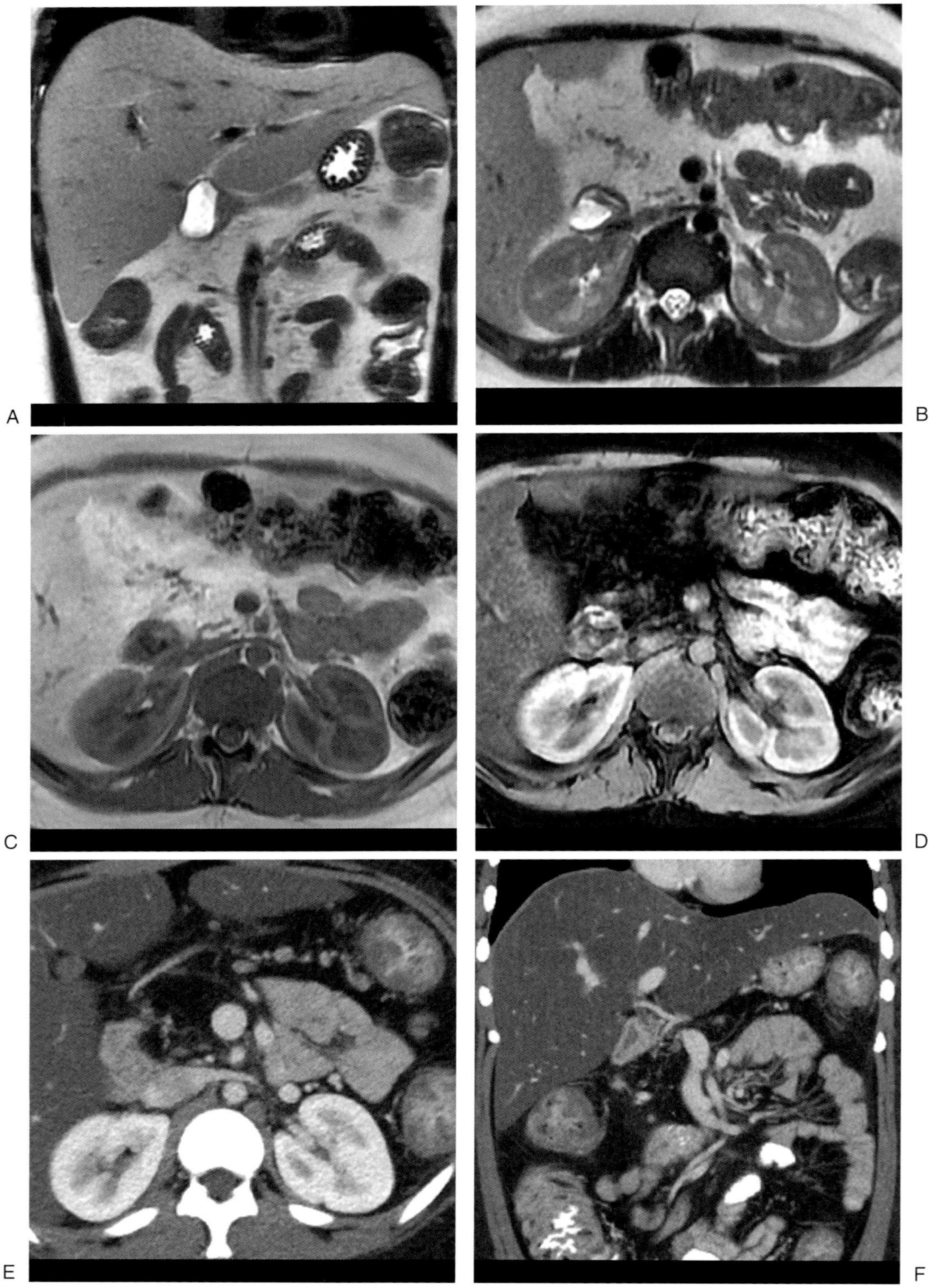

临床表现

患者,女性,20岁,胰腺功能不全伴肝酶升高。

影像学表现

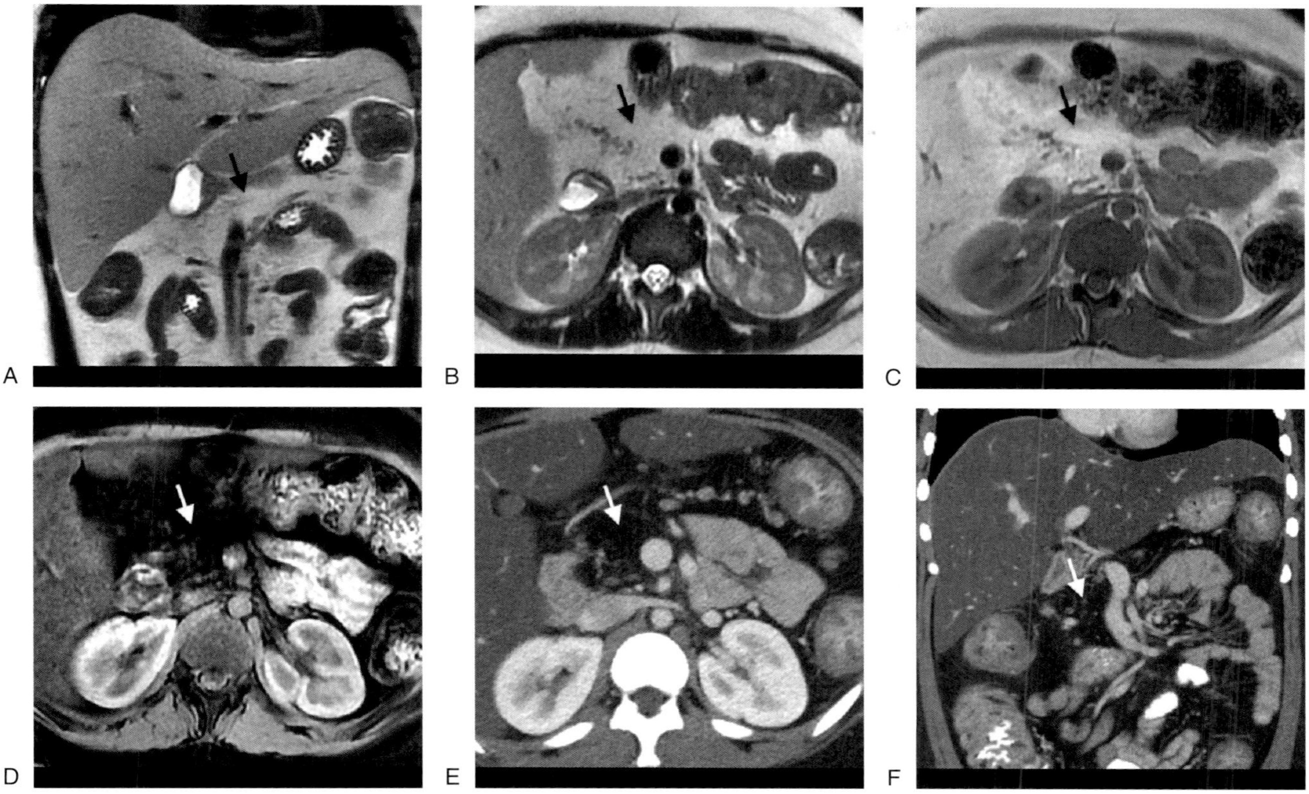

(A)冠状位T2图像显示胰腺脂肪变性(箭头所示)。(B)轴位T2图像显示胰腺脂肪变性(箭头所示)。(C)轴位T1图像显示胰腺完全性脂肪替代(箭头所示)。(D)轴位T1脂肪饱和图像显示胰腺完全性脂肪替代,脂肪组织被抑制(箭头所示)。(E)轴位CT图像显示胰腺完全性脂肪替代(箭头所示)。(F)冠状位CT图像显示胰腺完全性脂肪替代(箭头所示)。

鉴别诊断

- **胰腺脂肪增生症**:胰腺脂肪浸润或替代。
- 胰腺萎缩:胰腺实质萎缩。
- 胰腺发育不全:胰腺发育不全为致死性疾病。

知识点

- 胰腺脂肪增生症为胰腺实质被脂肪组织替代,可见于糖尿病、囊性纤维化、Shwachman-Diamond综合征、Johanson-Blizzard综合征及肥胖症患者。
- 胰腺脂肪增生症分为4种类型:1a型(35%),胰头被脂肪组织替代,但钩突和胆管周围区域正常;1b型(36%),胰头、胰颈、胰体被脂肪组织替代,但钩突和胆管周围区域正常;2a型(12%),胰头(包括钩突)被脂肪组织替代,但胆管周围区域正常;2b型(18%),胰腺完全被脂肪替代,残留胆管周围区域。
- 胰腺脂肪增生症可导致胰腺功能不全。

其他影像学表现

- 超声检查显示胰腺脂肪回声增强。

经验(✓)和教训(✗)

✓ 胰腺脂肪替代可为局限性或弥漫性。

✓ 胰腺脂肪替代可能与胰腺功能不全有关。

✗ 在胰腺萎缩的病例中,残存的胰腺实质有可能被误认为肿块。

✗ 局灶性胰腺脂肪浸润可类似肿块样病变。

(崔建民 郭瑜 译)

病例45

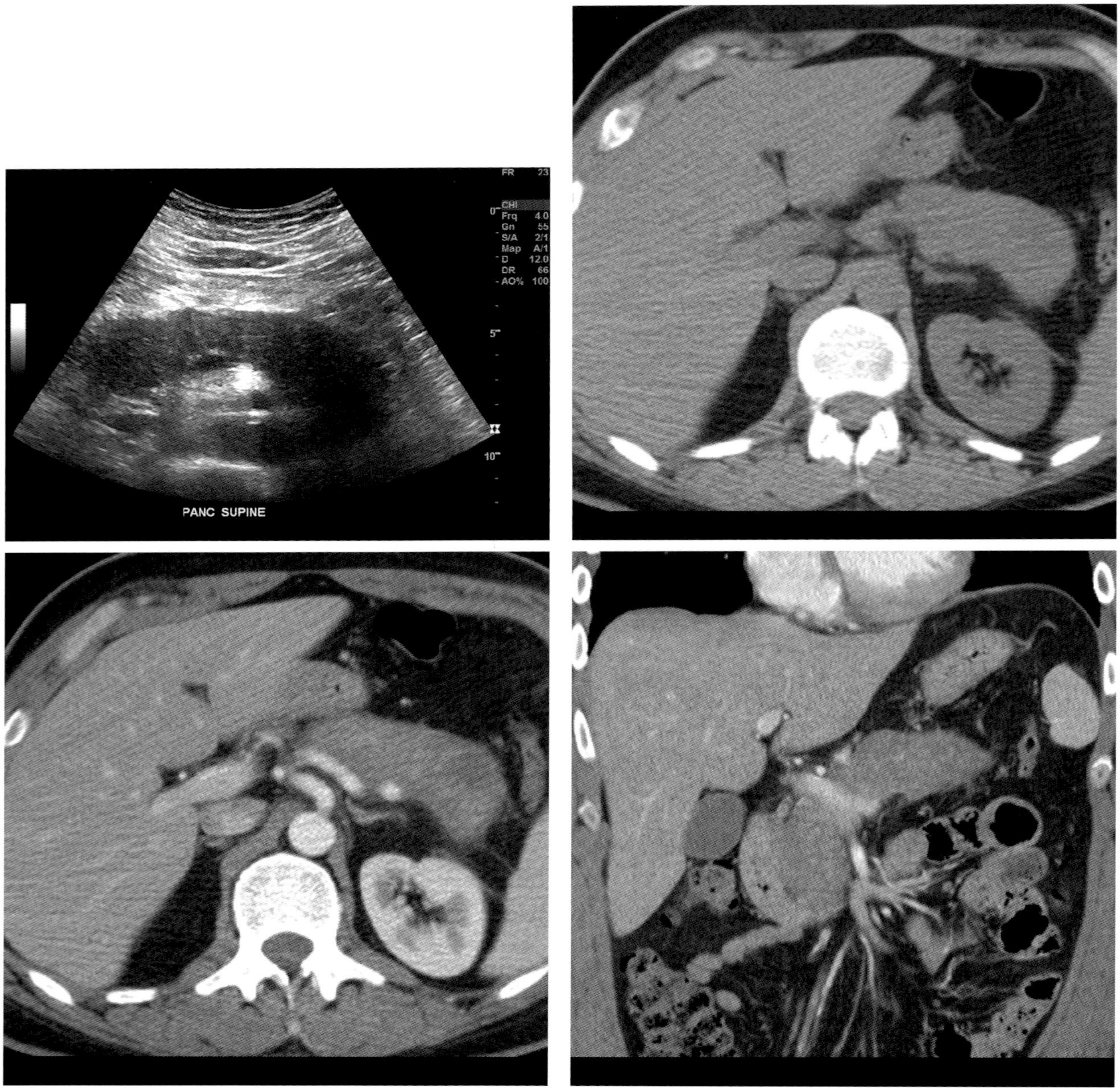

A B C D

■ 临床表现

患者，男性，40岁，慢性腹痛伴体重减轻。

影像学表现

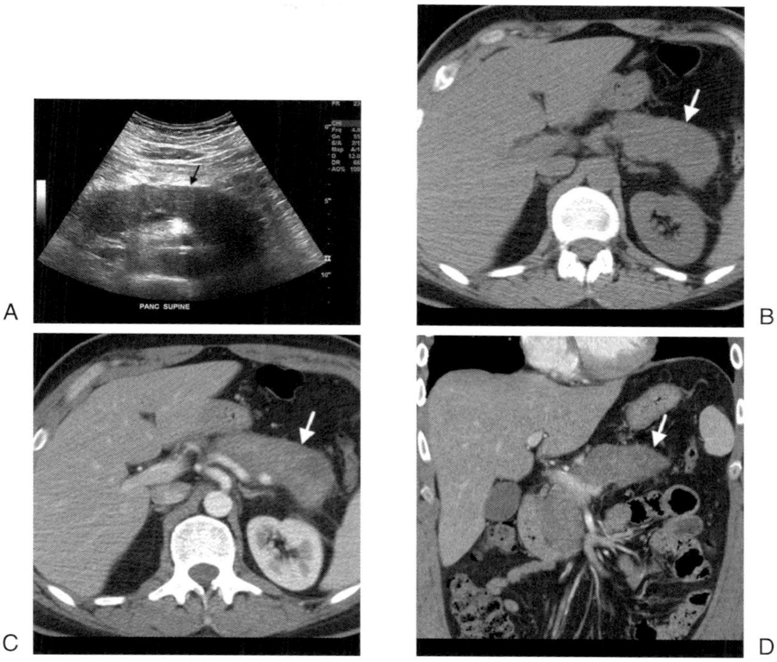

(A)胰腺经腹部超声显示胰腺增大,呈低回声,胰周无积液(箭头所示)。(B)轴位CT平扫图像显示胰腺增大,但胰周脂肪正常(箭头所示)。(C)轴位增强CT图像显示胰腺增大,伴周围少量炎性渗出,但胰周无积液(箭头所示)。胰尾部显示小片状稍低密度影。(D)冠状位增强CT图像显示胰腺增大,无明显胰周积液(箭头所示)。

鉴别诊断

• **自身免疫性胰腺炎(AIP)**:一种罕见的慢性胰腺炎,继发于免疫介导的纤维炎症过程,与血清免疫球蛋白4(IgG4)升高有关。

• 急性间质性胰腺炎:胰腺急性炎症,导致胰腺水肿和炎症。

知识点

• AIP是IG4相关疾病谱的一部分,有两种亚型。

◦ AIP 1型:系统性IgG4相关疾病的表现,可累及其他器官,如唾液腺、胆管和肾脏。该型好发于老年(60岁)男性,并伴血清IgG4升高。组织学显示胰腺导管周围富含IgG4的淋巴浆细胞浸润。

◦ AIP 2型:与IG4相关疾病无关。该型好发于年轻患者(40岁),无性别差异。组织学显示胰腺的粒细胞上皮病变。AIP-2与慢性炎症性肠病有关。

• CT显示胰腺增大,有时伴低密度晕环,周围脂肪间隙无炎性渗出。

• 胰腺呈延迟强化,胰管可能强化。

• 可能伴胆管梗阻和肾脏病变。

其他影像学表现

• MRI图像显示胰腺实质呈T1低信号和T2高信号。

• 胰腺周围包膜在T1WI和T2WI上均呈低信号,并且增强后呈延迟强化。

• MRCP可能显示胰腺导管扩张和胆管阻塞或狭窄。

经验(✓)和教训(✘)

✓ 对于胰腺增大且周围无炎症的患者,应怀疑为AIP。

✓ 皮质类固醇治疗有效有助于明确诊断。

✘ AIP易被误诊为胰腺癌,尤其是在导管梗阻的情况下。

✘ 活检可能无效。

(王红 郭瑜 译)

病例46

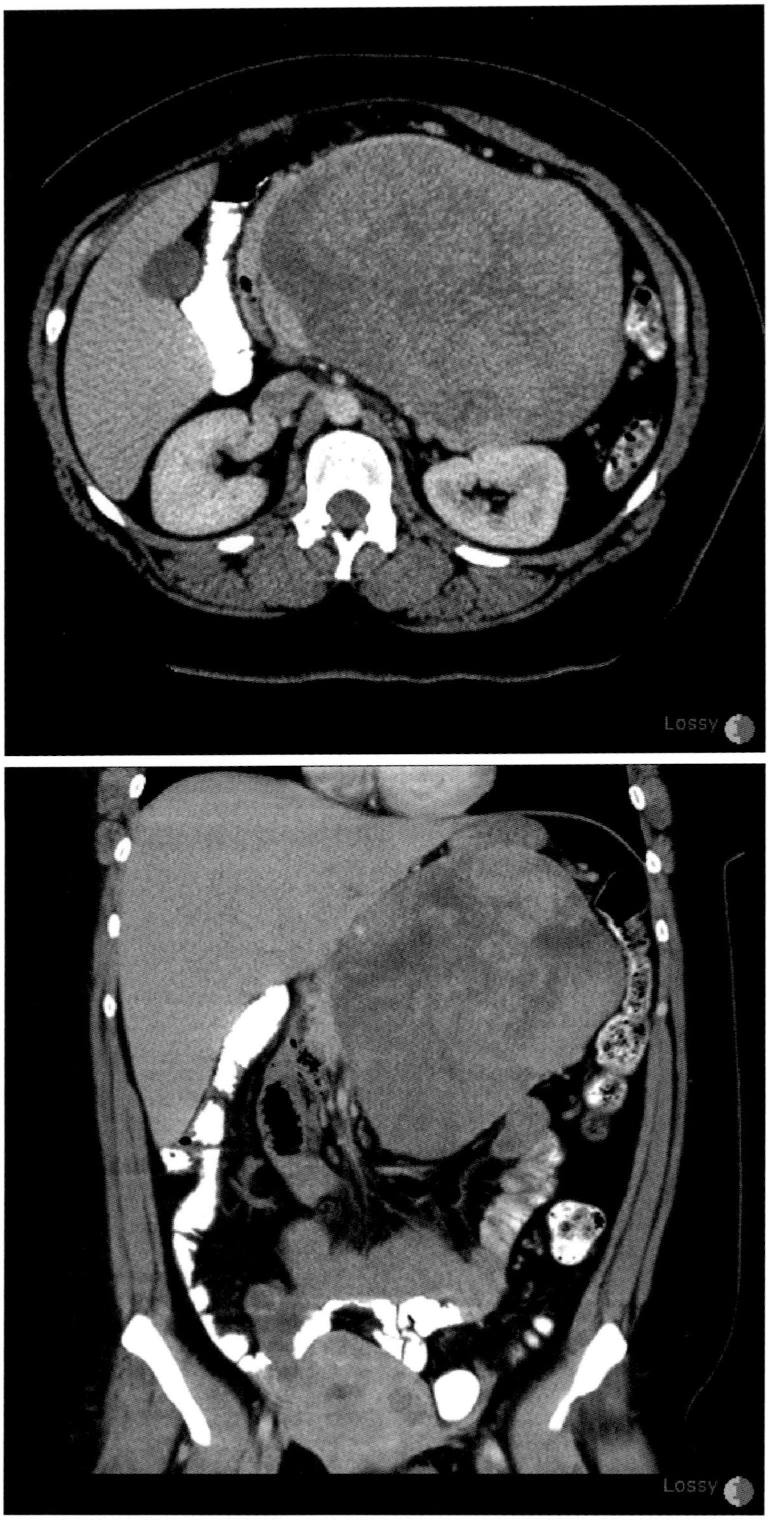

A

B

■　临床表现

患者,女性,43岁,胰尾部肿块。

影像学表现

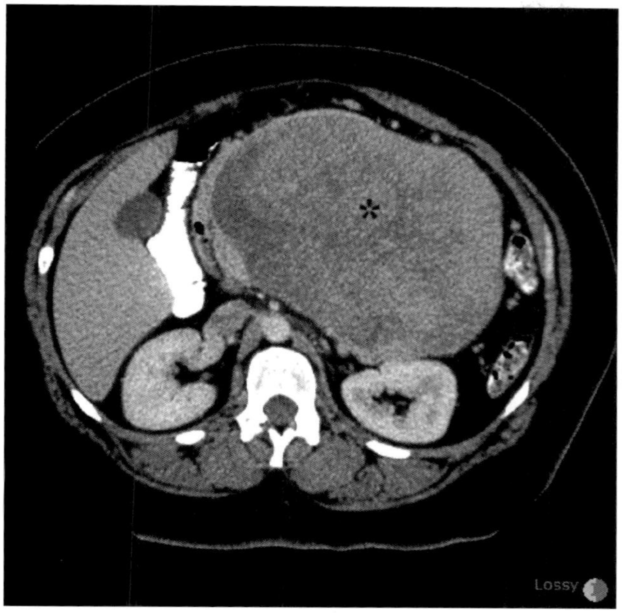

A

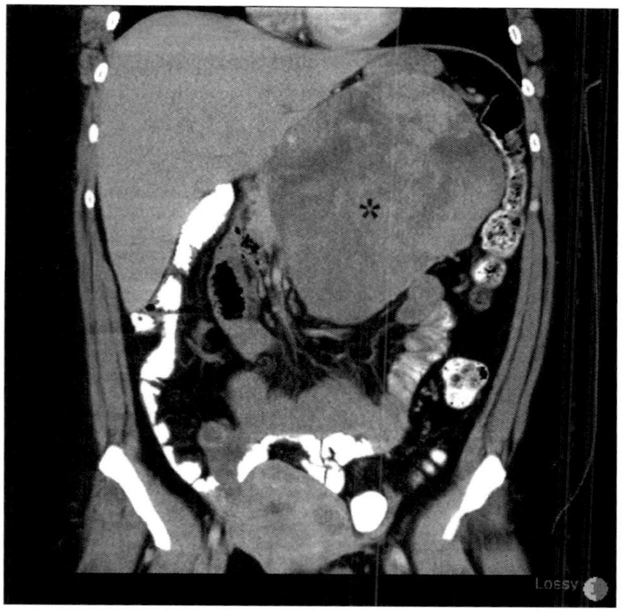

B

轴位(A)和冠状位(B)腹部增强CT图像显示胰尾部单发巨大的实体肿块，不伴浸润特征(星号所示)。肿块内低密度区域提示坏死。

鉴别诊断

• **胰腺实性和乳头状上皮性肿瘤**(SPEN)：罕见的低度恶性肿瘤，通常发生于年轻女性。

• 胰腺神经内分泌肿瘤：起源于胰腺内分泌细胞，可为良性、恶性，功能性或无功能性。

知识点

• SPEN通常发生在10~30岁的年轻女性。

• 肿瘤被发现时可能很大。

• 肿瘤包膜完整，含实性、囊性区域和出血。纤维包膜的存在可提示诊断。

• 病变周边可发生钙化。

• 病变组织学表现为实性、假乳头状和囊性改变相互融合。

其他影像学表现

• MRI图像显示肿块信号不均匀，T1低信号，T2高信号，可有出血、坏死和囊变。

经验(✓)和教训(✗)

✓ SPEN可发生肝脏转移。

✓ 病变延迟强化提示更具侵袭性。

✗ 较大病变可发生大量出血，与胰腺囊性肿块类似。

✗ 钙化对于诊断SPEN不具特异性，亦可见于其他许多胰腺肿瘤。

(张坤 刘丽华 译)

病例 47

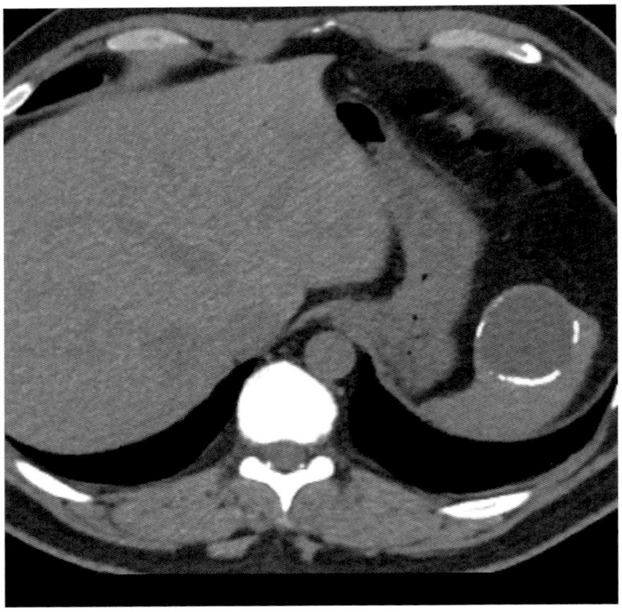
A

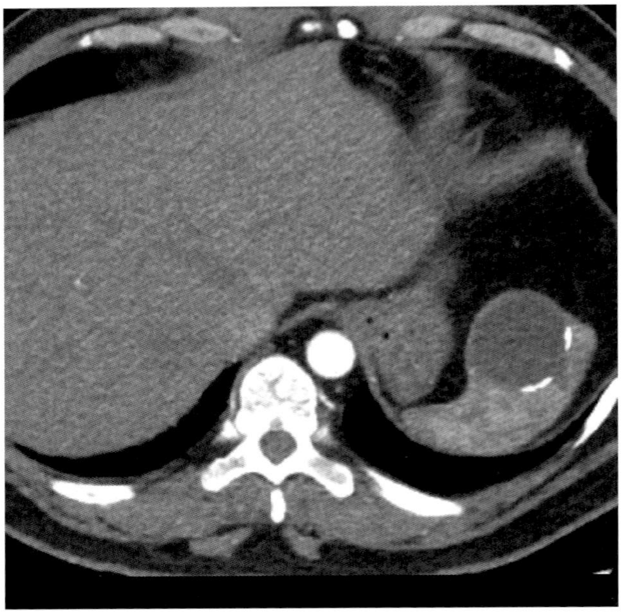
B

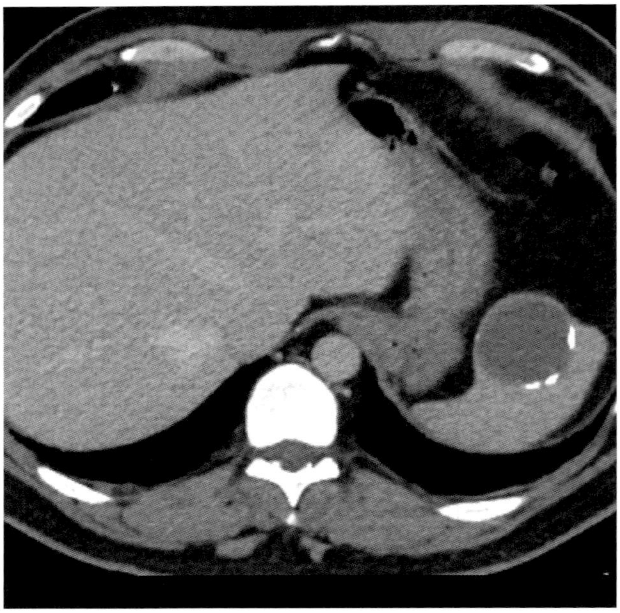
C

■ 临床表现

患者，男性，43岁，脾肿块。

影像学表现

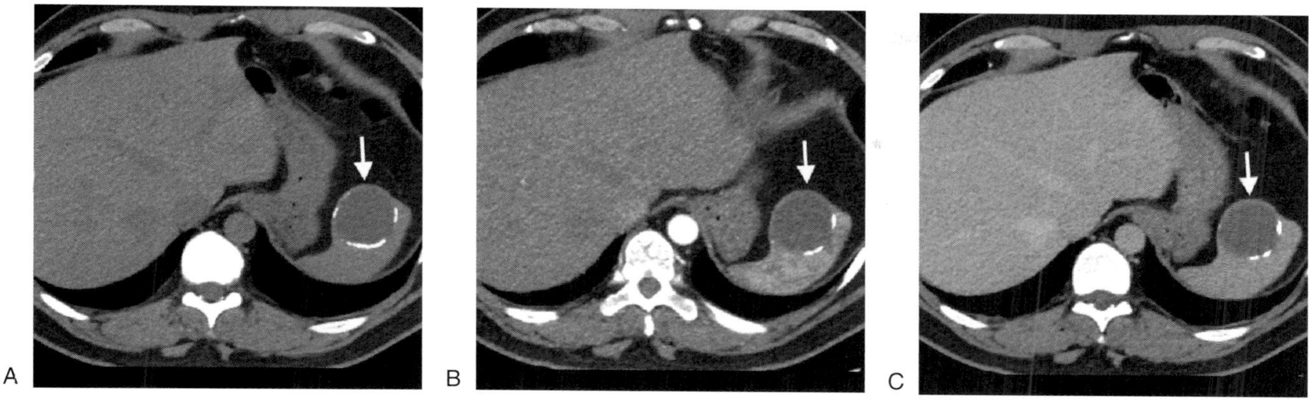

(A)轴位CT平扫图像显示脾肿块伴周围钙化(箭头所示)。(B)轴位CT动脉期图像显示无强化(箭头所示)。(C)轴位CT门脉期图像显示囊肿实性部分中度强化(箭头所示)。

鉴别诊断

• **脾假性囊肿伴钙化(继发性)**:发生于脾外伤或感染后,缺少上皮层。

• 棘球蚴病(原发性):细粒棘球蚴引起脾外周钙化和腹部囊性病变。

• 先天性脾囊肿(原发性):真性囊肿(上皮性、移行性或间皮性);大多数起源于表皮。

知识点

• 钙化性脾囊肿为继发性,内衬有囊壁钙化的纤维囊。

• CT表现为边界清晰的、单房低密度病变、无强化。

• 其被认为是脾血肿演变的最后阶段。

• 多大小不一。

• 可能导致占位效应或出血,为手术指征。

其他影像学表现

• MRI图像显示钙化的囊壁为T1和T2低信号。囊内液体成分会影响液体的T1和T2信号。囊内没有分隔或小梁。

经验(✓)和教训(✘)

✓ 增强检查可以显示病变内无强化区。

✓ 腹部其他部位的钙化囊肿可能提示棘球蚴病。

✘ 大的脾内动脉瘤可能类似于继发性囊肿。

✘ 不推荐行活检,因为可能会导致出血。

(柴超 刘丽华 译)

病例48

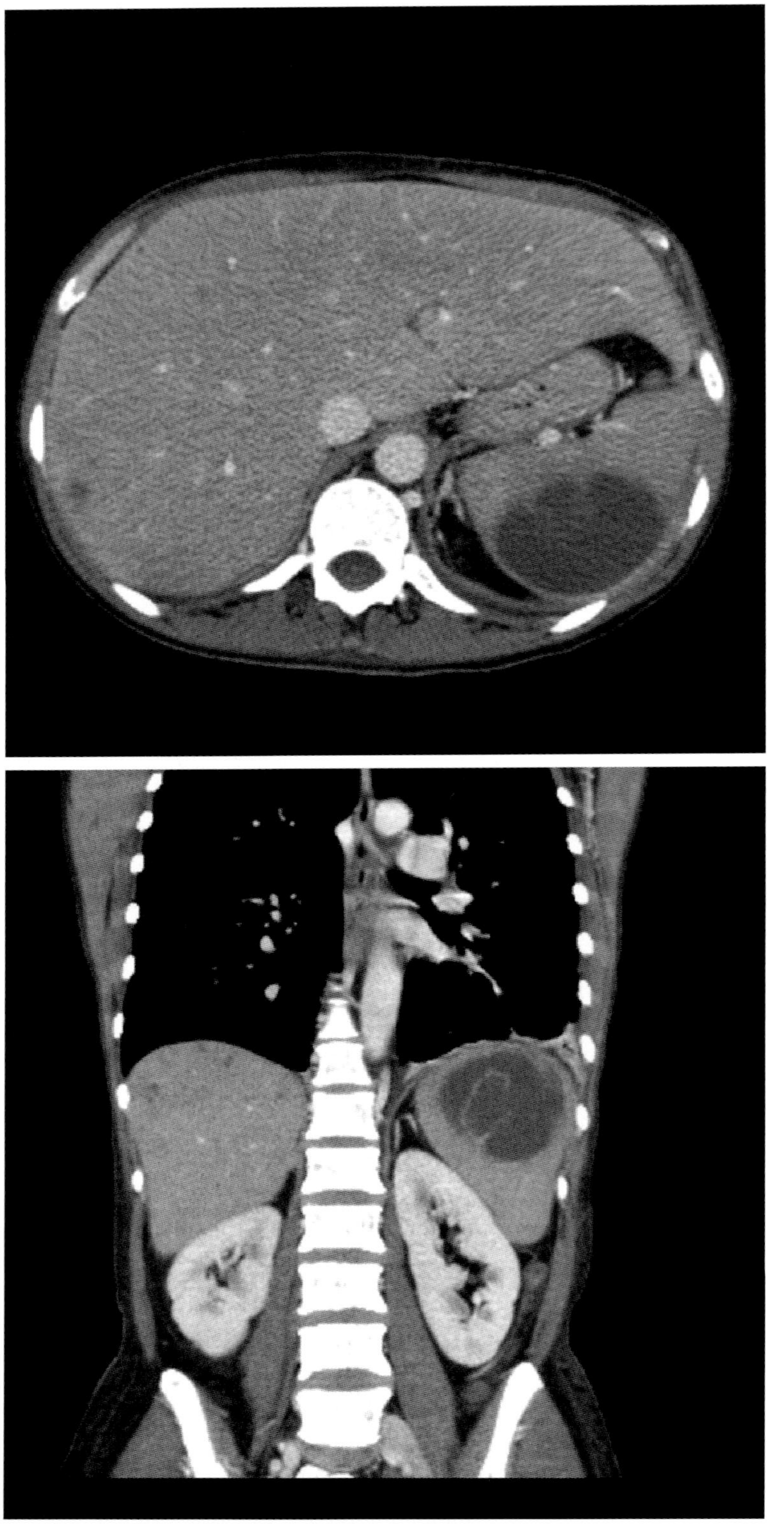

A

B

■ **临床表现**

患者,女性,50岁,免疫功能低下,发热伴疼痛。

影像学表现

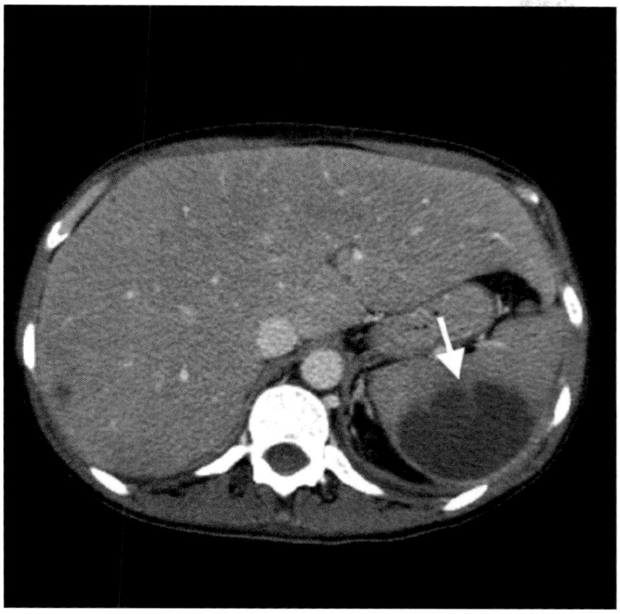
A

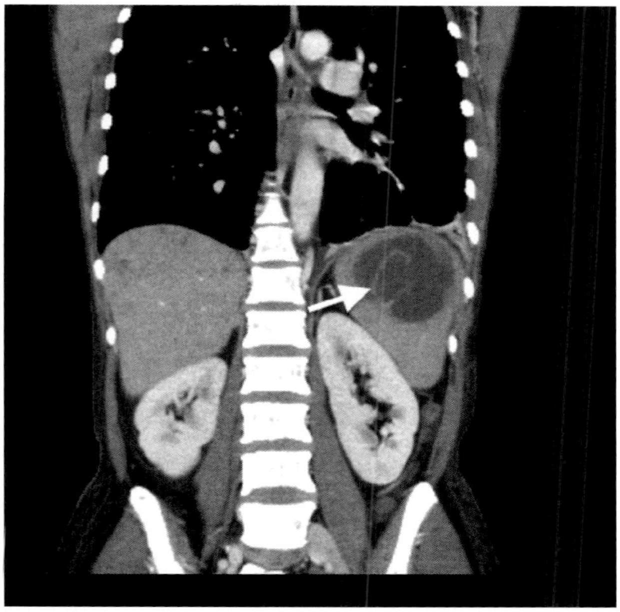
B

(A)轴位增强CT图像显示脾内囊性病灶,囊壁菲薄,可见轻度强化(箭头所示)。(B)冠状位增强CT图像显示病灶内有较厚分隔,不伴钙化(箭头所示)。

鉴别诊断

• **脾脓肿**:脾内感染性病灶,可为囊性或实性、单发或多发。

• 脾假性囊肿伴钙化(继发性):发生于脾外伤或感染后,缺乏上皮层。

• 先天性囊肿(原发性):一种真正的囊肿,可为上皮性、移行性或间皮性。

• 囊性转移瘤:经过治疗或发生坏死的脾转移瘤可表现为囊性。

知识点

• 脾脓肿的死亡率达20%~60%。

• 细菌性脾脓肿可为单发、多发或多房性。

• 细菌性脓肿病灶中心可发生坏死,囊壁增强,其内分隔厚度为1~10mm。

• 病灶内出现气体有诊断意义,但很少见。

• 免疫功能低下和脾内多发性病灶高度提示真菌性脓肿。

其他影像学表现

• 在MRI图像上,细菌性脓肿呈T2高信号,T1呈低信号,病灶内可呈碎片样表现。当脓肿壁形成时,表现为最小范围的边缘强化。多数病灶表现为扩散受限,DWI上呈高信号,ADC上呈低信号。

经验(✓)和教训(✗)

✓ 细菌性心内膜炎和脓毒性栓塞患者发生的脾脓肿可呈楔形。

✓ 增强CT更有助于诊断。

✗ 淋巴瘤和黑色素瘤等来源的转移瘤与真菌性脓肿表现相似。

✗ 结节病既非恶性,又非传染性,与脾感染表现相似。

(任燕 刘丽华 译)

病例49

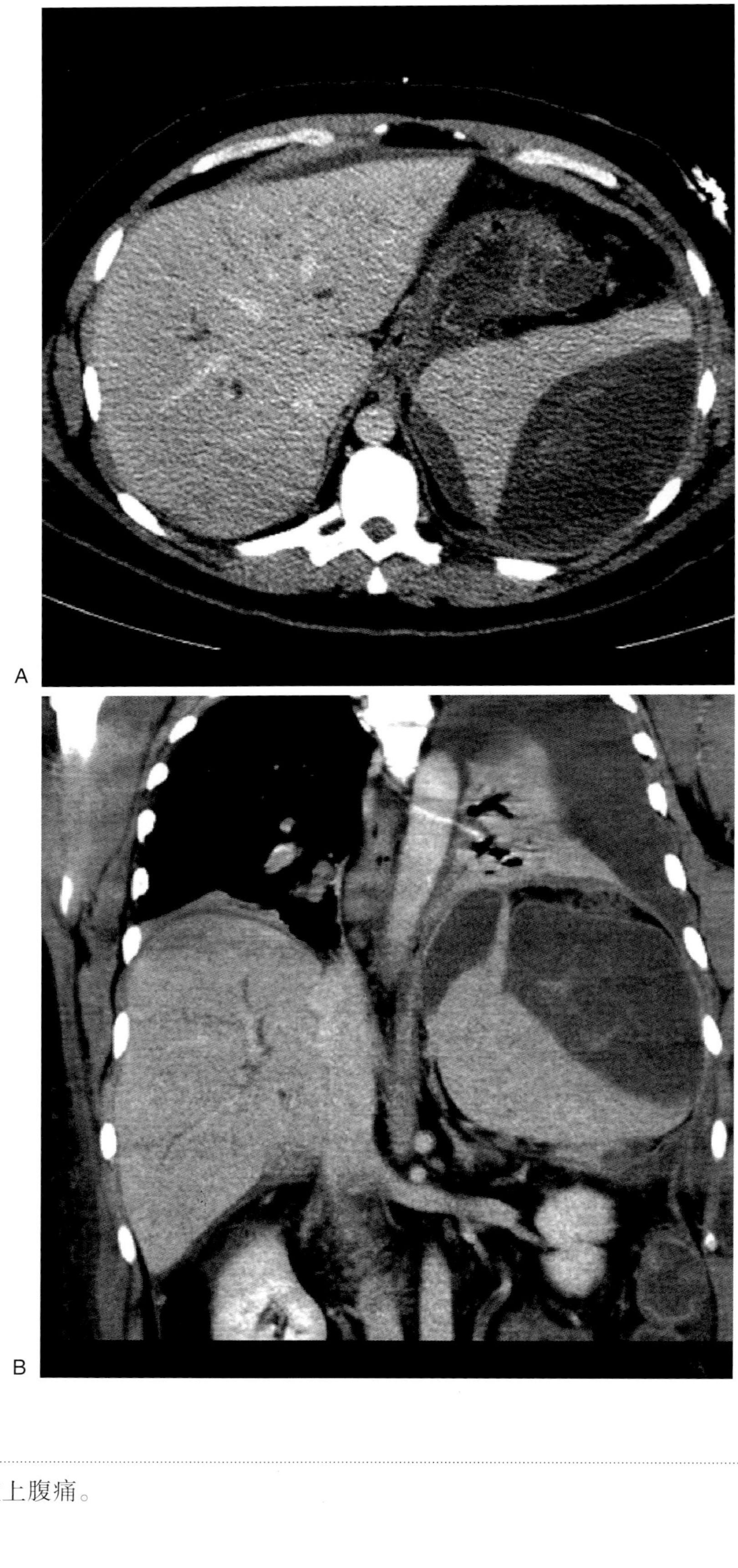

■ **临床表现**

患者,56岁,左上腹痛。

影像学表现

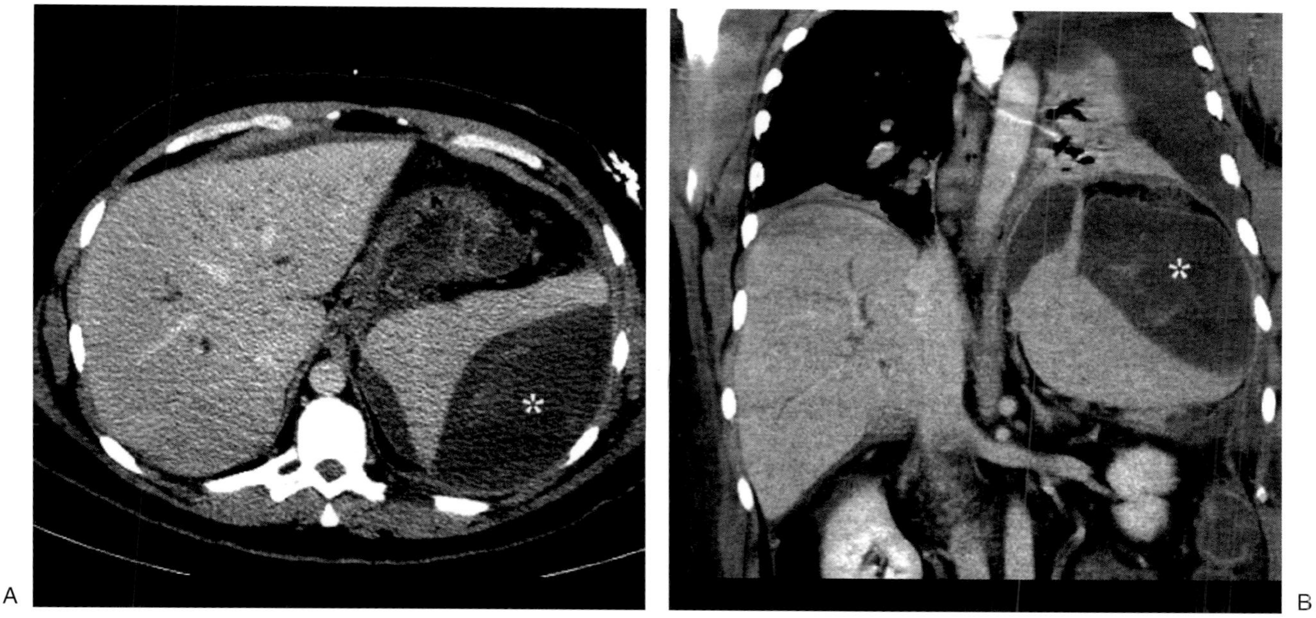

(A)轴位增强CT图像显示脾被膜下低密度区,内部密度不均,是亚急性至慢性期血肿(星号所示)。(B)冠状位增强CT图像显示内部高密度与一些分隔(星号所示)。

鉴别诊断

• **脾被膜下血肿**:全部或部分被被膜包裹的脾内血肿。

• 脾脓肿:脾内感染物积聚,可为囊性或实性,单发或多发。

• 脾假性囊肿伴钙化(继发性):由脾外伤或感染发展而来,缺乏上皮层。

• 先天性囊肿(原发性):一种真正的囊肿,可为上皮性、移行性或间皮性。

知识点

• 脾血肿可由创伤、医源性损伤与胰腺炎引起。

• 也有关于由药物导致的自发性脾血肿的报道。

• 脾血肿可破裂,导致左上腹痛(放射至左肩)、腹腔出血,甚至死亡。

其他影像学表现

• MRI图像上,脾血肿在T1WI及T2WI上信号多变,出血呈T1高信号。

经验(✓)和教训(✗)

✓ 应当评估被膜下血肿的潜在病因和活动性出血/腹腔积血。

✓ 对血肿可能需要行脾动脉栓塞。

✗ 被膜下血肿可继发感染。

✗ 对血肿行活检可导致出血。

(陈丽华 李倩 译)

病例50

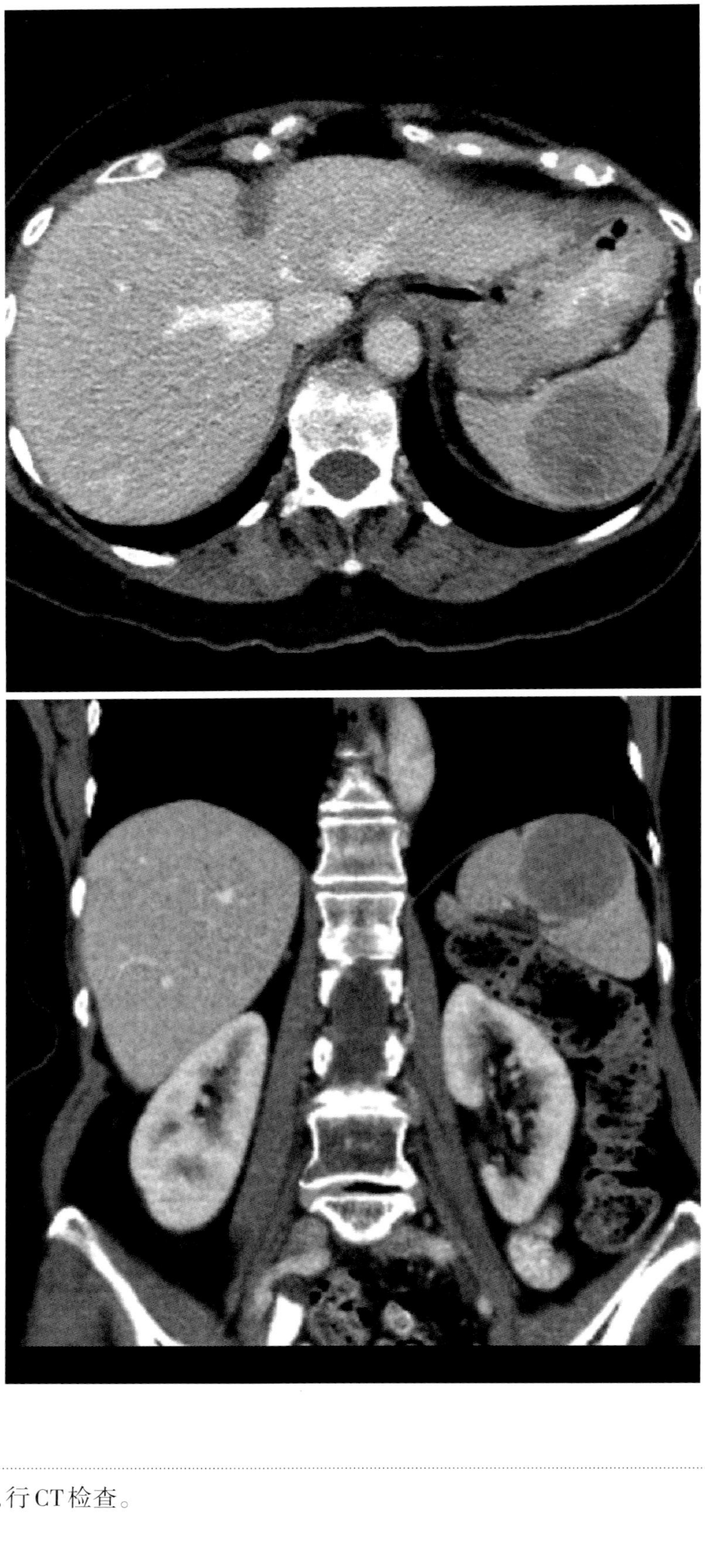

A

B

■ 临床表现

患者,女性,70岁,行CT检查。

影像学表现

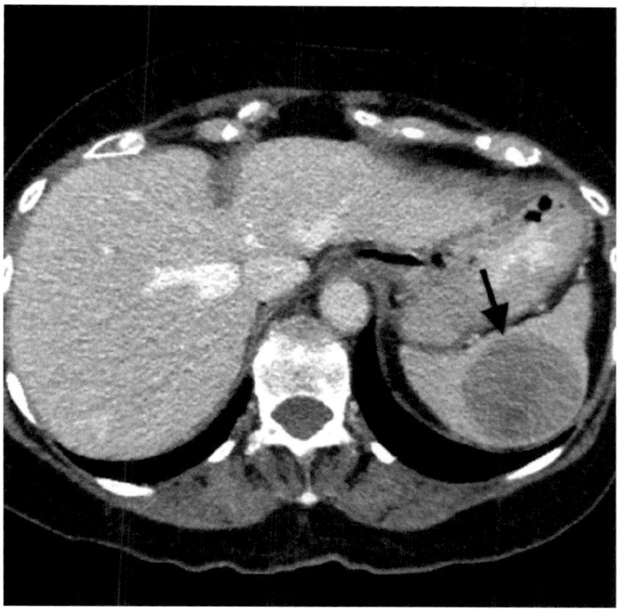
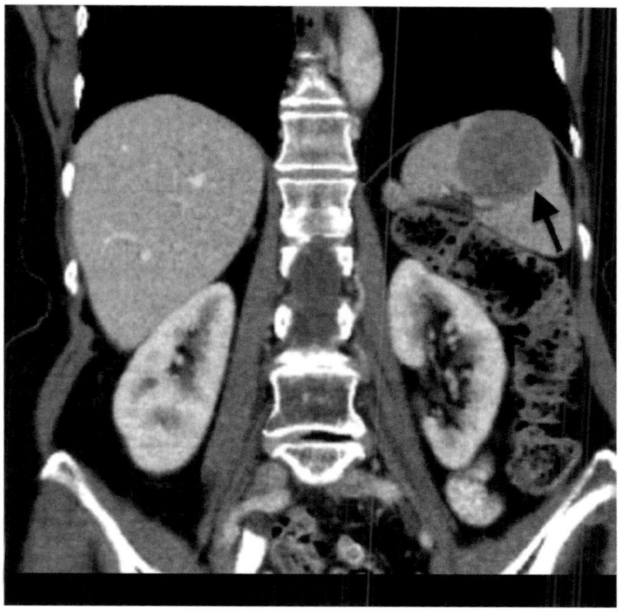

轴位(A)和冠状位(B)增强CT图像显示脾内实性肿块,相对于背景脾呈低强化(箭头所示)。

鉴别诊断

• **脾转移瘤**:脾转移瘤罕见;然而,某些恶性肿瘤累及脾的风险增加。

• 原发性脾病变:良性错构瘤、交界性肿瘤、血管内皮瘤、血管外皮细胞瘤、窦岸细胞血管瘤、恶性血管肉瘤。

知识点

• 脾转移瘤罕见,可见于2%~9%的未经治疗的癌症患者。

• 乳腺、肺、结肠、卵巢、胃、黑色素瘤、胰腺、宫颈、肝脏等恶性肿瘤及淋巴瘤最常转移至脾。

• 孤立性脾转移可见于高达5%的恶性肿瘤患者。

其他影像学表现

• MRI图像上,病灶呈T2中等信号,可强化,扩散受限。

经验(✓)和教训(✘)

✓ 对于恶性病变患者脾内新发病灶或恶性病灶,需要怀疑发生转移。

✓ 强化低于脾实质的病灶被认为是脾实性病灶。

✘ 脾可能是唯一的转移部位。

✘ 早期成像可能很难发现脾内病灶。

(黄黎香 季倩 译)

病例51

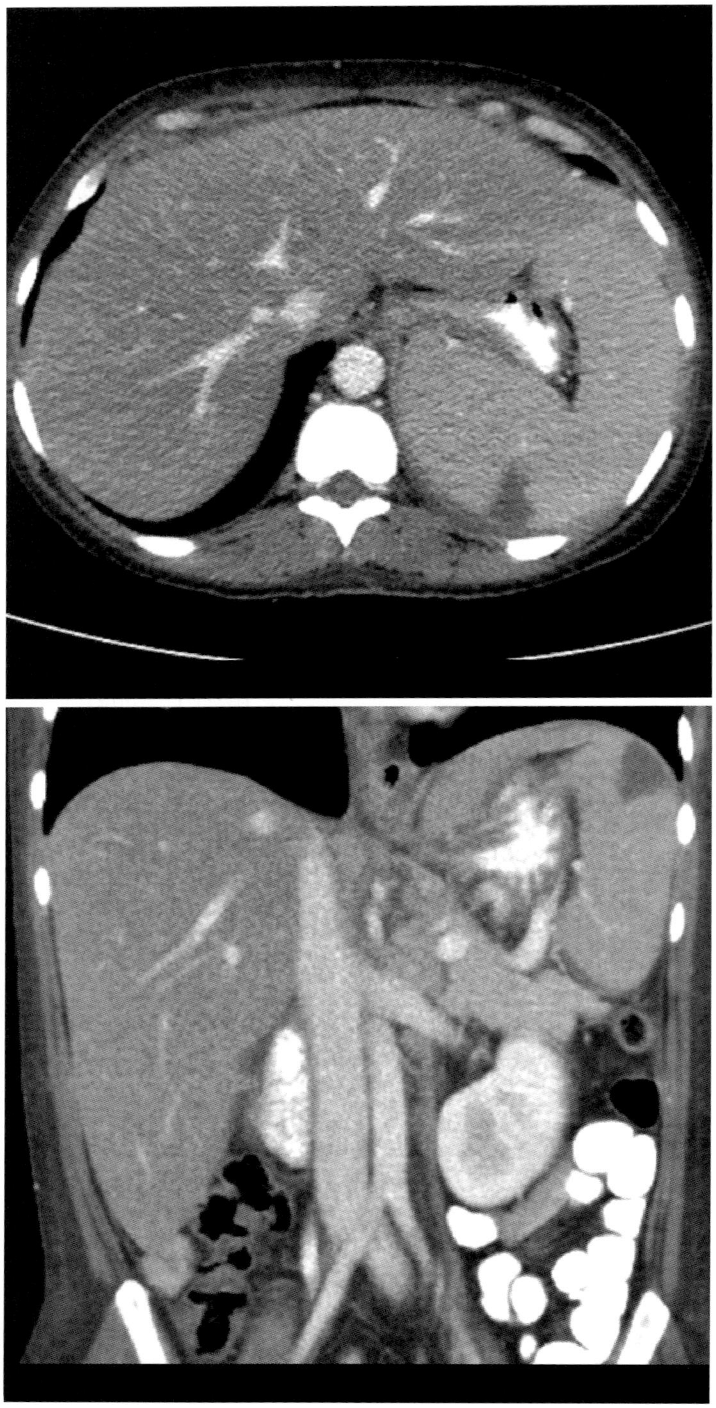

A

B

临床表现

患者，44岁，乳酸水平升高，持续性心动过速。

影像学表现

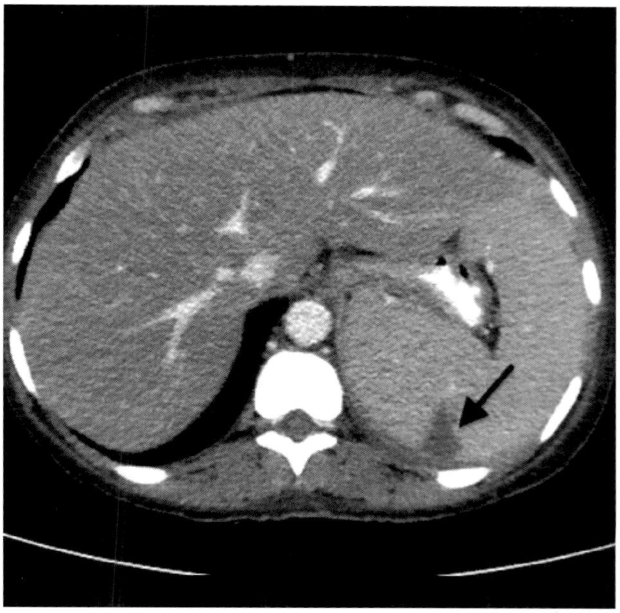

A

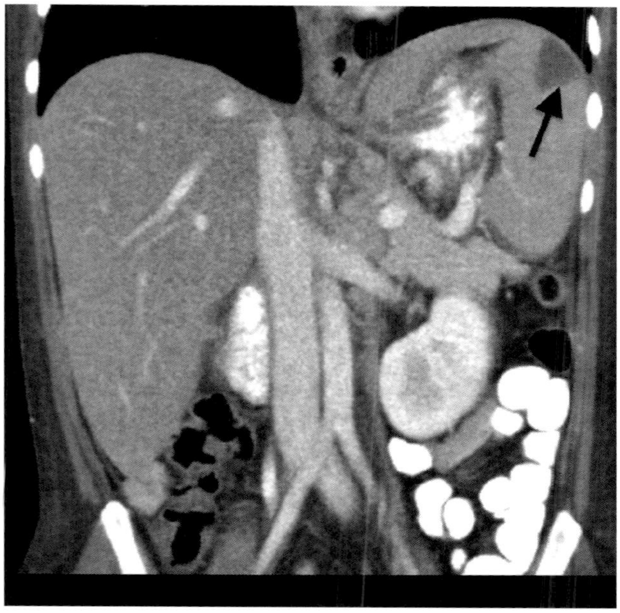

B

(A)轴位增强CT图像显示脾增大,其内可见周围有楔形的强化减低区(箭头所示)。(B)冠状位增强CT图像显示楔形区延伸至包膜(箭头所示)。注意周围无血肿。

鉴别诊断

- **脾梗死**:由脾缺血引起,导致局部灌注减低。
- 脾挫裂伤:脾外伤导致实质缺损。

知识点

- 脾梗死的病因包括血栓栓塞性疾病、浸润性血液病、高凝状态、胰腺炎和外伤。
- 脾梗死可引起左上腹痛。
- 慢性者表现为瘢痕区。
- 治疗的重点是治疗潜在病因。

其他影像学表现

- 超声图像上,脾梗死表现为低回声,位于周边区域,呈楔形或圆形。

经验(✓)和教训(✗)

✓ 梗死段可呈楔形、圆形或不规则形。

✓ 脾梗死在门脉期显示最佳,此时脾实质均匀强化。

✗ 外周脾挫裂伤可呈线样,与梗死类似。

✗ 血栓栓塞性疾病最常由心脏病引起,除脾梗死外,还可引起其他器官梗死。

(谢双双 季倩 译)

病例52

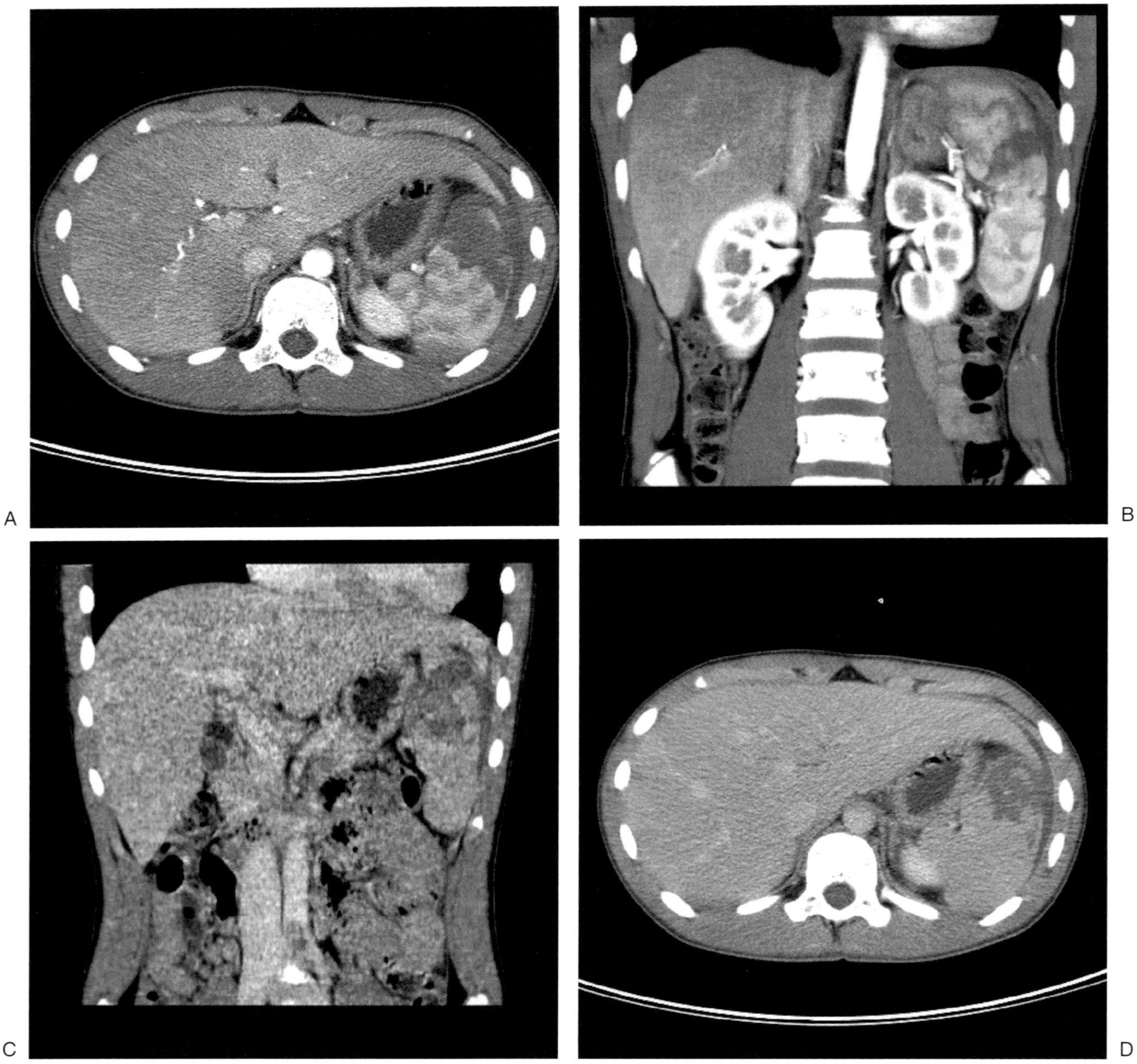

临床表现

患者，男性，24岁，创伤后腹痛，行超声检查以重点评估创伤。

影像学表现

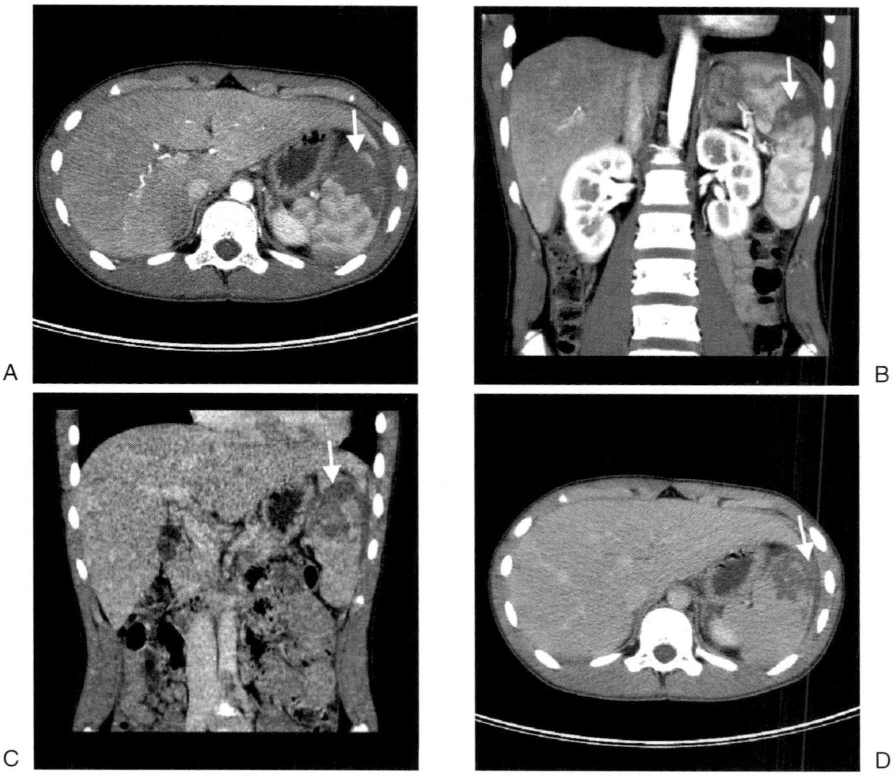

(A)轴位CT动脉期图像显示脾内缺损延伸至包膜(箭头所示)。(B)冠状位CT动脉期图像显示缺损内部分强化和脾周血肿(箭头所示)。撕裂缺损>3cm,为3级脾损伤。(C)冠状位CT延迟期图像显示缺损内部分强化,脾周无对比剂外渗(箭头所示)。(D)轴位CT延迟期图像显示缺损内对比剂外渗和脾周积液(箭头所示)。

鉴别诊断

• **脾挫裂伤**:脾挫裂伤由脾外伤引起,根据其影像学特征进行分级。

• 脾梗死:由脾缺血引起。

知识点

• 脾挫裂伤可危及生命,需要及时行影像学检查。

• 脾损伤分级:采用美国创伤外科协会基于挫裂伤、血肿和血管损伤的脾损伤分级量表。

• 1级:包膜下血肿累及<10%的表面积;包膜撕裂深度<1cm。

• 2级:包膜下血肿累及10%~50%的表面积;包膜撕裂深度为1~3cm。

• 3级:包膜下破裂>50%的表面积或实质血肿;实质内血肿>10cm;实质挫裂伤深度>3cm。

• 4级:节段性或脾门血管撕裂,导致大血管阻断(>25%的脾)。

• 5级:脾完全破裂伴脾门血管阻断损伤。

其他影像学表现

• 超声检查可检测上腹部积血。

• 脾挫裂伤表现为混杂回声区。

经验(✓)和教训(✗)

✓ 对脾挫裂伤需要行增强检查,以明确分级。

✓ 同时评估冠状位和轴位图像可使分级更准确。

✗ 活动性外渗通常提示动脉血管损伤。

✗ 需要行影像学复查来评估迟发性脾破裂。

(赵玉娇 李倩 译)

病例53

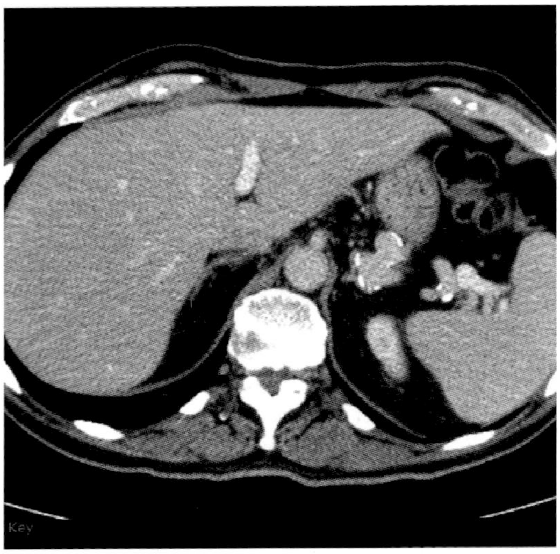
A

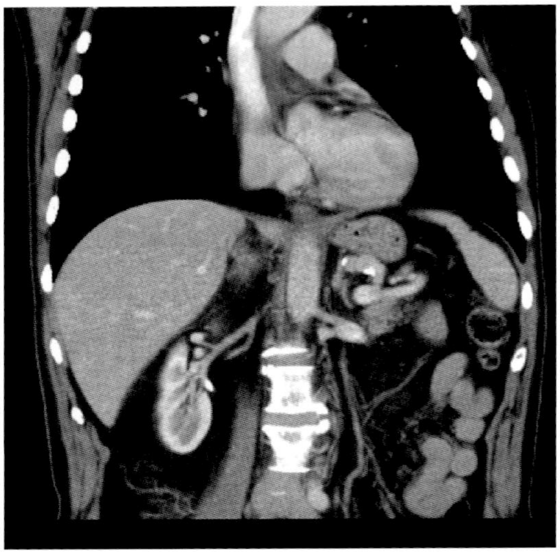
B

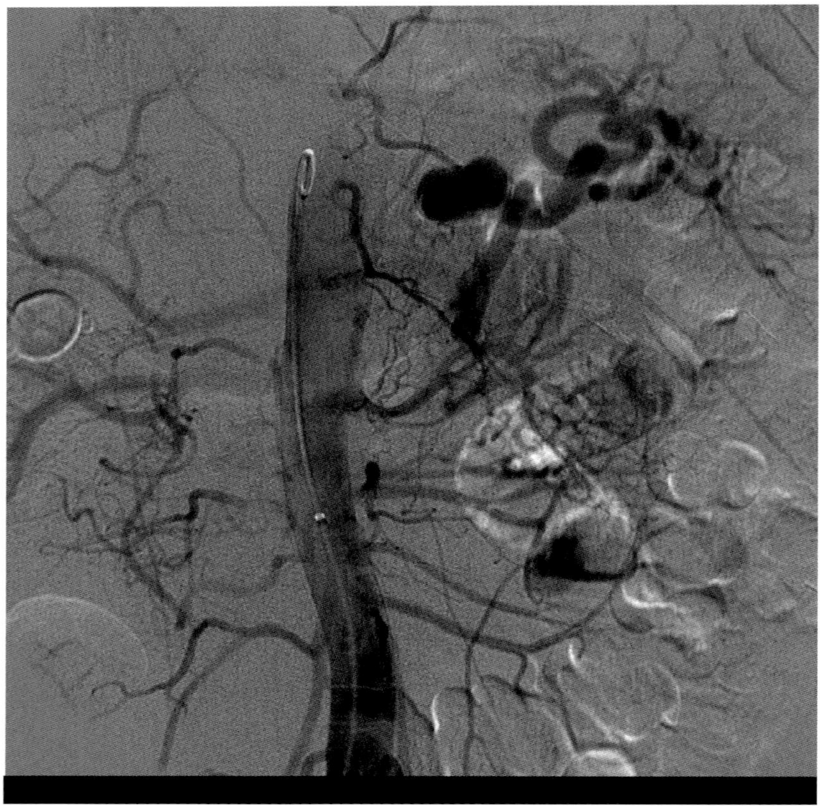
C

■ 临床表现

患者，男性，79岁，因腹痛进行CT检查。

影像学表现

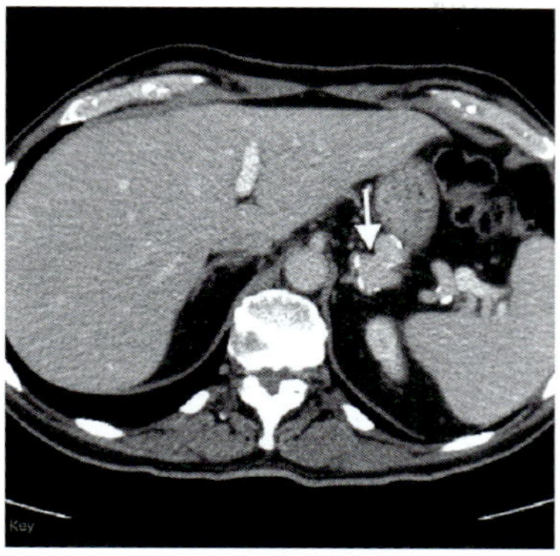
A

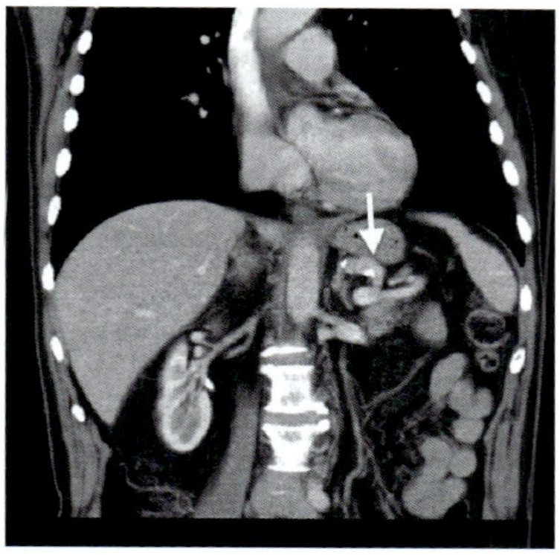
B

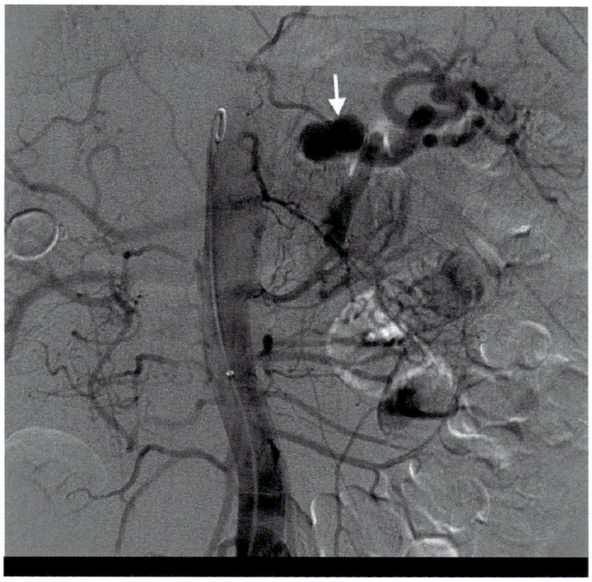
C

(A)轴位增强CT图像显示来自脾动脉的假性动脉瘤(箭头所示)。(B)冠状位增强CT图像显示来自脾动脉的假性动脉瘤(箭头所示)。(C)血管造影显示来自脾动脉的一个无血栓形成的、约3cm大小的动脉瘤(箭头所示)。

鉴别诊断

- **脾动脉假性动脉瘤**:起源于脾动脉的假性动脉瘤。
- 迂曲的脾动脉:脾动脉可能非常迂曲,类似于动脉瘤。

知识点

- 脾动脉假性动脉瘤虽然罕见,但却是最常见的内脏动脉瘤。
- 病因包括急性或慢性胰腺炎(21%)、外伤和妊娠。
- 女性更常见(男女比例为1:4),但男性的破裂率更高。
- 可能部分或完全血栓形成,外周钙化很常见。
- 脾动脉假性动脉瘤的大小为1~17cm(平均4.8cm)。

其他影像学表现

- MRI增强检查可以检出假性动脉瘤;非对比增强检查可能会检测到流空效应。

经验(✓)和教训(✗)

✓ 发生在动脉的远端1/3处。

✓ 假性动脉瘤可能有外周钙化。

✗ 迂曲的血管可以掩盖假性动脉瘤。

✗ 测量血管的最大尺寸。

(李清 程悦 译)

病例54

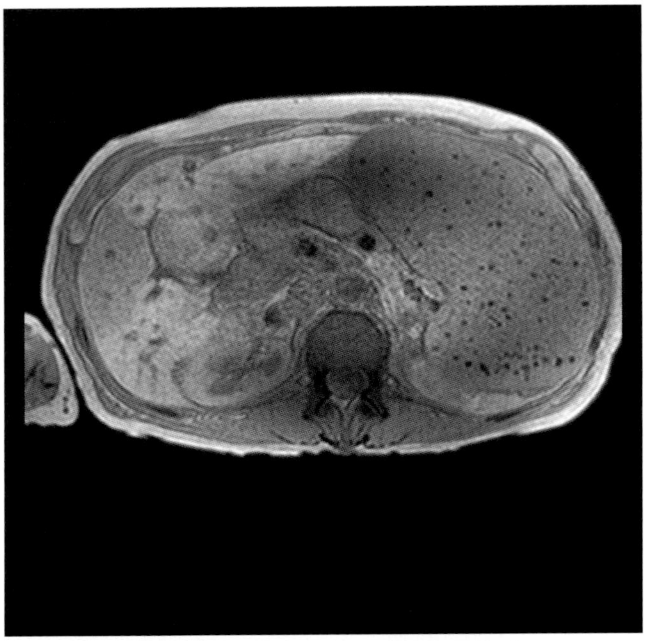

A

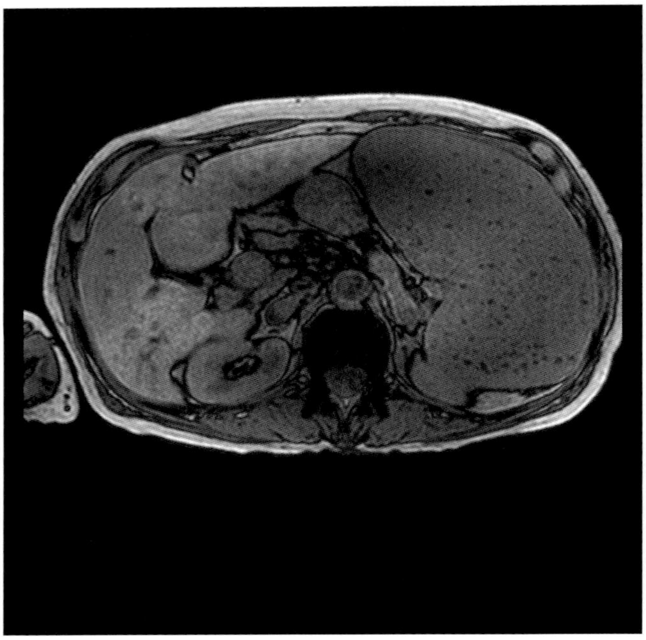

B

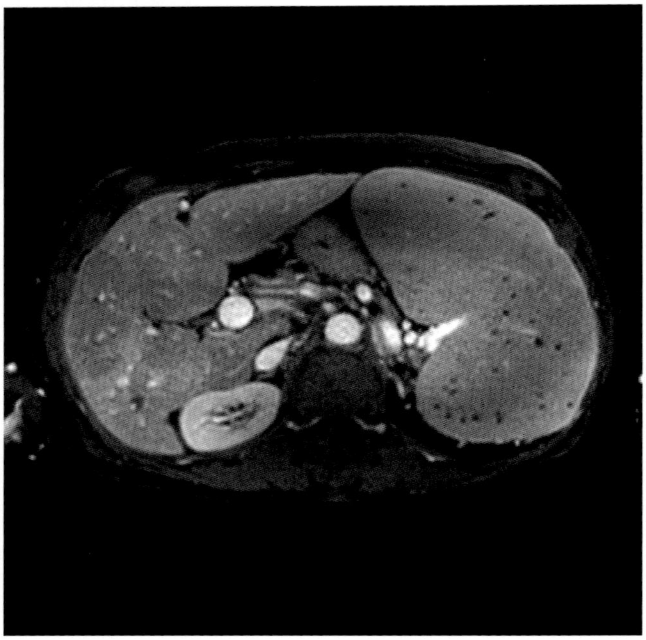

C

■ 临床表现

患者,男性,60岁,有肝病病史。

影像学表现

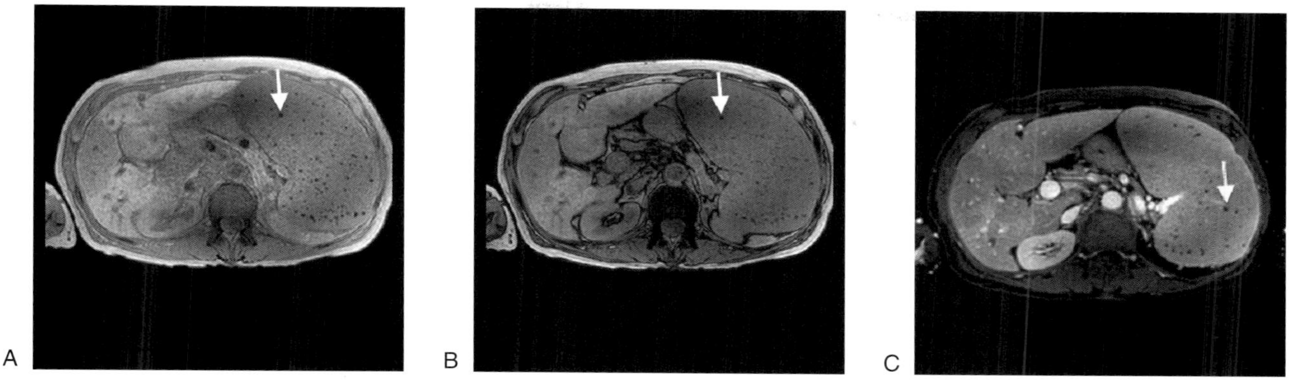

(A)T1-FSPGR 同相位图像显示增大的脾中有多个微小的流空信号影(箭头所示)。(B)T1-FSPGR 反相位图像显示增大的脾中有多个微小的流空信号影(箭头所示)。注意其不如在同相位图像上显示明显。(C)T1-FSPGR 增强图像显示病灶未见强化(箭头所示)。

鉴别诊断

• Gamna-Gandy 小体:肝硬化和门脉高压症患者脾实质内微出血引起的局灶性铁沉积,产生铁质沉着小结节。

• 脾肉芽肿:终末期肉芽肿感染引起的小钙化。

知识点

• 脾大伴网状组织细胞增生。红骨髓内出血伴铁色素沉积和邻近增厚的胶原组织共同形成 Gamna-Gandy 小体。

• Gamna-Gandy 小体含有纤维组织、含铁血黄素和钙。

• 发生在肝硬化、门静脉或脾静脉血栓形成、溶血性贫血、白血病、淋巴瘤、获得性血色素沉着症、阵发性夜间血红蛋白尿和接受输血的患者。

• 通常体积很小(几毫米)。

• 在同/反相位 MRI 上会产生开花效应。

其他影像学表现

• CT 平扫可显示脾的微细钙化结节。

经验(✓)和教训(✘)

✓ Gamna-Gandy 小体可作为门静脉高压症的继发征象。

✓ 除此之外,其几乎没有临床价值。

✘ 其不应与肉芽肿相混淆。

✘ 其可能无法被其他成像方法检测到。

(刘晓斌 程悦 译)

病例55

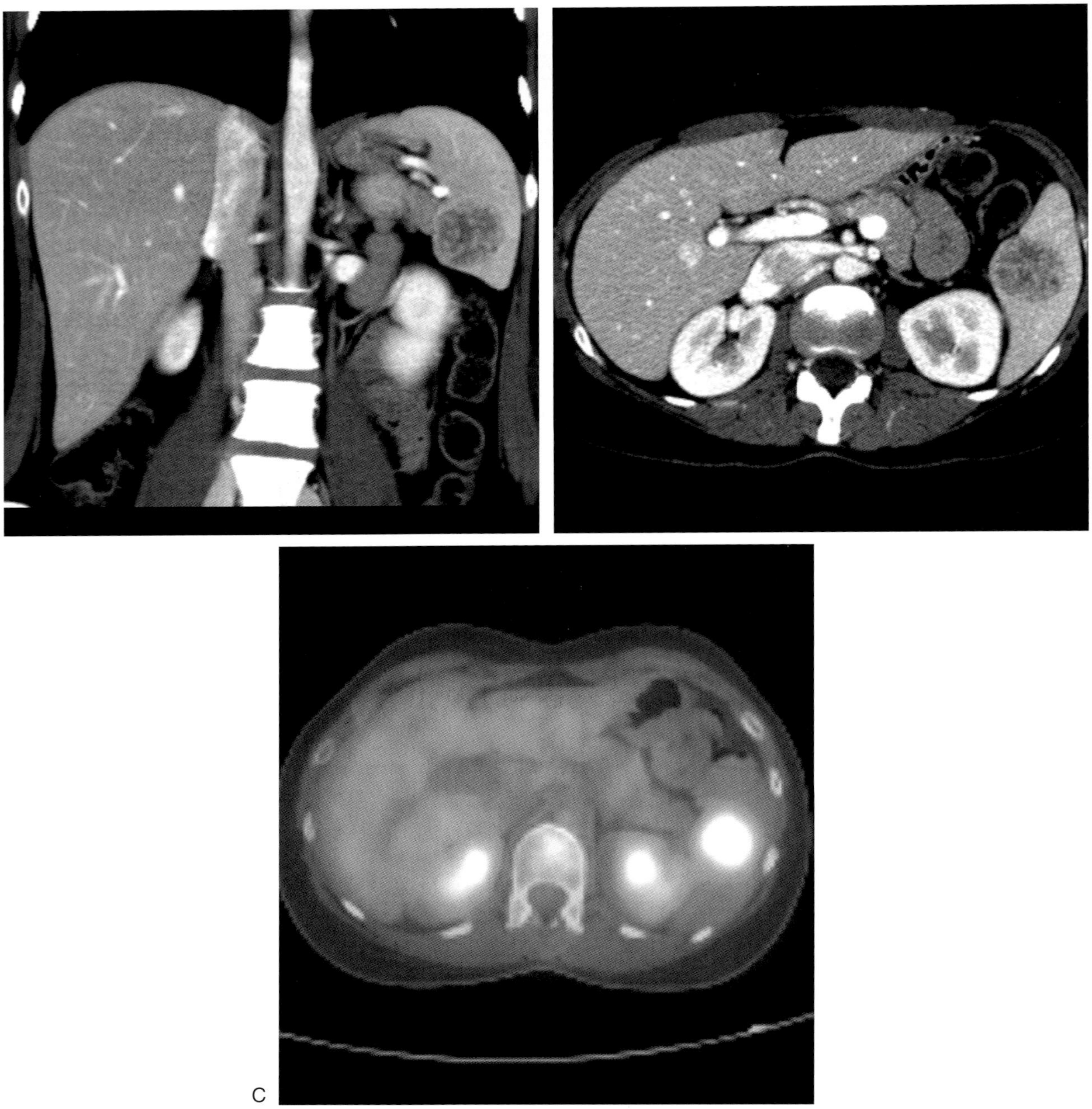

A B C

■ 临床表现

患者，女性，40岁，乳腺癌，行CT和^{18}F-FDG PET检查进行肿瘤分期。

影像学表现

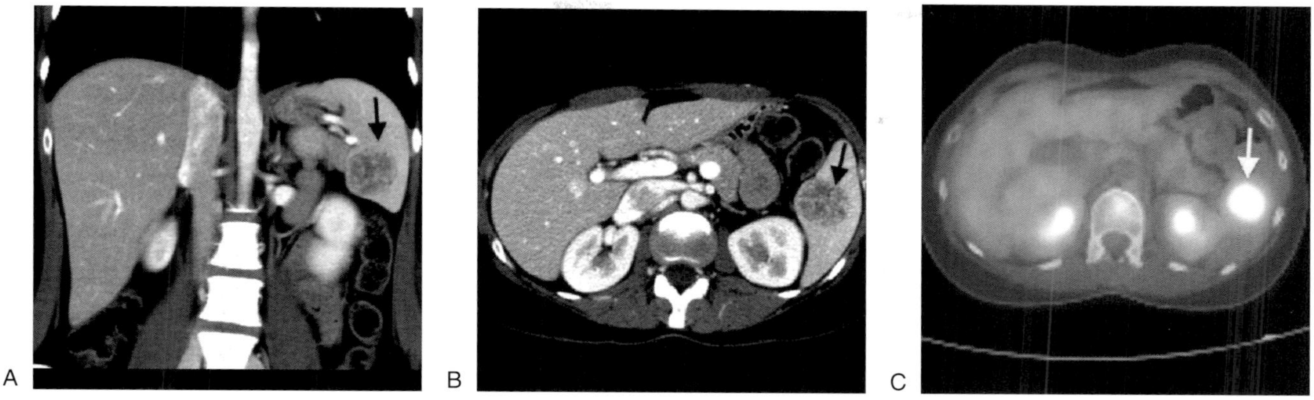

(A)冠状位增强CT显示边界清晰的低强化脾占位,脾大小未见异常(箭头所示)。(B)轴位增强CT图像显示边界清晰的低强化脾占位(箭头所示)。(C)轴位F18-FDG PET图像显示病变呈高FDG摄取(箭头所示)。

鉴别诊断

• **硬化性血管瘤样结节性转化(SANT)**:脾良性血管性疾病伴广泛硬化,病因未明。

• 脾转移瘤:脾是多种恶性肿瘤转移的好发部位。

知识点

• SANT是非肿瘤性血管源性脾病变,由致密纤维和血管瘤样结节组成。

• 通常单发。

• CT表现:边界清晰、强化低于脾。

• 好发于30~60岁女性。

其他影像学表现

• SANT在超声图像上呈低回声。MRI检查能发现其内出血,并且其是脾内少数T2低信号的病灶之一。

经验(✓)和教训(✗)

✓ 边界清晰的单发病变。

✓ 病变内可见陈旧性出血、致密纤维和向心性强化。

✗ 需要与单发转移瘤相鉴别。

✗ FDG PET图像上显示为高摄取,在恶性肿瘤患者中可能被误认为是转移瘤。

(张晓东 程悦 译)

病例56

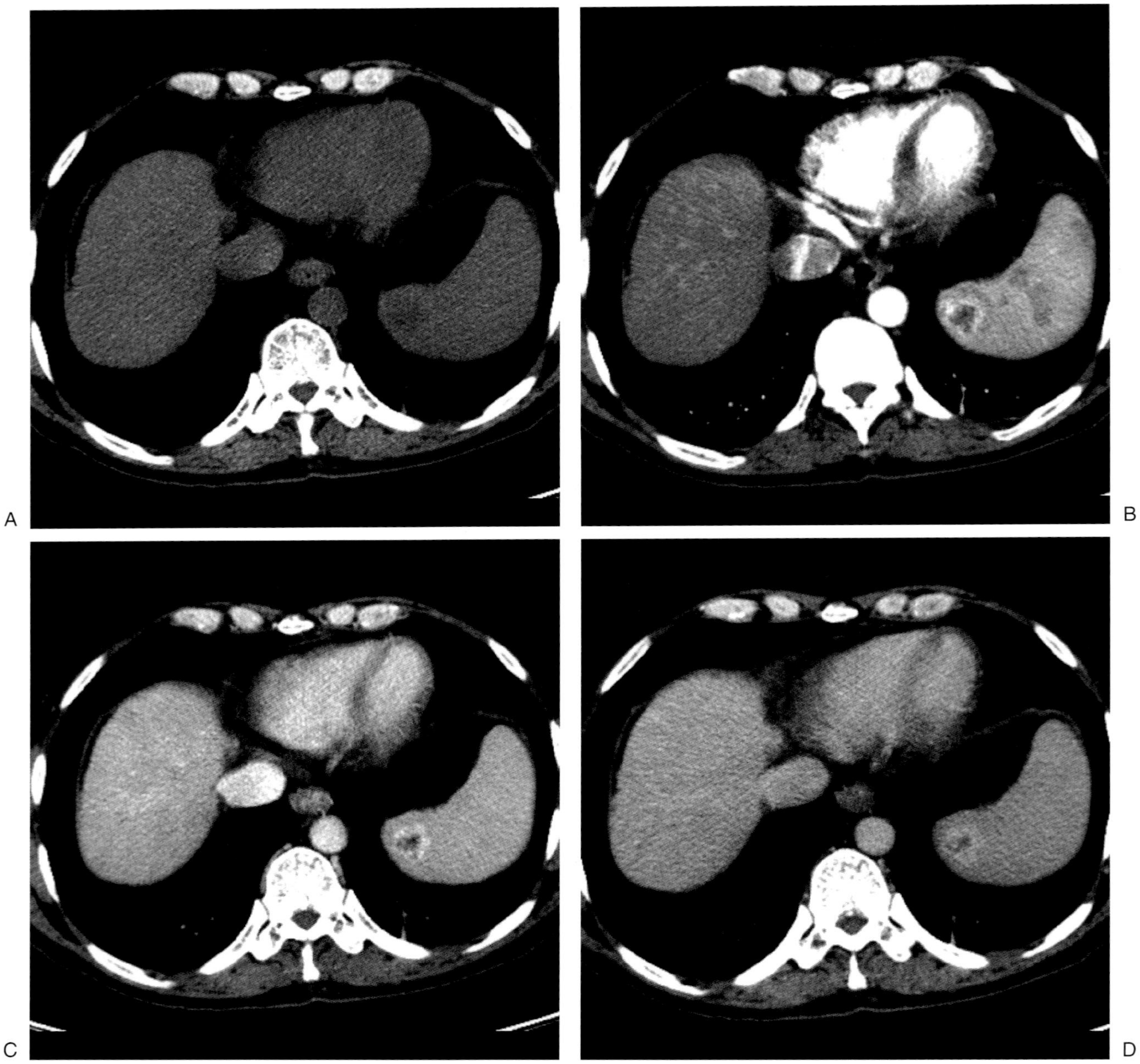

临床表现

患者，男性，68岁，肝硬化，CT筛查时偶然发现脾内病变。

■ 影像学表现

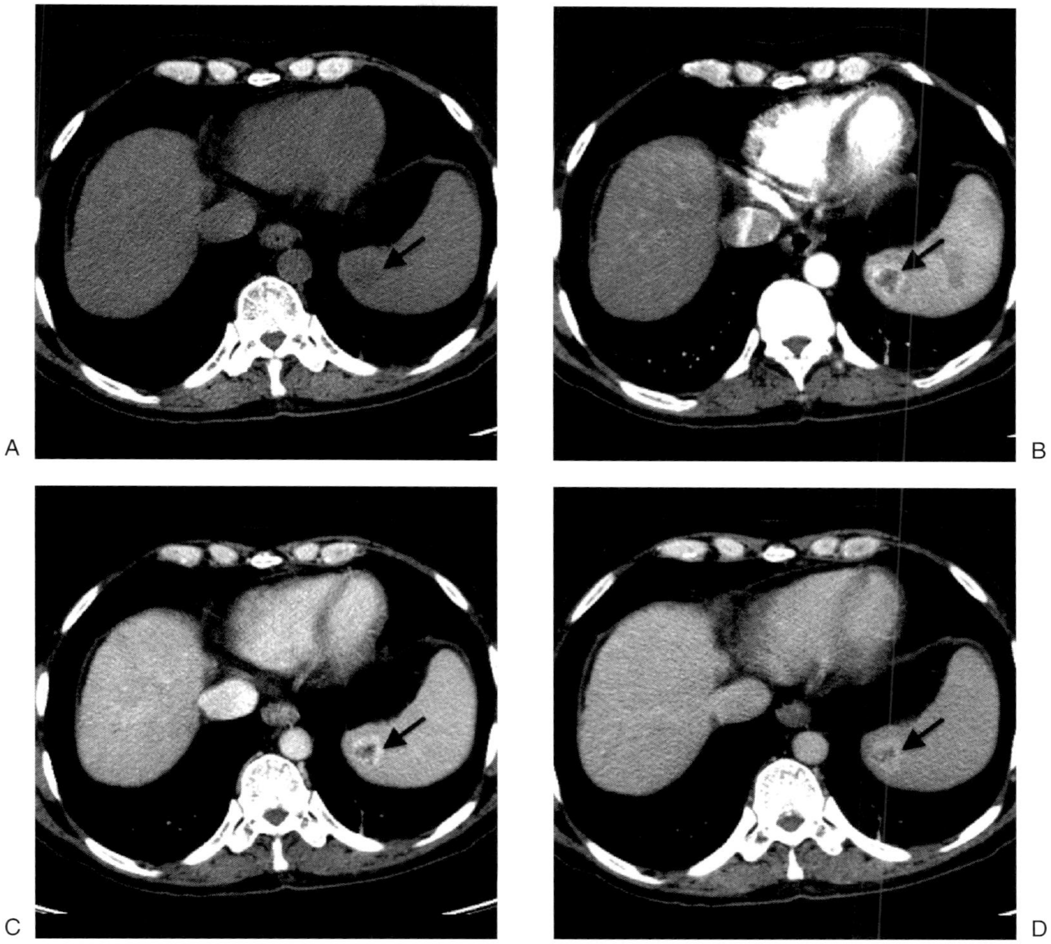

(A)CT平扫图像显示脾大小正常,其内可见稍低密度病变(箭头所示)。(B)CT动脉期图像显示病变边缘厚度不均的环状强化(箭头所示)。(C)CT门脉期图像显示对比剂略向病变内填充(箭头所示)。(D)CT延迟期图像显示病变基本被对比剂完全填充,没有廓清(箭头所示)。

■ 鉴别诊断

- **脾血管瘤**:罕见,属于脾良性血管性病变,由血管增生所致。
- 窦岸细胞血管瘤:罕见,属于脾良性血管性病变,由覆盖红髓脾窦的窦岸细胞构成。

■ 知识点

- 脾血管瘤罕见,其是良性的脾先天性血管性病变。
- 大小不一,为0.5~7cm;有关于较大的脾血管瘤发生破裂的报道。
- 典型的影像学表现:MRI和CT图像显示病变边缘强化伴局部结节状强化,逐渐地向心性填充。
- 脾血管瘤起源于窦状上皮,大多数为海绵状。

■ 其他影像学表现

- 脾海绵状血管瘤通常为T2高信号,与肝脏血管瘤不同,其更多地表现为连续的环状强化,厚度不均伴局部结节状强化。

影像学表现

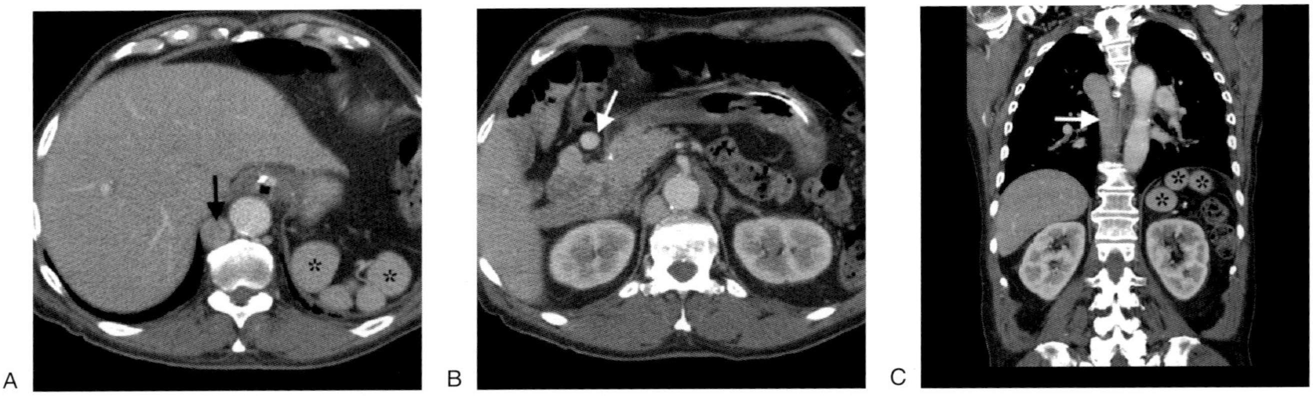

(A)轴位增强CT图像显示多脾,未见下腔静脉(IVC),可见增宽的奇静脉(如箭头和星号所示)。(B)轴位增强CT图像未见下腔静脉,注意门静脉绕行于十二指肠前方(箭头所示)。(C)冠状位增强CT图像显示扩张的奇静脉、多脾并异位(如箭头和星号所示)。

鉴别诊断

• **多脾及肝段下腔静脉(IVC)中断伴奇静脉异常延续**:先天性内脏异位综合征,以多脾和肾上腺水平IVC缺如为特征,通常为左侧异构或左位脏器双侧分布。

知识点

• 女性更为常见。
• 左侧肺结构重复。
• 多脾(2~16个)常位于胃同侧。
• 肾水平以上IVC缺如。
• 较大的奇静脉引流。
• 与心血管异常相关。
• 背侧胰腺解剖异常导致短胰。
• 可存在十二指肠前门静脉。

其他影像学表现

• 胸片可见扩张的奇静脉,腹部超声可见多脾。左侧结构重复,包括双侧双叶肺、双侧动脉支气管和双侧肺心房。

经验(✓)和教训(✗)

✓ 中断的IVC是内脏异位综合征的重要征象。

✓ 需要评估以下结构:体侧和肺侧心房、心尖、主动脉弓和降主动脉、支气管和肺叶解剖、IVC、奇静脉,以及胃、肝脏、胰腺、门静脉、胆囊、脾的位置。

✗ 可存在肠旋转不良,内脏-心房位置可变。

✗ 背侧胰腺的异常可导致胰腺缩短或截断,从而产生一个较短的胰管。

(崔倩 郭瑜 译)

病例58

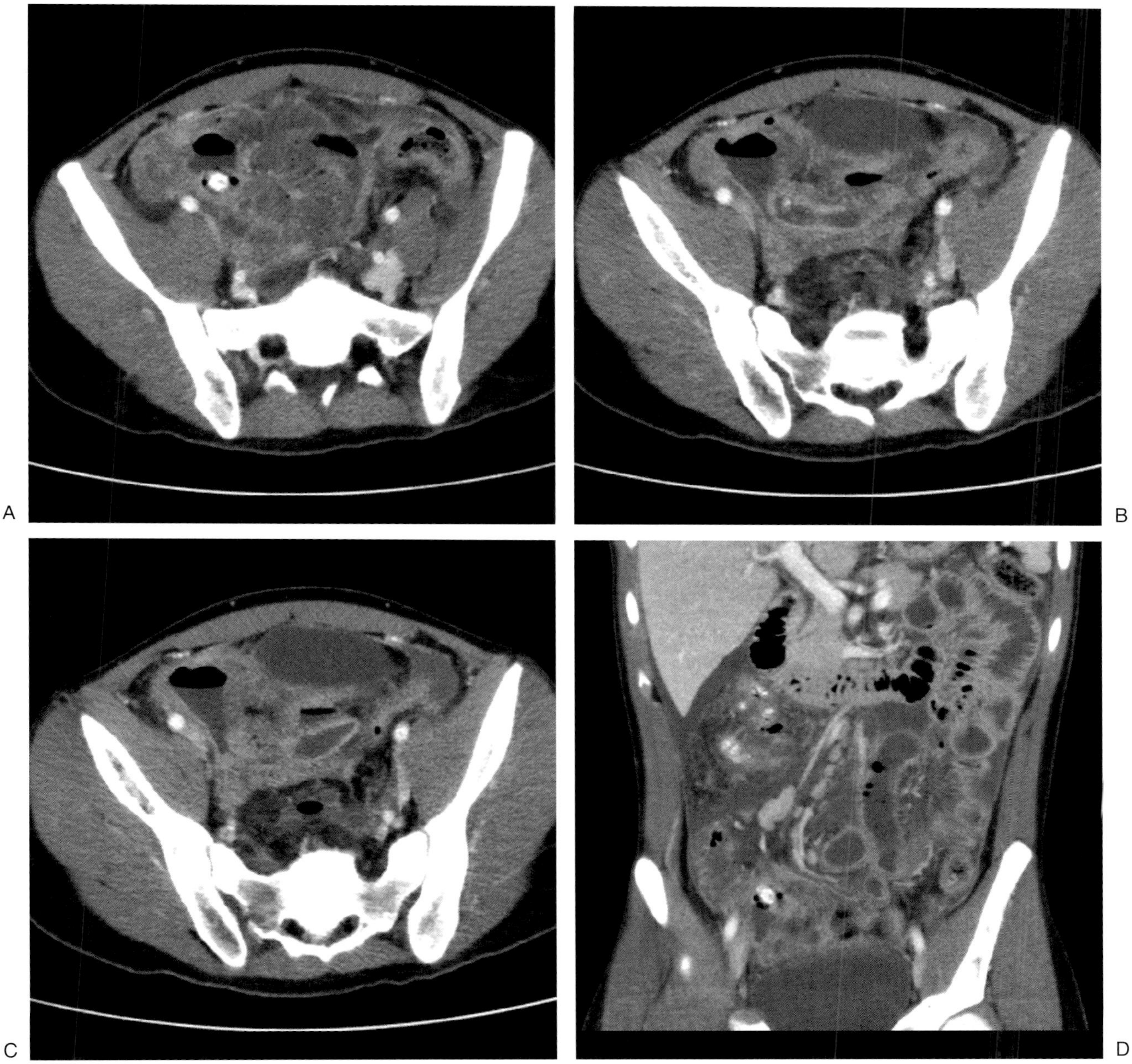

临床表现

患者,男性,20岁,腹痛伴发热。

影像学表现

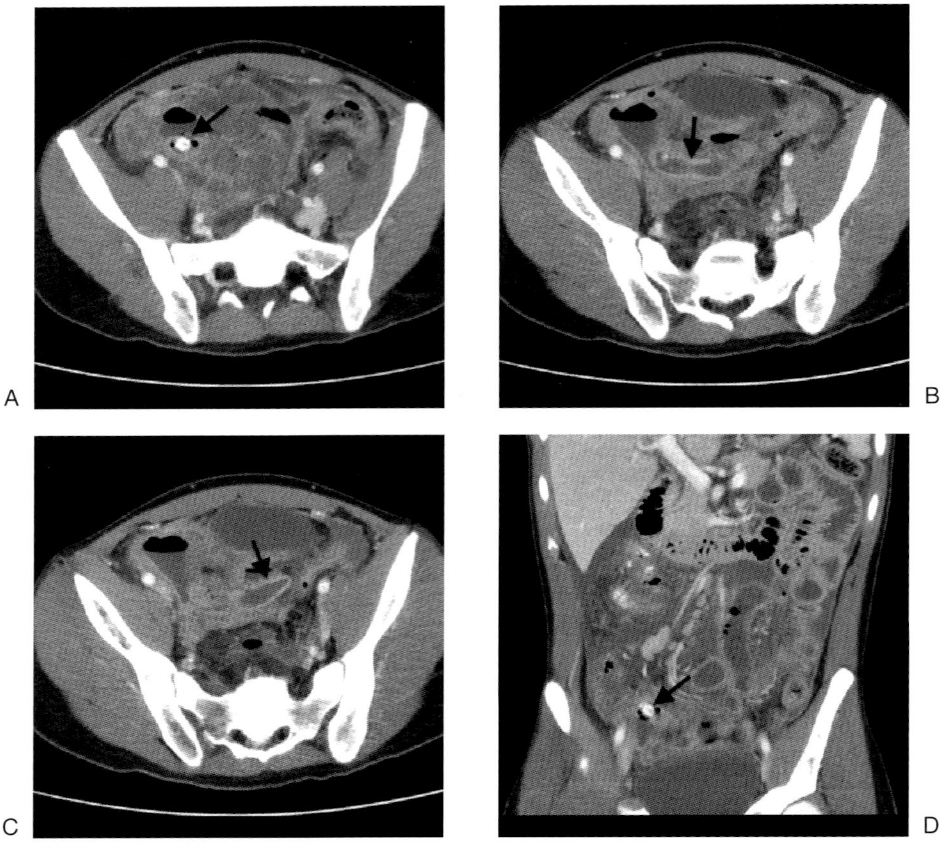

(A)轴位增强CT图像显示增厚的小肠节段及右下腹局灶性钙化(阑尾粪石)(箭头所示)。(B)轴位增强CT图像显示右下腹可见一管状结构伴厚壁,增强后可见强化(箭头所示)。(C)轴位增强CT图像显示右下腹强化管状结构,并可见盲端(箭头所示)。(D)冠状位增强CT图像显示腹腔内多发包裹性积液,壁可见强化,并可见右下腹阑尾粪石(箭头所示)。注意由梗阻引起的扩张。

鉴别诊断

• **急性阑尾炎伴穿孔**:阑尾破裂伴周围脓肿形成。

• 梅克尔憩室:真性小肠憩室,其内可含异位的胃或胰腺组织。

知识点

• 急性阑尾炎的影像学表现包括阑尾壁强化、阑尾周围脂肪密度升高、腔内积气、阑尾粪石、腹水、肠梗阻和阑尾扩张。

• 穿孔征象包括阑尾壁强化缺损、腔外积气、腔外粪石、脓肿。

其他影像学表现

• 超声检查可以在适当条件下发现急性阑尾炎,但可能无法发现并发症,如脓肿形成或腔外气体引起的穿孔。

• MRI检查可被用于怀疑患有阑尾炎的妊娠女性。

经验(✓)和教训(✗)

✓ 对比增强检查是识别阑尾壁强化、缺损和脓肿的必备检查。

✓ 口服阳性对比剂有助于识别肠袢间脓肿。

✘ 穿孔性阑尾炎可能被漏诊，有时阑尾在破裂后难以被明确识别，在这种情况下，继发性征象可作为诊断的参考。

✘ 有时右侧附件的炎性病变可类似阑尾炎的表现，如出现脂肪浸润等，有时浆膜炎亦可导致阑尾壁强化。

（崔建民 郭瑜 译）

病例59

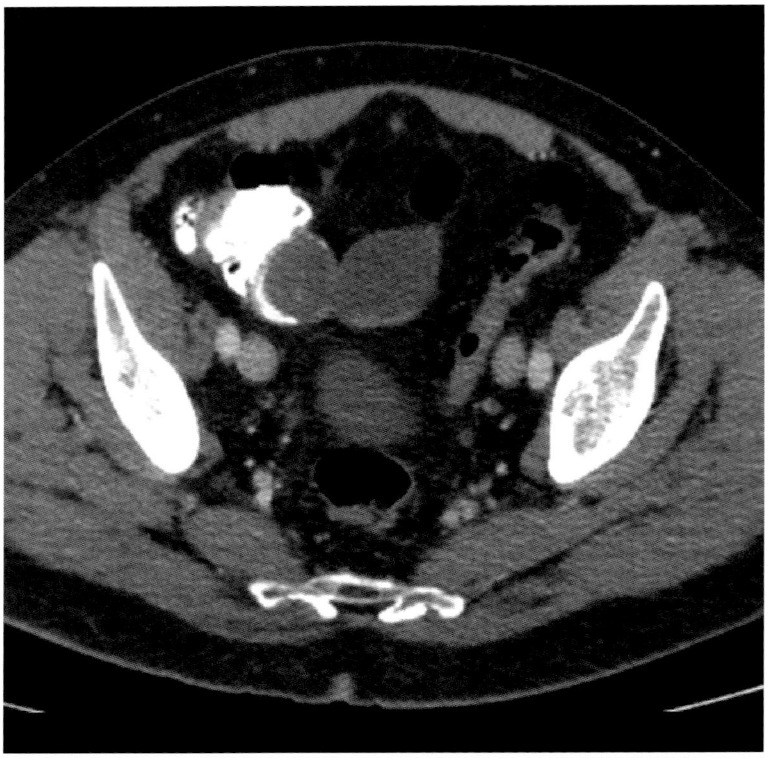

A

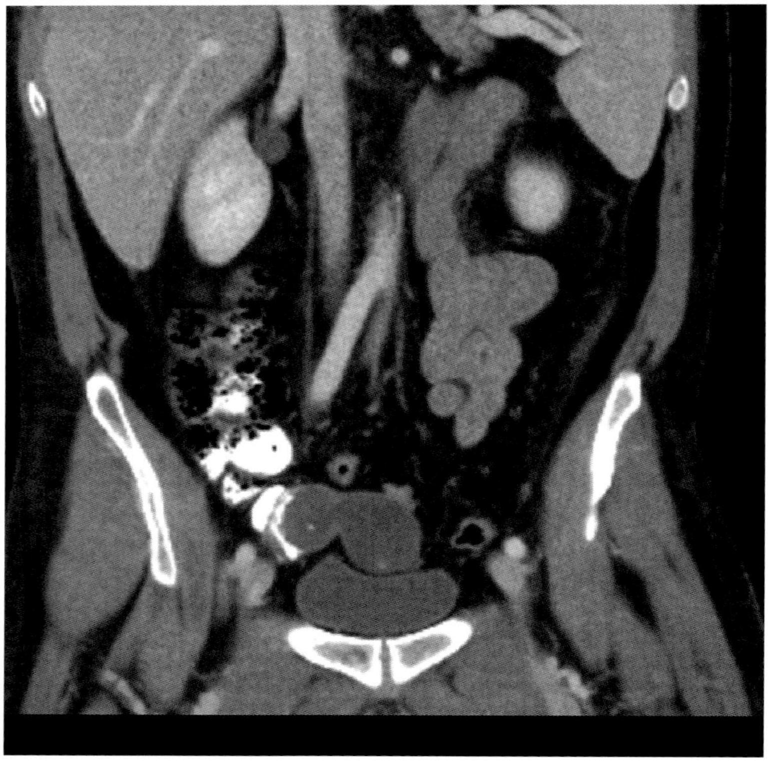

B

■ 临床表现

患者,男性,59岁,腹痛。

影像学表现

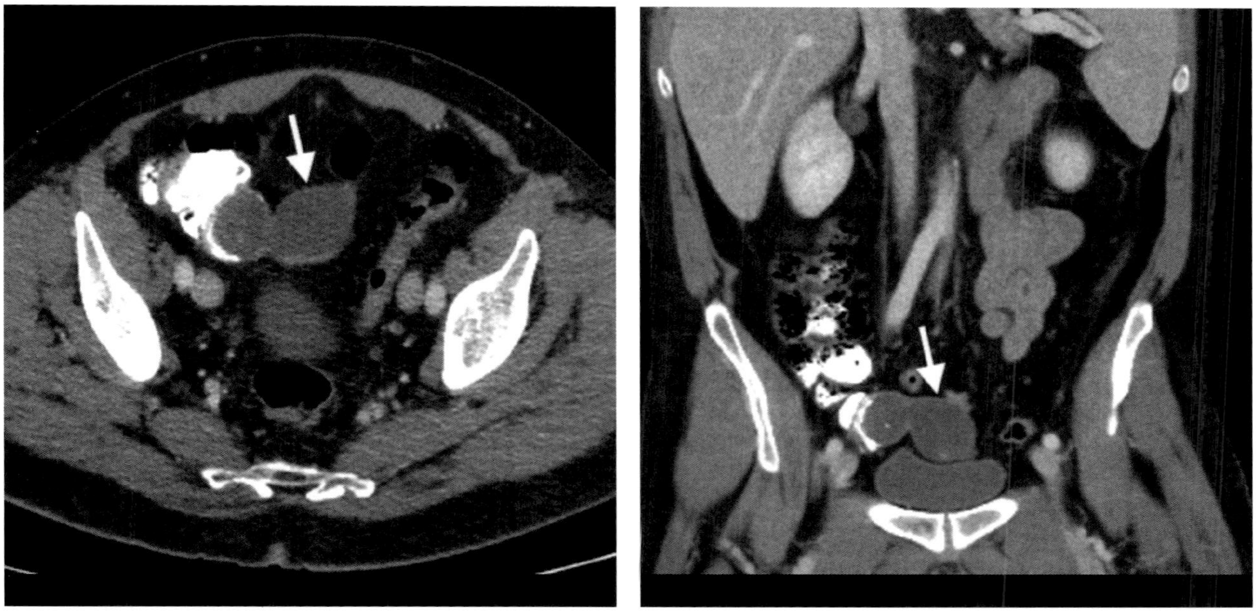

(A)轴位增强CT图像显示阑尾增粗,呈分叶状,充满均匀低密度影(箭头所示)。阑尾腔内无对比剂。阑尾壁薄且强化,周围无炎性改变。(B)冠状位增强CT图像显示阑尾扩张,腔内无对比剂(箭头所示)。注意进入盲肠基底部的凸起部分。

鉴别诊断

• **阑尾黏液囊肿**:阑尾扩张,充满黏液,具有潜在恶性。

• 阑尾淋巴瘤:淋巴瘤累及阑尾,导致阑尾壁增厚、扩张。

知识点

• 阑尾黏液囊肿这一术语描述的是由多种病因引起的阑尾扩张且充满黏液的病变,包括单纯性黏液潴留囊肿、低或高级别阑尾黏液性肿瘤、黏液腺癌、阑尾梗阻(如由子宫内膜异位症引起)和囊性纤维化引起的浓稠黏液。

• 阑尾黏液囊肿表现为阑尾扩张,阑尾壁薄且强化。

• 结节状强化、厚壁、阑尾周围软组织影和腹水是肿瘤可能已经扩散到阑尾以外的征象。

• 阑尾黏液囊肿可出现外周壁钙化。

• 治疗方法是右半结肠切除术和淋巴结清扫术,而不是单纯的阑尾切除术(治疗急性阑尾炎)。

其他影像学表现

• MRI图像显示阑尾扩张,但其内信号强度可能因黏液中蛋白含量不同而异。

• 超声图像可以显示阑尾扩张和阑尾壁钙化。

经验(✓)和教训(✗)

✓ 在30%~50%的病例中,阑尾肿瘤的临床表现为急性阑尾炎。

✓ 阑尾上皮肿瘤可能表现为腹膜假性黏液瘤。

✗ 黏液囊肿可伴感染,表现为腔内气体或气液平面、囊壁增厚和周围脂肪粘连,类似急性阑尾炎。

✗ 结肠镜检查不是合适的筛查方法,对阑尾腺癌的敏感性仅为11%。

(王红 郭瑜 译)

病例60

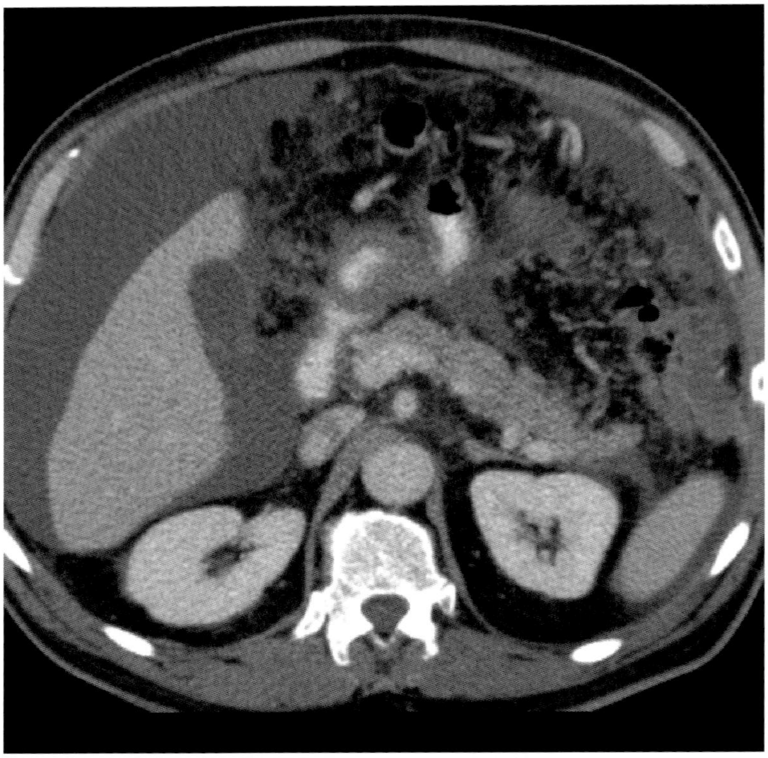
A

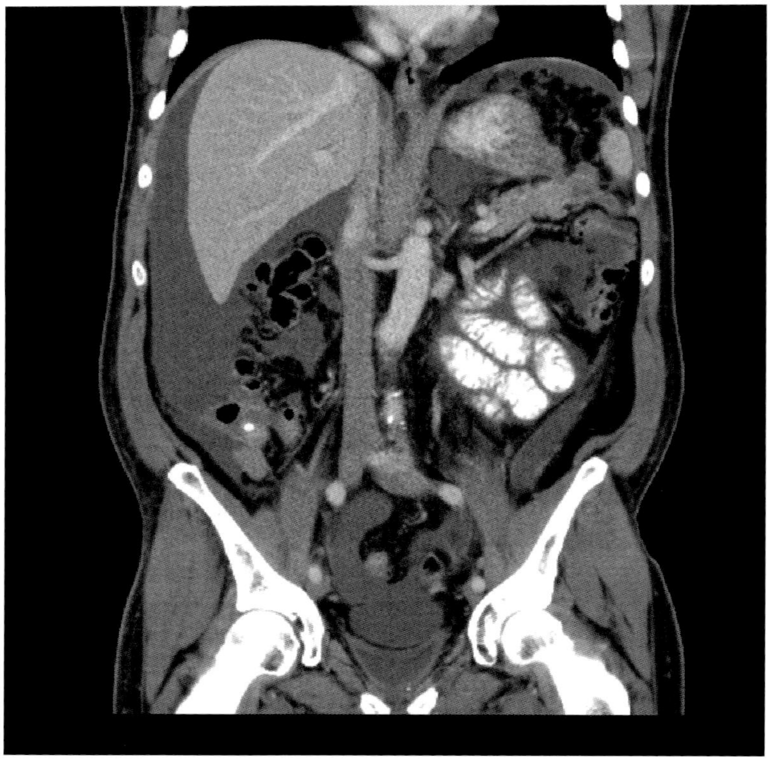
B

临床表现

患者,男性,74岁,腹痛、腹胀。

影像学表现

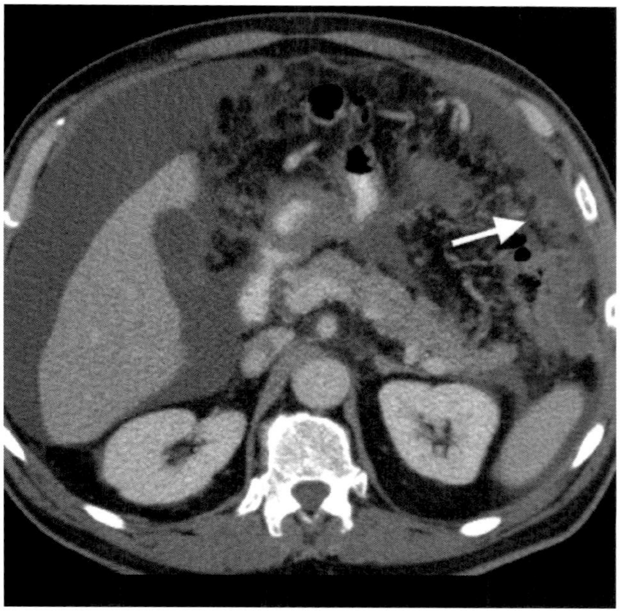

A

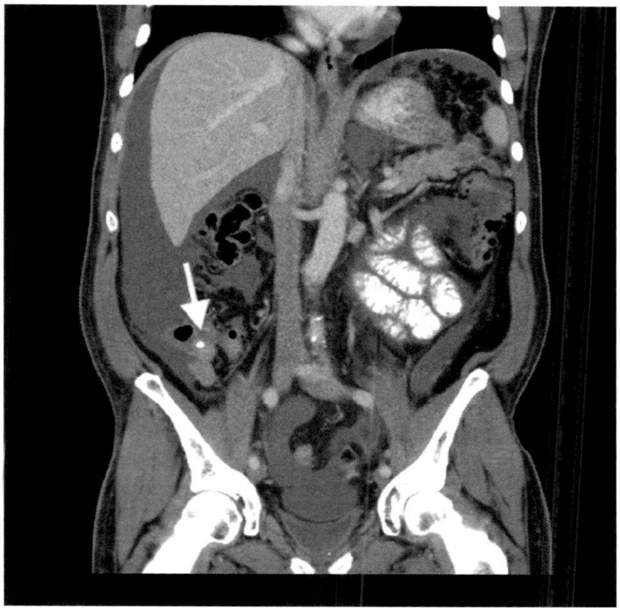

B

(A)轴位增强CT图像显示大网膜结节和上腹部腹水,提示癌变(箭头所示)。(B)冠状位增强CT图像显示阑尾增厚,底部有钙化(箭头所示)。

鉴别诊断

• **阑尾黏液腺癌**:阑尾黏液性肿瘤,可引起腹膜转移和腹膜假性黏液瘤。

• 原发部位不明的癌性转移:许多胃肠道和泌尿生殖系统恶性肿瘤的转移表现相似。阑尾是常见的转移部位,可增厚,表现与原发性恶性肿瘤相似。

知识点

• 黏液腺癌可发生腹膜种植,形成黏液积聚和(或)软组织肿块。

• 根据腹膜癌指数,可为外科分期提供帮助。

• 治疗方法是手术切除肿瘤和腹腔内化学治疗。

• 复发常见。

• 组织学上,印戒肿瘤预后最差。

• 患者可出现多灶性肠梗阻。

其他影像学表现

• MRI对腹膜转移的诊断较CT更为敏感,对腹膜小肿瘤的诊断敏感性为84%,而CT的敏感性为54%。实性腹膜和浆膜肿瘤在DWI上显示扩散受限。

• PET-CT通常不被用于黏液瘤的诊断,因为细胞含量低,导致氟脱氧葡萄糖摄取量低,敏感性仅为35%。

经验(✓)和教训(✗)

✓ CT易低估腹膜癌的程度。

✓ 检查时应口服和静脉注射对比剂。

✗ 位于膈肌下表面或靠近脾、腹膜腔和结肠旁沟的病变易被漏诊。

✗ 阑尾腺癌的表现可能与急性阑尾炎相似,可引起阑尾梗阻、阑尾壁厚及腔内对比剂缺乏。

(张坤 刘丽华 译)

病例61

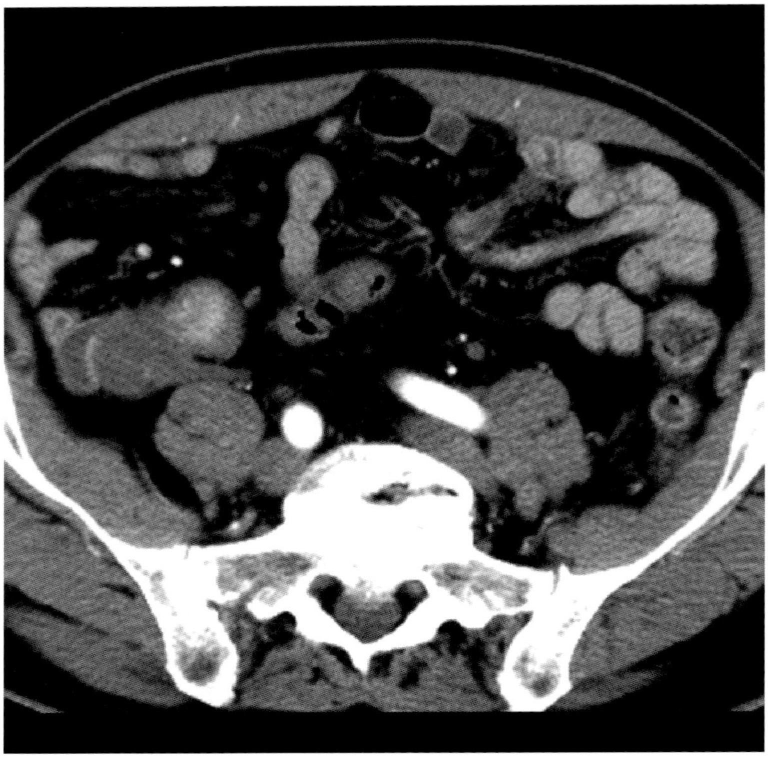
A

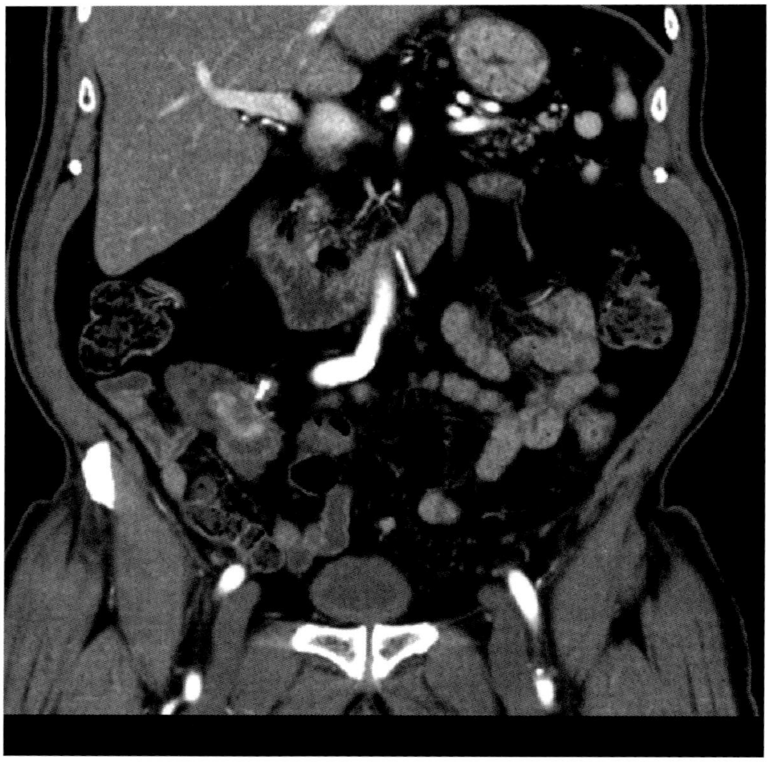
B

临床表现

患者，男性，75岁，有血尿病史，行CT检查。

影像学表现

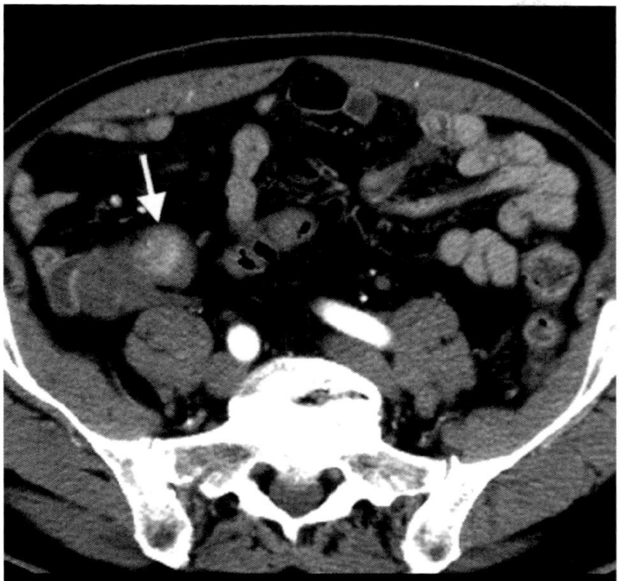

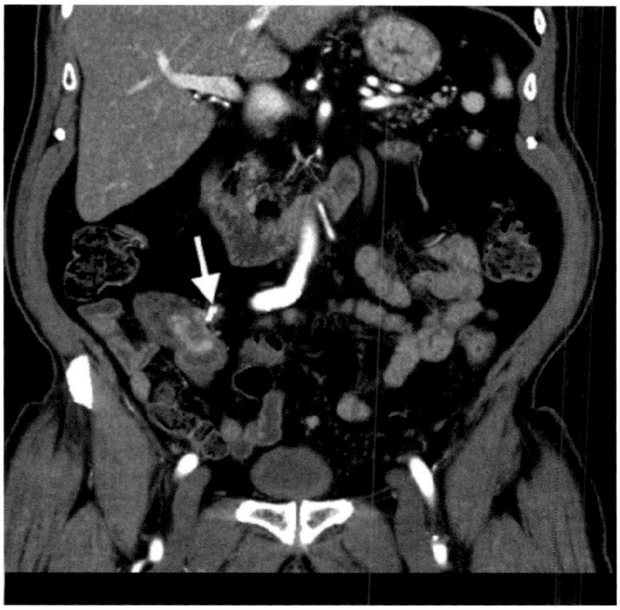

(A)轴位增强CT图像显示回盲瓣肿块伴强化(箭头所示);阑尾在后方,表现正常。(B)冠状位增强CT图像显示回盲瓣肿块伴强化(箭头所示);注意相邻淋巴结有钙化。

鉴别诊断

• **神经内分泌肿瘤**:来自胃肠道神经嵴、神经外胚层和内胚层内分泌细胞的肿瘤。其可能有功能,也可能无功能。

• 小肠胃肠道间质瘤:罕见的小肠恶性间质性肿瘤。

知识点

• 胃肠神经内分泌肿瘤累及小肠(30.8%)、直肠(26.3%)、结肠(17.6%)、胰腺(12.1%)、胃(8.9%)和阑尾(5.7%)。

• 根据肿瘤的位置、组织学特征和生物学行为,在组织学上分为高分化内分泌肿瘤、高分化内分泌癌和低分化内分泌癌。

• 神经内分泌肿瘤的影像学特征可能从小的黏膜下病变到黏膜息肉样肿瘤不等。

• 神经内分泌癌可能是息肉状或溃疡性的,并且可能发生转移。

其他影像学表现

• 在MRI图像上,神经内分泌肿瘤在T1WI上与肌肉等信号,在T2WI上呈高信号或与肌肉等信号。

• 静脉注射对比剂后,病变表现出强化。

经验(✓)和教训(✗)

✓ 小的黏膜病变可能不明显;在这种情况下,钙化的淋巴结或肠系膜肿块的存在可能表明存在神经内分泌肿瘤。

✓ 原发性肿瘤可能比转移瘤小。

✗ 门脉期CT检查可能会漏诊黏膜病变,因为其往往是富血供的。

✗ 阑尾神经内分泌肿瘤可能表现出类似阑尾炎的症状。

(柴超 刘丽华 译)

病例62

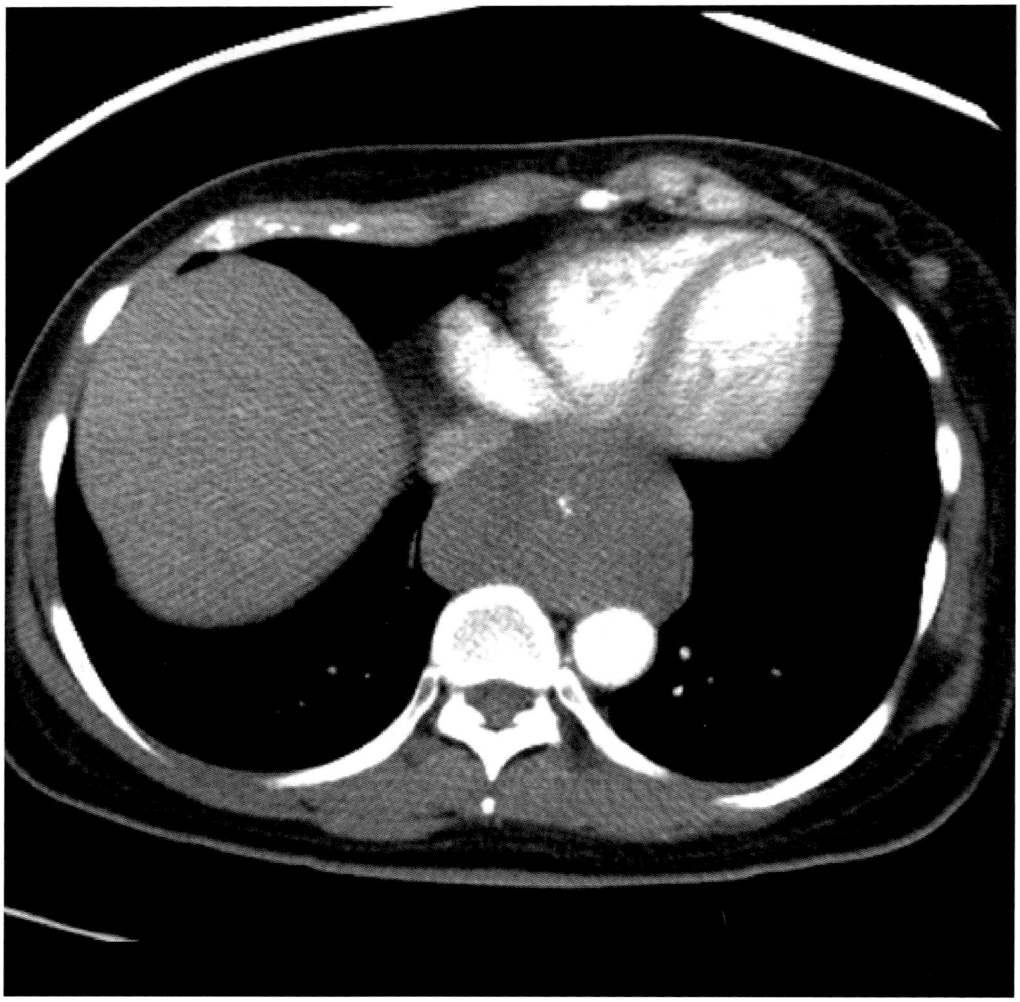

■ 临床表现

患者,男性,40岁,吞咽困难。

影像学表现

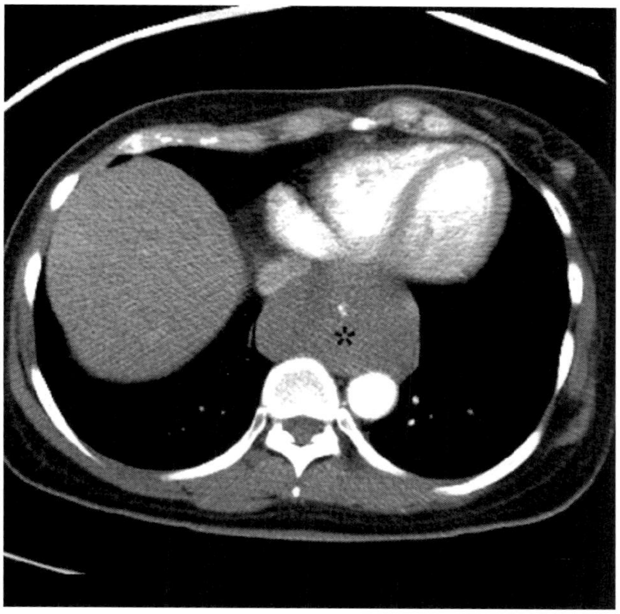

轴位增强CT图像显示食管远端可见光滑、边界清晰的肿块，伴中央钙化（星号所示）。病灶因主动脉轮廓压迫而变形。

鉴别诊断

• **食管平滑肌瘤**：罕见的食管良性肿瘤，起自食管间充质平滑肌，具有梭形细胞。

• 食管胃肠道间质瘤：罕见的食管恶性间质瘤，分为梭形细胞和上皮样细胞类型。

知识点

• 食管平滑肌瘤大小不一，较大的病灶会导致占位效应，并出现相应症状。

• 食管平滑肌瘤会使食管移位或产生压迫。

• CT表现为中等程度强化。

• 存在钙化灶最具诊断特异性。

• 大多数食管平滑肌瘤起源于固有肌层；80%在壁内，7%在食管外。

• 大多数起自食管中远端1/3处，此处食管壁平滑肌与横纹肌的比例增加。

• 食管平滑肌瘤与食管其他良性疾病，如贲门失弛缓症、食管憩室和胃食管反流有关。其中，食管裂孔疝最常见，可见于4.5%~23%的平滑肌瘤患者。

其他影像学表现

• 上消化道钡餐造影检查显示，食管平滑肌瘤表现为单发的光滑黏膜下肿物，管腔狭窄，边缘呈钝角。

经验（✓）和教训（✗）

✓ 口服对比剂和静脉注射对比剂有助于评估食管病变。

✓ 钙化的存在有助于诊断病变。

✗ 坏死、浸润和食管梗阻提示发生恶变。

✗ 其发生位置与食管重复囊肿和心包囊肿相似。

（任燕 刘丽华 译）

病例63

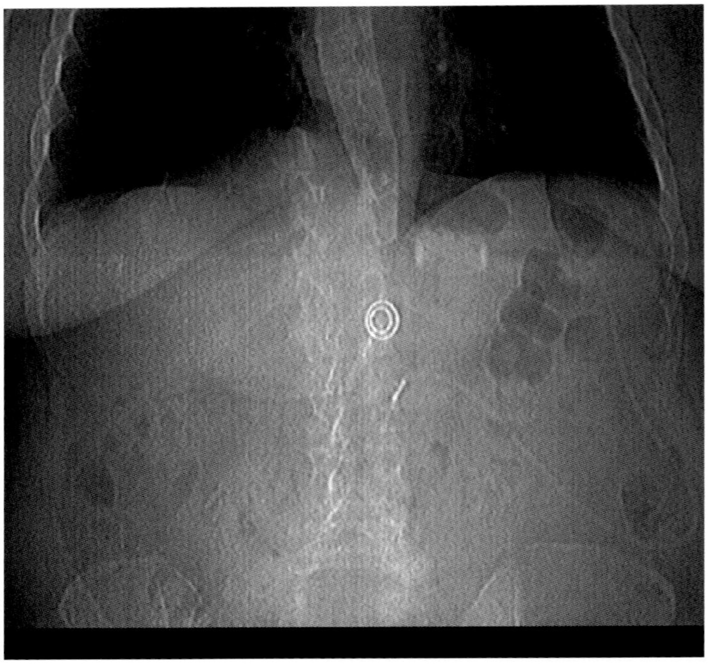

A

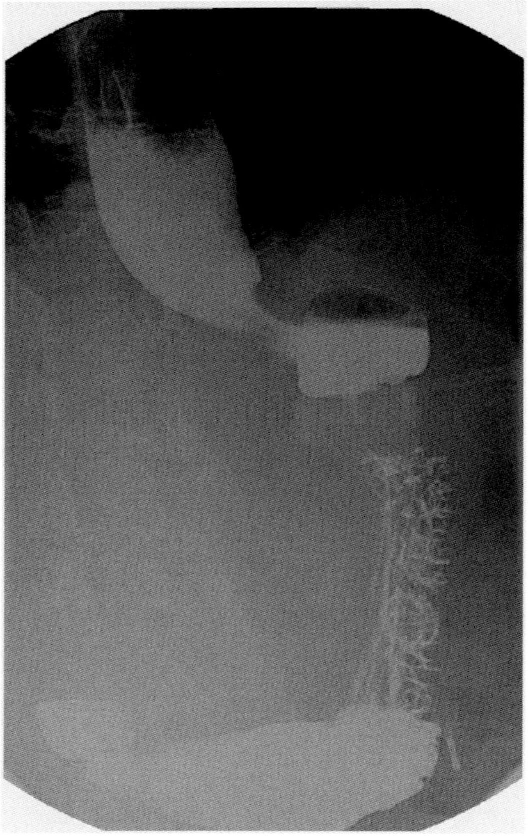

B

■ 临床表现

患者，女性，55岁，腹痛。

影像学表现

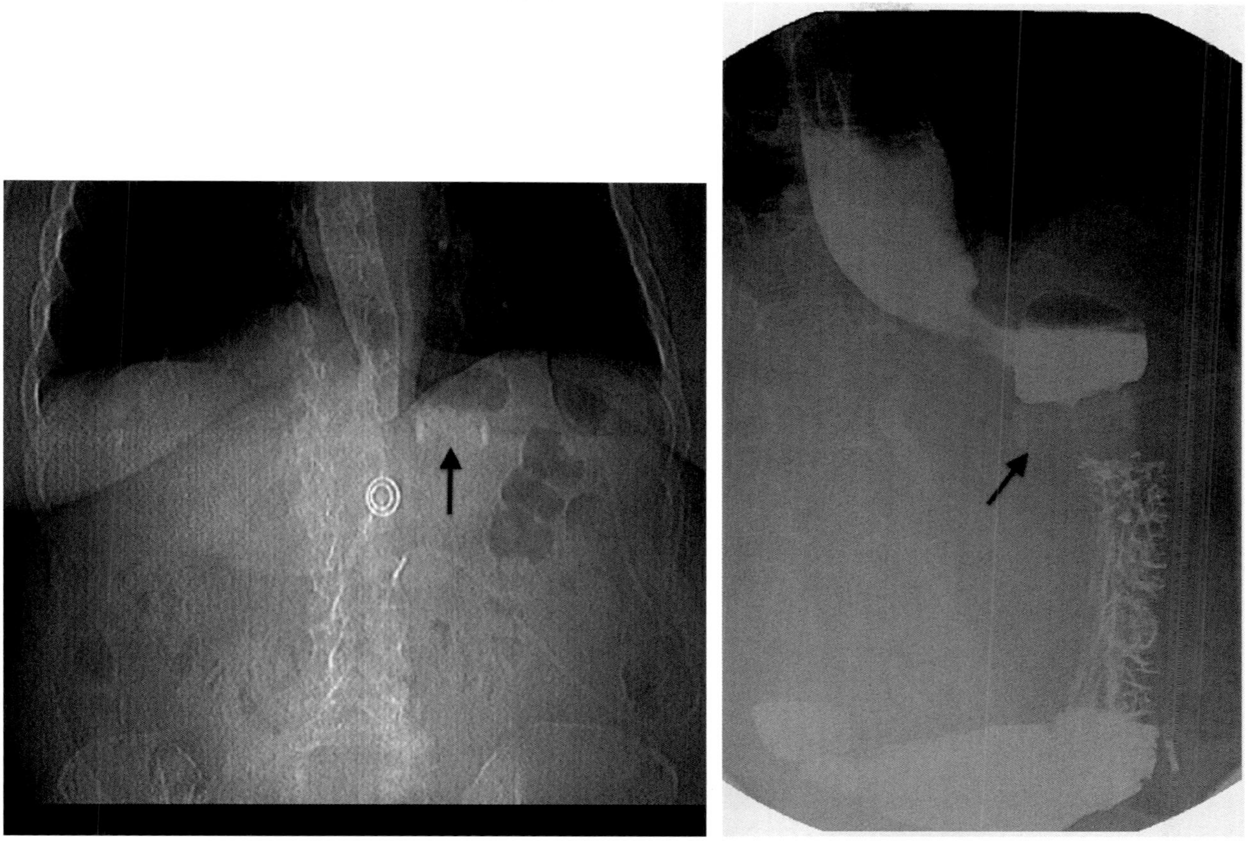

(A)CT定位像显示近水平位置的胃束带(箭头所示),注意胃泡在束带上方。Phi角约为85°。(B)钡餐造影图像显示胃束带滑脱,压迫近端胃体(箭头所示)。束带向下移位,其上方可见气液平面。

鉴别诊断

• **胃束带滑脱**:胃束带滑脱是腹腔镜下胃束带手术可能的并发症之一。

知识点

• 胃束带滑脱可见于10%的患者。

• Phi角是椎体棘突的垂直线与穿过束带的直线之间的夹角。

• 正常Phi角为4°~58°。Phi角>58°诊断胃束带滑脱的敏感性为91%~95%,特异性为52%~62%。

• 束带的上外侧缘相对于膈肌移位超过2.4cm是最敏感和最具特异性的征象。

• "O征"是由束带的位置异常引起的,正位片上可见;这一征象具有显著特异性。

• 紧绷的胃束带会导致胃扩张>4cm。

• 对于可能发生的并发症,如胃穿孔和胃糜烂,CT检查显示最佳。

其他影像学表现

• 腹部正位片是评估Phi角的最佳方法。对于穿孔或糜烂的患者,胃周可有液体、脓腔或腹腔游离气体。

经验(✓)和教训(✘)

✓ CT定位像或平片对于测量胃束带角度最有帮助。

✓ 寻找胃梗阻的迹象,如扩张的胃腔或食管。

✘ 滑脱的束带可导致胃糜烂或穿孔,X线检查甚至钡餐检查均可能会漏诊。

✘ 导管的失功、扭曲或不连续可导致束带障碍。

(陈丽华 李倩 译)

病例64

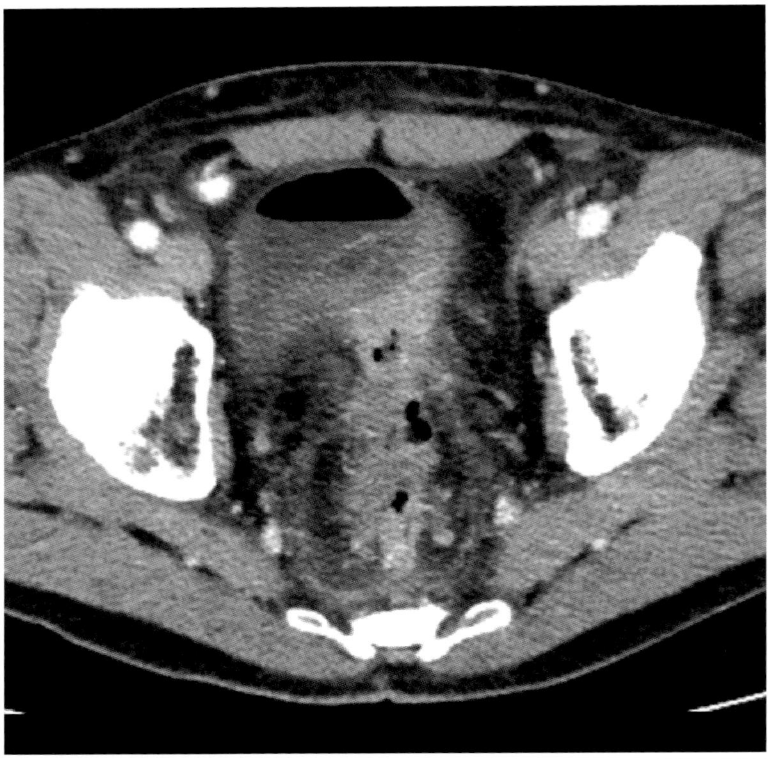
A

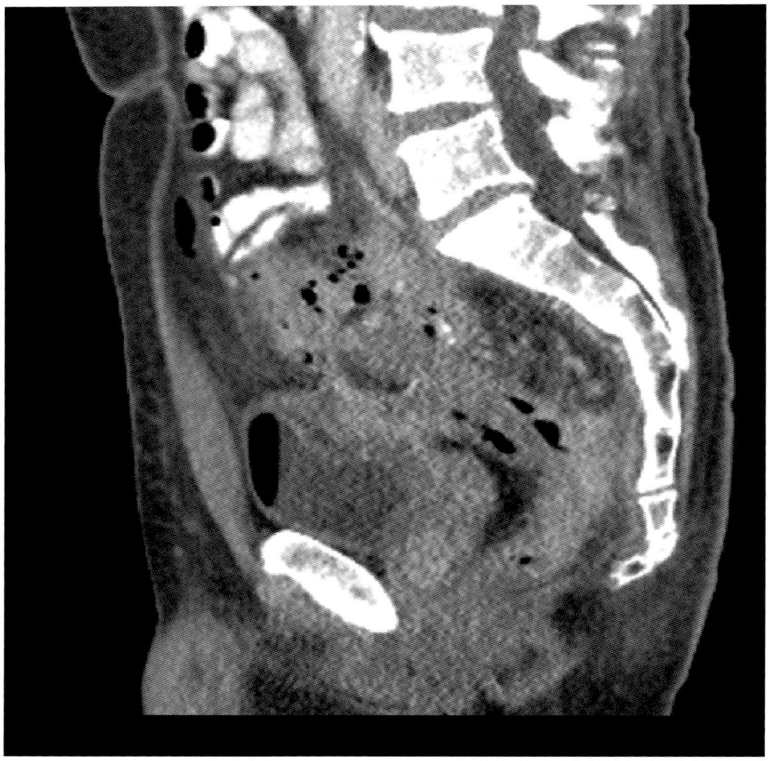
B

■ 临床表现

患者,男性,60岁,腹痛、气尿。

■ 影像学表现

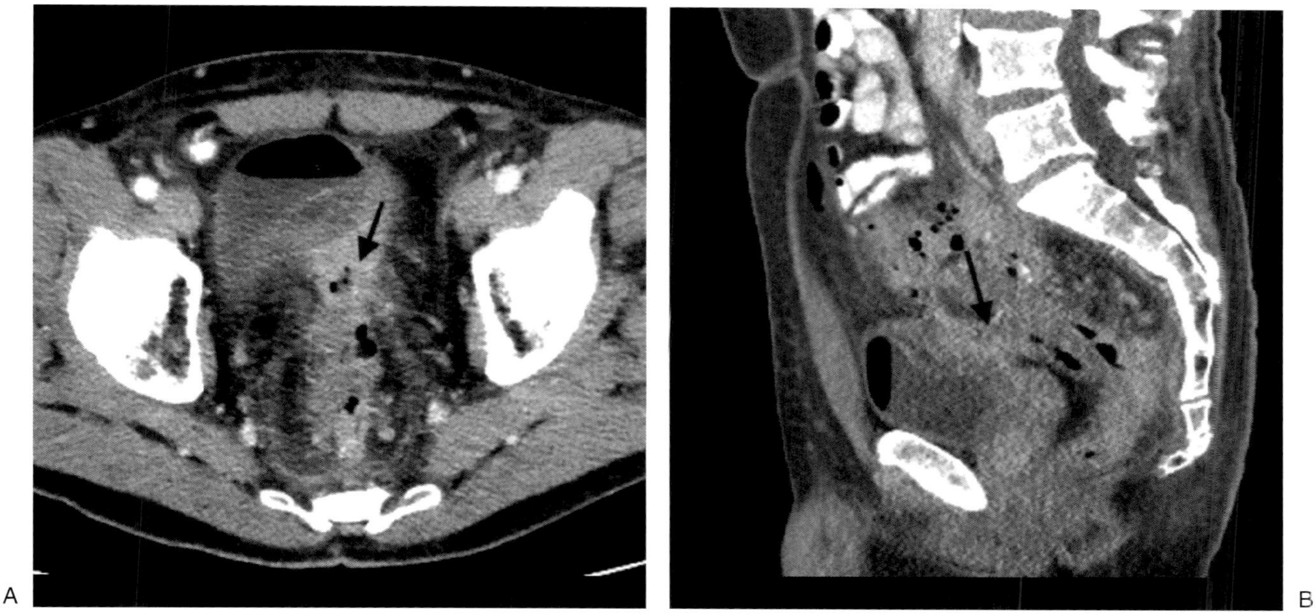

(A)轴位增强CT图像显示膀胱腔内气体，乙状结肠壁增厚、炎症，以及结肠和膀胱之间的软组织通道(箭头所示)。(B)矢状位增强CT图像显示大量憩室、炎症和脂肪条索(箭头所示)。

■ 鉴别诊断

• **结肠憩室炎合并结肠膀胱瘘**：憩室炎导致结肠和膀胱之间瘘管形成。

• 结肠腺癌伴结肠膀胱瘘：结肠癌导致结肠和膀胱之间瘘管形成。

• 瘘管性克罗恩病：透壁性炎症导致瘘管、狭窄和脓肿形成。

■ 知识点

• 结肠膀胱瘘最常见的病因是憩室炎，占65%~79%。

• 气尿、粪尿和耻骨上疼痛是最常见的体征和症状。

• 膀胱内气体是瘘管的一个特异性征象。

• 一些病例可见瘘管直接相连。

• 有报道指出，CT检查的敏感性为61%。

■ 其他影像学表现

• MRI图像可显示瘘管连接，在某些病例中，其与CT检查具有相似的敏感性。

经验(✓)和教训(✗)

✓ 需要行结肠镜检查，以排除恶性肿瘤。

✓ 直肠对比剂进入膀胱或CT膀胱造影是补充检查方法，可提高诊断准确性。

✗ 当无可见的通道时，并不能排除瘘管。

✗ 膀胱内气体可能来自近期的医源性操作，并不一定来自瘘管。临床病史很重要。

(陈丽华 李倩 译)

病例65

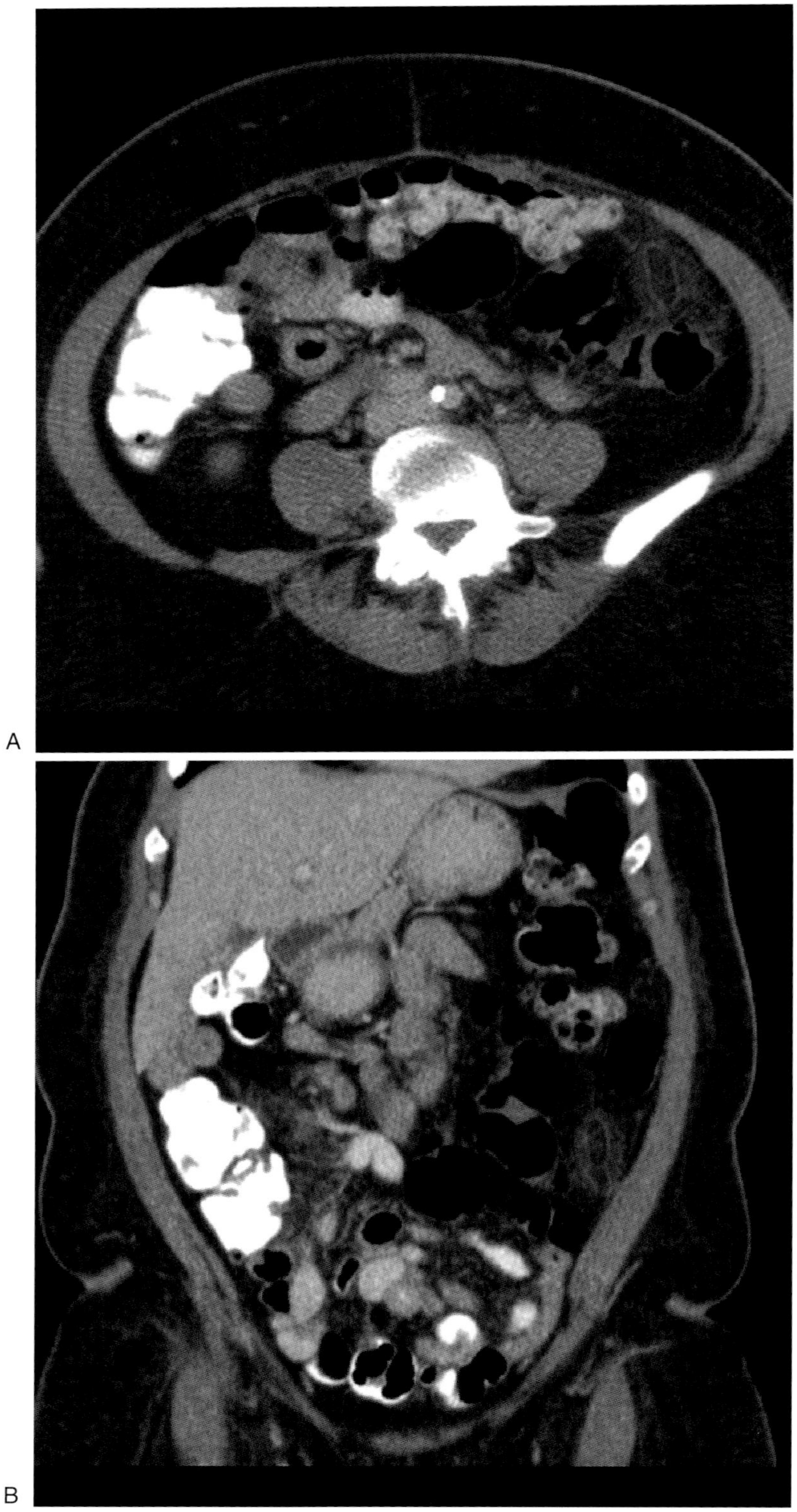

临床表现

患者，女性，55岁，左下腹疼痛。

影像学表现

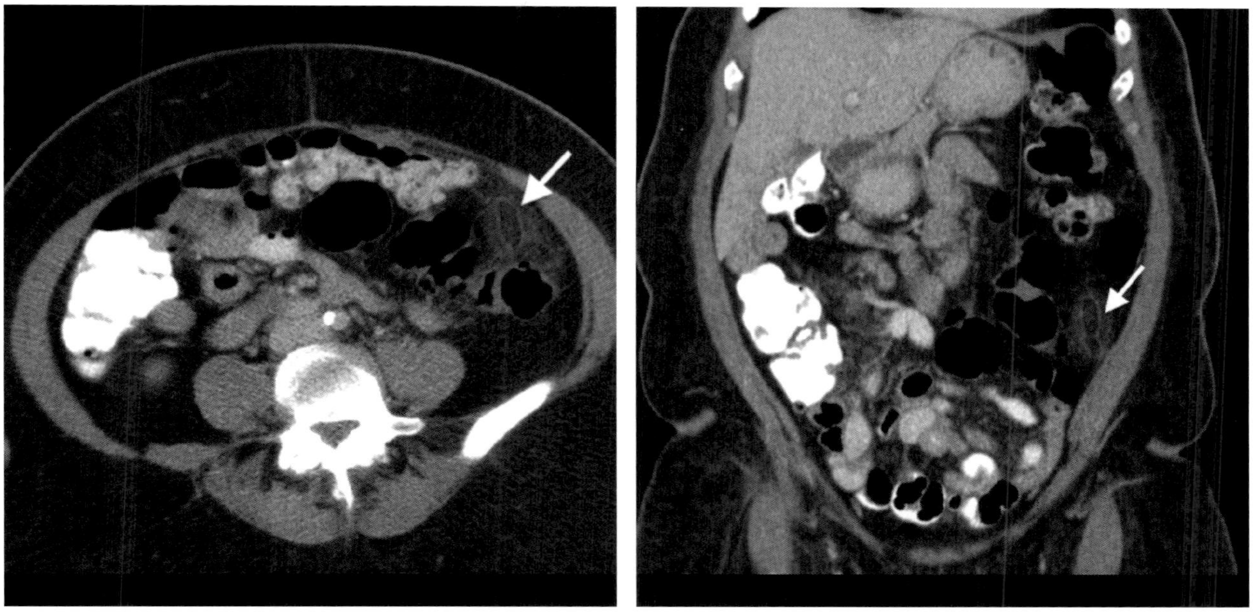

(A)轴位增强CT图像显示一个椭圆形脂肪密度肿块被高密度环包绕(箭头所示)。(B)冠状位增强CT图像显示椭圆形脂肪肿块周围有一薄的高密度环(箭头所示)。

鉴别诊断

• **肠脂垂炎**:结肠脂垂的良性、自限性炎症过程。

• 急性憩室炎:结肠憩室的急性炎症。

知识点

• 肠脂垂炎由肠脂垂扭转所致,常见于乙状结肠,其次是盲肠。

• 影像学表现为伴高密度环的脂肪团块。

• 罕见情况下,肠脂垂炎可有周围炎症和静脉血栓所致的中心高密度灶。

• 其是自限性疾病。

其他影像学表现

• MRI T1WI显示中心脂肪信号和低信号环。增强图像上可见环形强化。

经验(✓)和教训(✘)

✓ 对于邻近结肠的脂肪肿块,应考虑为肠脂垂炎。

✓ 伴有网膜梗死的病变往往更大。

✘ 肠脂垂炎如果发生在左侧,可能与急性憩室炎相混淆。

✘ 肠脂垂炎如果发生在盲肠,可能与急性阑尾炎相混淆。

(黄黎香 李倩 译)

病例66

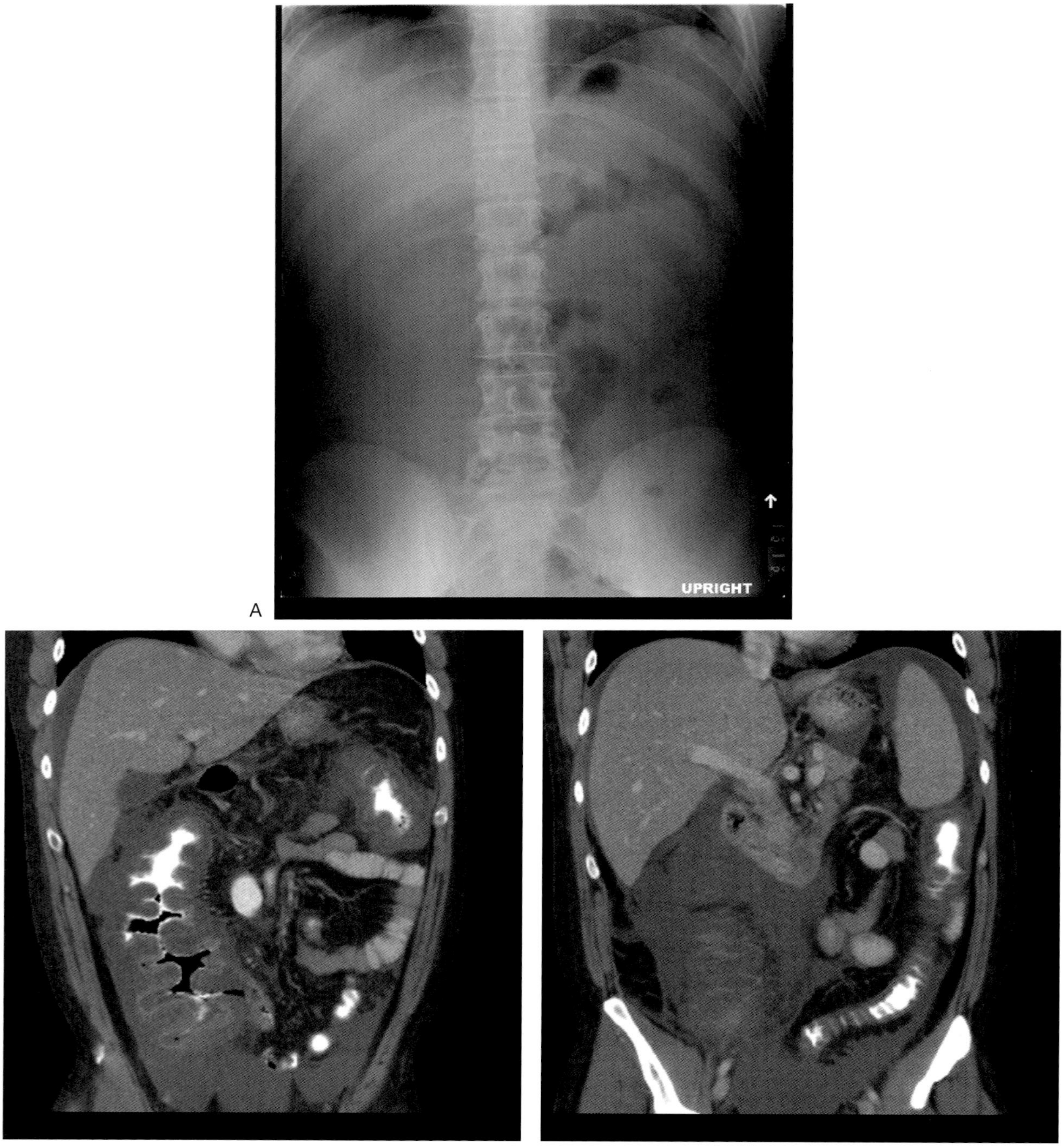

A B C

临床表现

患者,男性,40岁,腹痛、便血、发热。

影像学表现

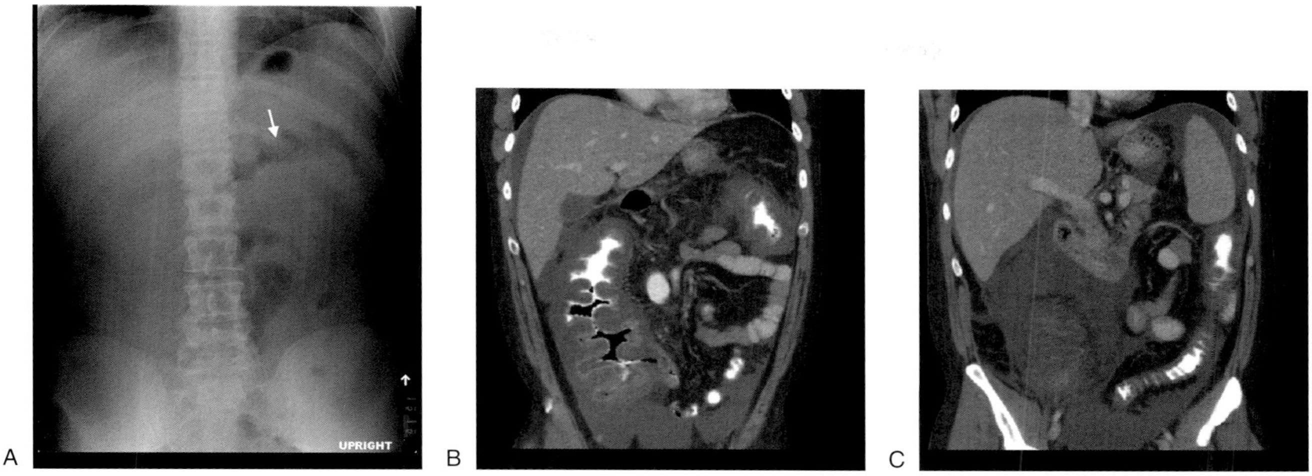

(A)腹部正位片显示结肠袋增厚和非梗阻性肠管积气（箭头所示）。(B,C)冠状位增强CT显示全结肠炎伴严重的结肠壁增厚和结节、结肠周围条索/水肿及腹水。注意结节状增厚的黏膜皱襞间的口服对比剂形成“手风琴”征。

鉴别诊断

• **假膜性结肠炎**：由革兰阳性厌氧菌——艰难梭状芽孢杆菌引起的感染性结肠炎。

• 炎症性肠病：肠道的自身免疫性或特发性炎症。

• 低蛋白状态：低白蛋白状态导致第三间隙积液和弥漫性肠壁增厚。

知识点

• 假膜性结肠炎是由革兰阳性厌氧菌——艰难梭状芽孢杆菌引起的感染性结肠炎。

• 最准确的征象是严重的结肠壁增厚(5~25mm)。

• 结肠周围脂肪浸润。

• 腹水。

• 结肠壁结节。

其他影像学表现

• MRI图像显示结肠水肿，弥漫性结肠壁增厚伴T2信号增高。

经验(✓)和教训(✘)

✓ 直肠是最常见的受累部位(90%~95%)。

✓ 结肠扩张和休克可提示中毒性巨结肠，其是感染性结肠炎的一种可能危及生命的并发症。

✘ 如果有腹水而没有游离气体，肠穿孔很难被发现。

✘ 整个结肠可能不受累。约5%的病例仅累及右半结肠和横结肠。

（黄黎香　季倩　译）

病例67

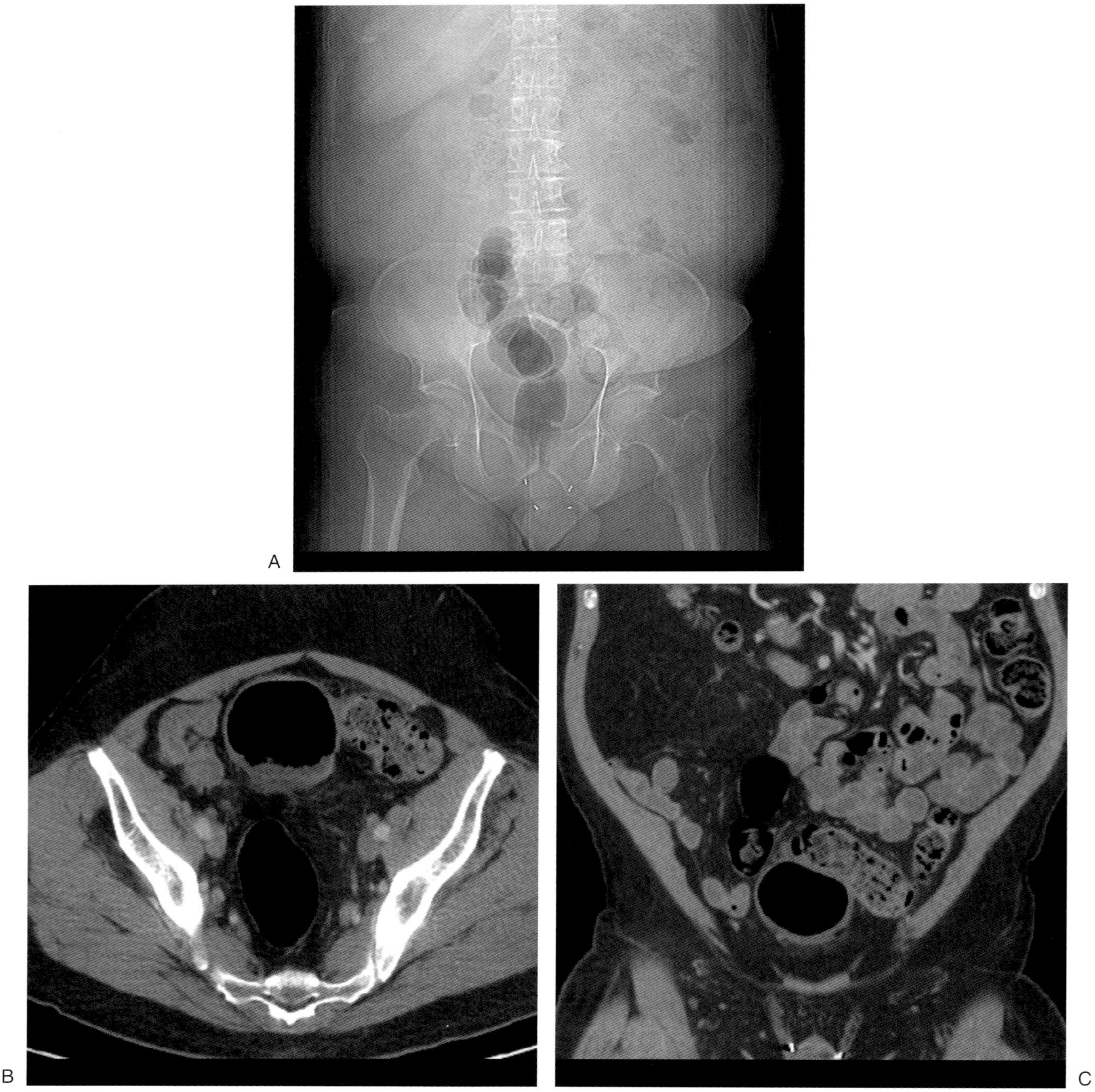

临床表现

患者，男性，69岁，贫血、间歇性腹痛。

影像学表现

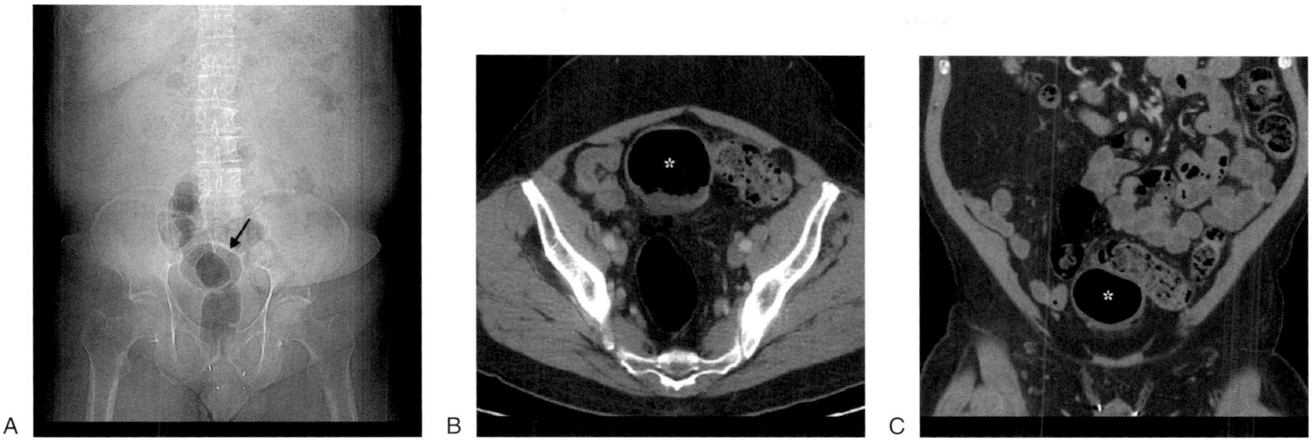

(A)CT定位像显示一个局灶性、圆形袋状气体影突出于乙状结肠外(箭头所示)。(B)轴位CT图像显示充盈气体的袋状影,邻近乙状结肠且有壁(星号所示)。(C)冠状位CT图像显示充盈气体的袋状影,邻近结肠,周围可见脂肪浸润(星号所示)。

鉴别诊断

• **巨大结肠憩室**:憩室病的罕见并发症,导致巨大憩室。

• 腹腔脓肿:腹部感染,可能含有气体和液体。

• 大肠扭转:大肠扭转伴肠腔扩张。

知识点

• 巨大结肠憩室被定义为憩室>4cm。

• 最常见于乙状结肠(90%),腹痛是最常见的主诉(70%)。间歇性肠梗阻可引起感染的临床症状。

• 其表现为壁光滑、充盈气体的结构,与结肠相连,可能部分或全部充满液体。

• 分为3型:1型(22%)为假性憩室,残留黏膜肌层和真肌层;2型(65%)继发于浆膜下穿孔,伴逐渐增大的包裹性脓肿;3型(13%)为真性憩室,包含所有4层肠壁,多为先天性。

• 治疗方法是手术完整切除并吻合。

其他影像学表现

• 憩室内无对比剂充盈可能由憩室口狭窄或阻塞所致。

经验(✓)和教训(✘)

✓ CT定位像可辅助识别憩室。

✓ 很少进行结肠镜检查,因为存在穿孔的风险。

✘ 其表现可能与穿孔引起的结肠周围脓肿相似。

✘ 即使未见其与肠腔相通,约60%的病例经钡灌肠后可见憩室显影。

(谢双双 李倩 译)

病例68

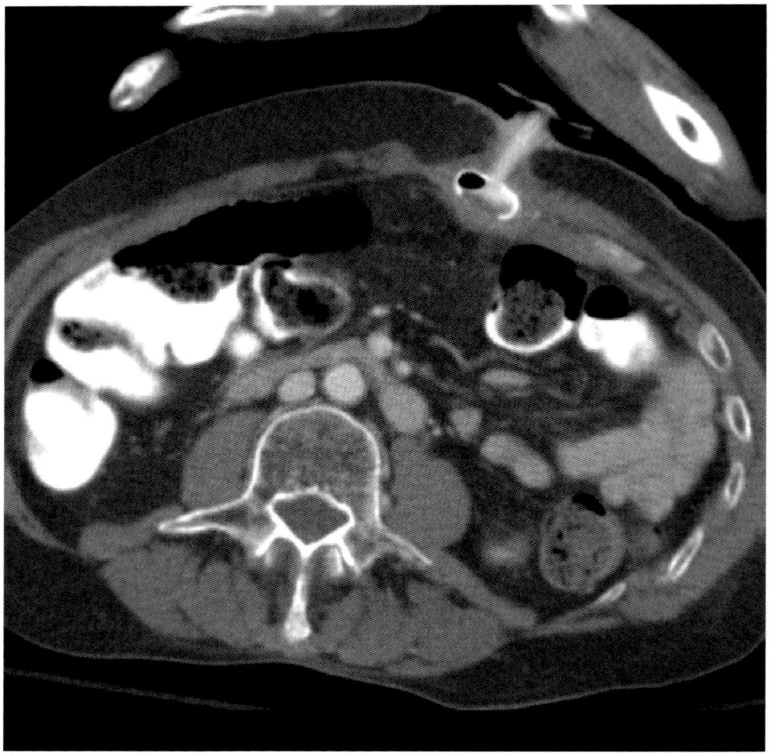

A

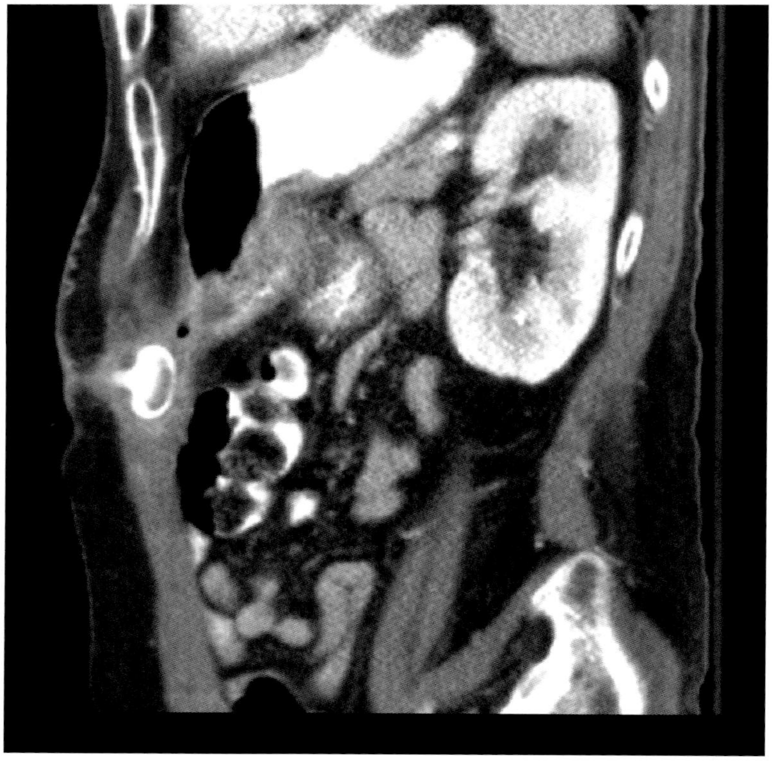

B

■ 临床表现

患者，女性，60岁，胃造瘘管功能异常。

■ 影像学表现

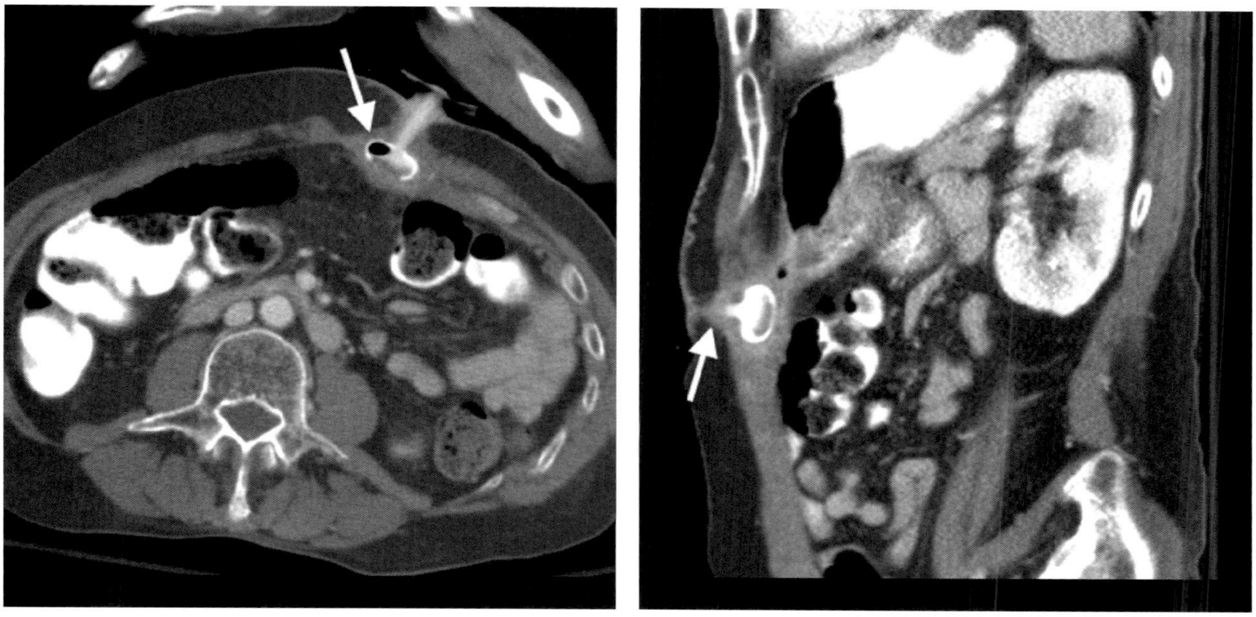

A B

(A)轴位增强CT图像显示胃造瘘管的蕈状头回缩,与腹壁肌肉粘连(箭头所示)。注意蕈状头周围软组织增厚。(B)矢状位增强CT图像显示蕈状头包埋入腹壁内,周围软组织增厚(箭头所示)。

■ 鉴别诊断

• **包埋综合征**:内部的蕈状头沿胃造瘘窦道脱出胃腔,卡在软组织内。

■ 知识点

• 更常见于带有刚性或半刚性内固定组件和硬质外固定组件的胃造瘘管。

• 在经皮胃造瘘管患者中,发病率约为1%。

• 胃内容物漏出是早期症状。

• 埋入腹壁的内固定组件和胃之间可见窦道形成。

• 蕈状头固定和闭塞是严重型的准确征象。

• 外固定组件和皮肤的距离应为10mm。

• 对严重病例的治疗方法是内镜下移除胃造瘘管。

■ 其他影像学表现

• 通过造瘘管注入对比剂可见瘘管与胃相连,胃腔显影。

经验(✓)和教训(✗)

✓ 可合并脓肿。

✓ 应用水溶性对比剂检查装置。

✗ 导管阻塞是晚期表现。

✗ 轻度包埋综合征可能很难被诊断,因为此时胃造瘘管可在一定范围内移动且部分通畅。

(谢双双 季倩 译)

病例69

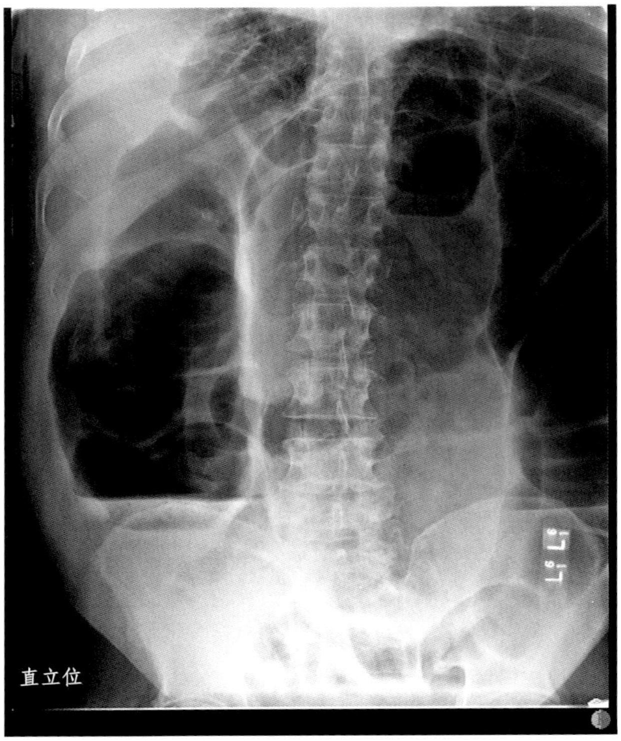

A

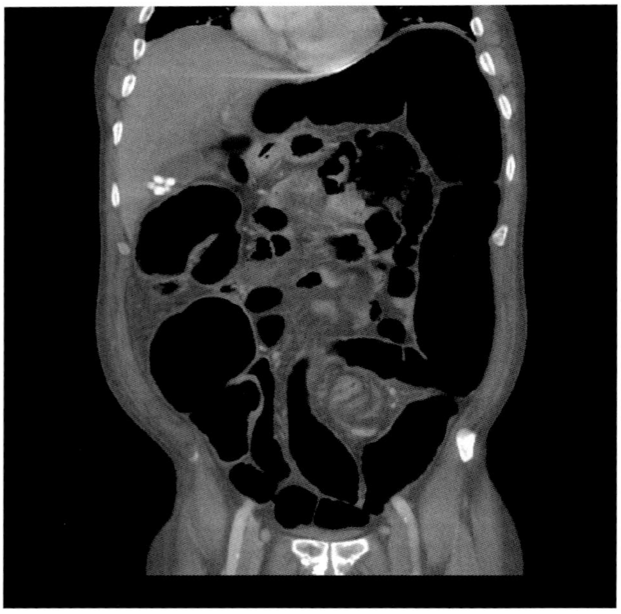

B

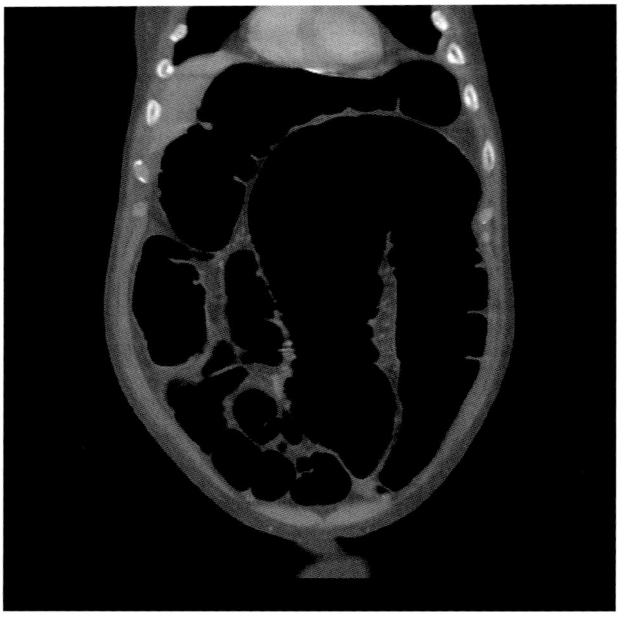

C

临床表现

患者，男性，70岁，腹痛并停止排气。

■ 影像学表现

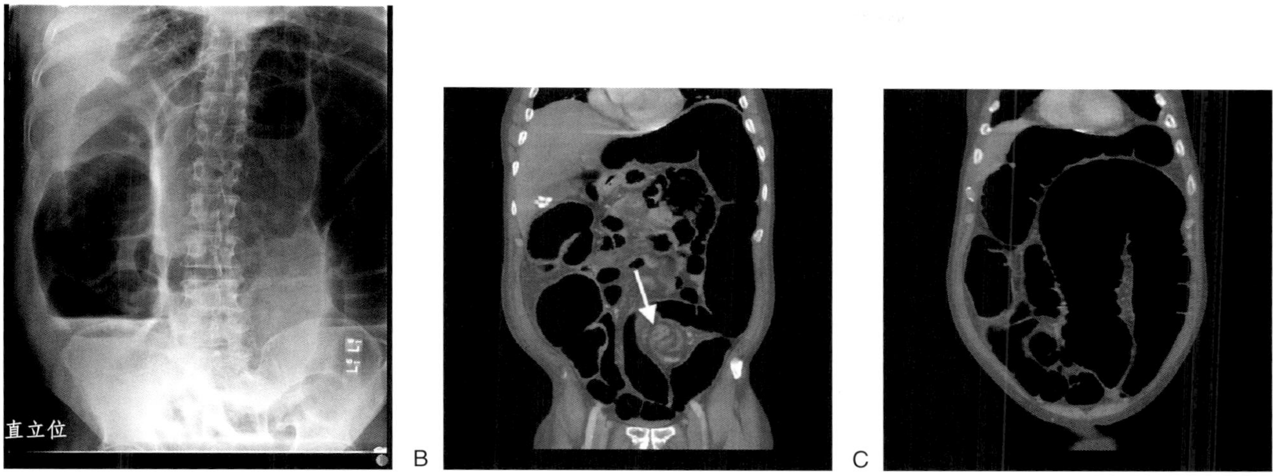

A B C

(A)腹部X线片显示结肠扩张，形似咖啡豆，伴气液平面。注意指向骨盆的三条线，提示Frimann-Dahl征。(B)冠状位CT图像显示乙状结肠肠系膜扭转，呈典型的漩涡状外观(箭头所示)。(C)冠状位CT图像显示乙状结肠袢扩张。

■ 鉴别诊断

- **乙状结肠扭转**：乙状结肠及其系膜扭转。
- 远端结肠梗阻：当结肠明显扩张时，远端结肠梗阻的表现可类似乙状结肠扭转。

■ 知识点

- 乙状结肠扭转约占结肠扭转的60%。
- 肠壁强化减低，肠壁积气或肠壁增厚提示缺血。
- 结肠壁高密度提示出血性坏死。

■ 其他影像学表现

- 直肠钡剂造影显示梗阻处管腔狭窄，形成“鸟嘴”征。

经验(✓)和教训(✗)

✓ 扭曲结肠段指向梗阻部位。

✓ 在CT图像上识别肠系膜血管的漩涡状改变有助于确诊。

✗ 慢性结肠扩张患者的结肠明显扩张迂曲，可能干扰诊断。

✗ 腹部X线检查可能漏诊肠缺血。

(赵玉娇 李倩 译)

病例70

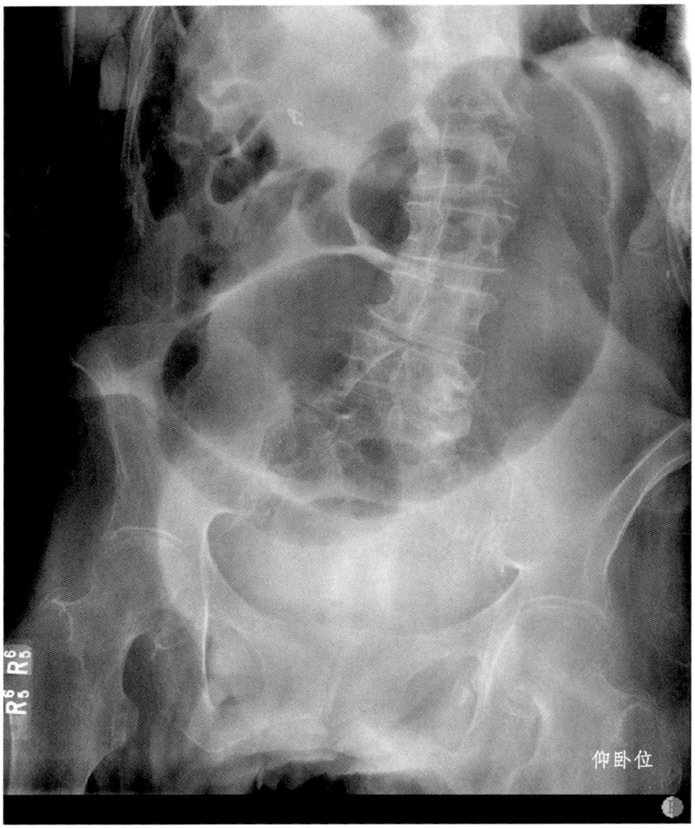

A

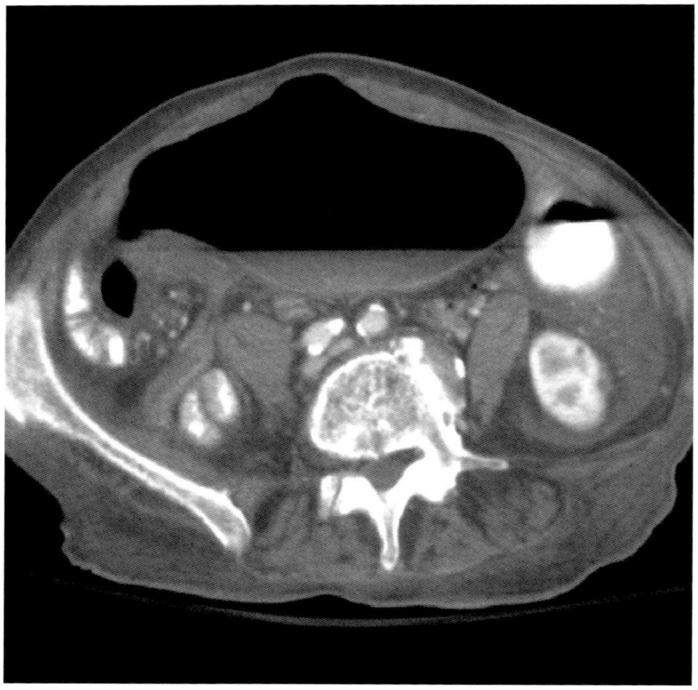

B

■ 临床表现

患者,女性,90岁,腹痛并停止排气。

影像学表现

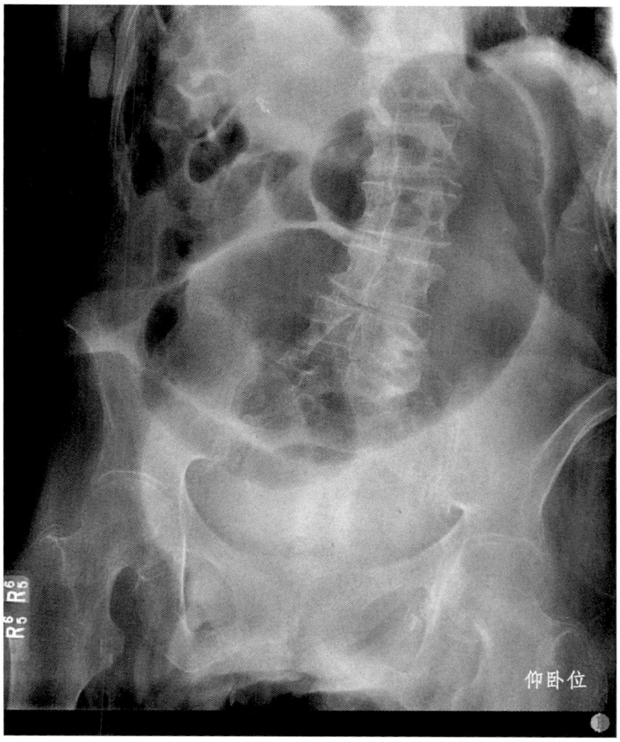

A

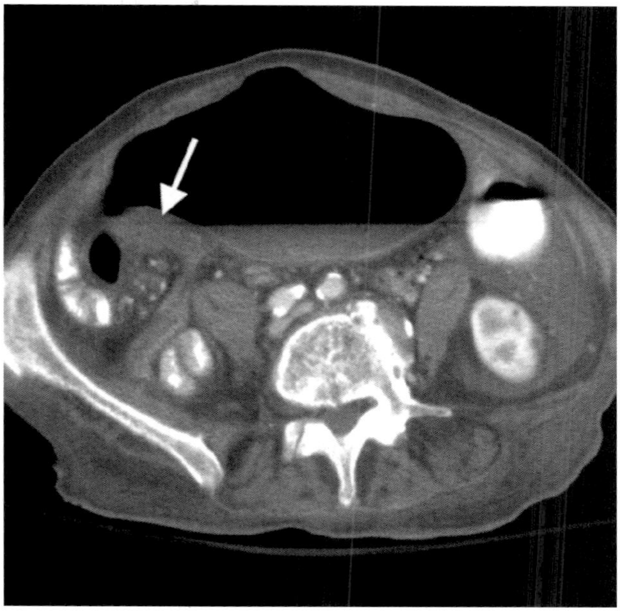
B

(A)X线片显示左上腹部扩张肠袢,形似咖啡豆。结肠袋的存在提示其为结肠源性。(B)轴位增强CT图像显示盲肠扩张;注意受压的结肠夹在小肠袢之间(箭头所示)。

鉴别诊断

• **盲肠扭转**:盲肠及其系膜扭转。

• 盲肠梗阻:其他原因引起的盲肠梗阻,导致结肠扩张。

知识点

• 盲肠扭转约占结肠扭转的40%。

• 盲肠扭转导致盲肠闭袢性梗阻。

• 右下腹出现“漩涡”征。

• 分为3种类型:摆动型,盲肠冗长,单纯向前上翻转;环状型(最常见),盲肠上翻,绕结肠轴扭转;轴向型,盲肠绕结肠轴单纯扭转,没有移位。

• 对于环状型盲肠扭转,盲肠位于上腹部。

• CT诊断盲肠扭转的敏感性接近100%,特异性>90%。

其他影像学表现

• 行钡灌肠时,对比剂充盈结肠,管腔急剧变细,盲肠可无对比剂充盈,取决于肠扭转的程度。

经验(✓)和教训(✗)

✓ 注意评估缺血征象,如肠壁增厚、穿孔、肠壁积气和腹水。

✓ 盲肠远端结肠塌陷,支持该诊断。

✗ 盲肠翼因肠管扩张,表现可类似肠扭转。

✗ 对危重患者、怀疑穿孔或肠坏疽的患者不应进行钡灌肠检查。

(赵玉娇 李倩 译)

病例 71

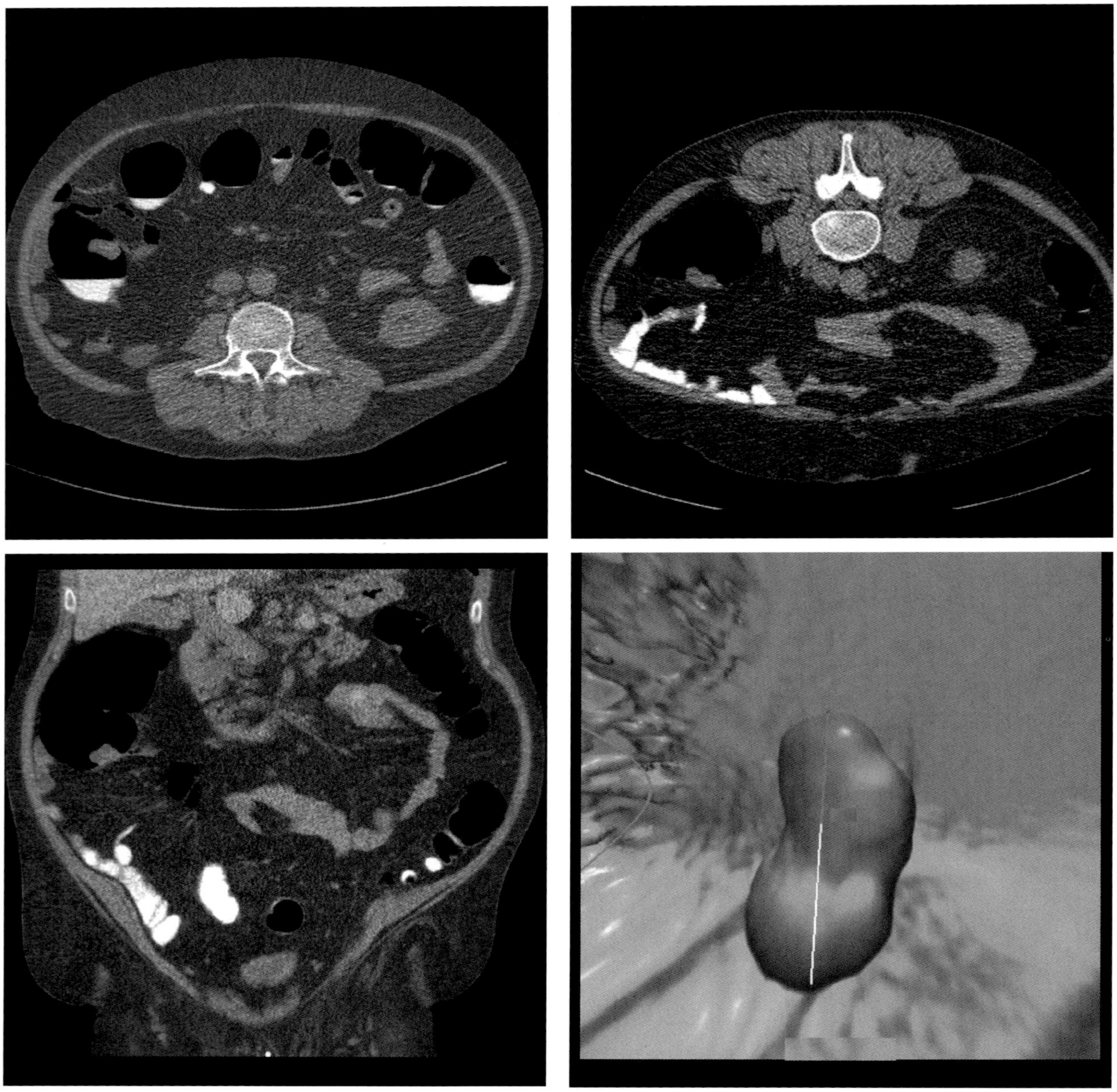

A B C D

临床表现

患者，男性，65岁，行CT结肠镜检查，以筛查结肠癌。

影像学表现

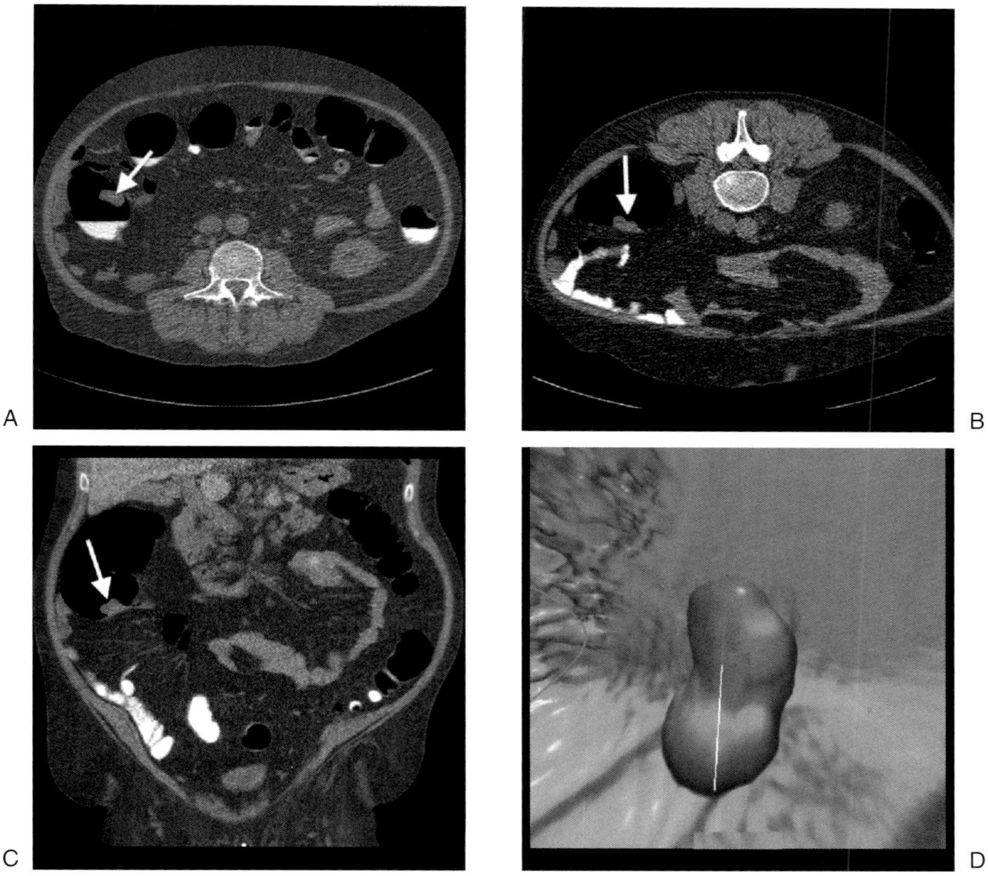

(A)仰卧位CT结肠成像显示升结肠区域有一个带蒂息肉(箭头所示)。息肉没有对比剂覆盖。(B)俯卧位CT结肠成像显示息肉状肿块位置移动,平贴于结肠壁(箭头所示)。(C)冠状位CT结肠成像显示源自结肠壁的息肉(箭头所示)。(D)结肠腔内观显示息肉状肿块。

鉴别诊断

• **管状绒毛状腺瘤**:具有管状和绒毛状成分的结肠息肉类型。

• 锯齿状腺瘤:贯穿整个腺体、呈锯齿状的息肉。

• 管状腺瘤:由小的圆形或管状细胞组成的小的带蒂息肉。

• 绒毛状腺瘤:被细长绒毛覆盖的大而无蒂的息肉。

知识点

• 当进行CT结肠成像时,需要适当的结肠准备,以便准确解读图像。

• 口服对比剂被用于标记。

• 适当的结肠充气至关重要。

• 图像解读应包括主要的二维阅片和腔内视图。

• 应记录病灶大小、节段位置和形态(无蒂、有蒂、扁平肿块)。

其他影像学表现

• 在某些情况下,可以使用双重对比剂钡灌肠造影,但其有明显的缺点,包括敏感性低于CT结肠成像(39%~56%)。

经验(✓)和教训(✗)

✓ 恰当的患者准备、清洁和标记是CT结肠成像的重要组成部分。

影像学表现

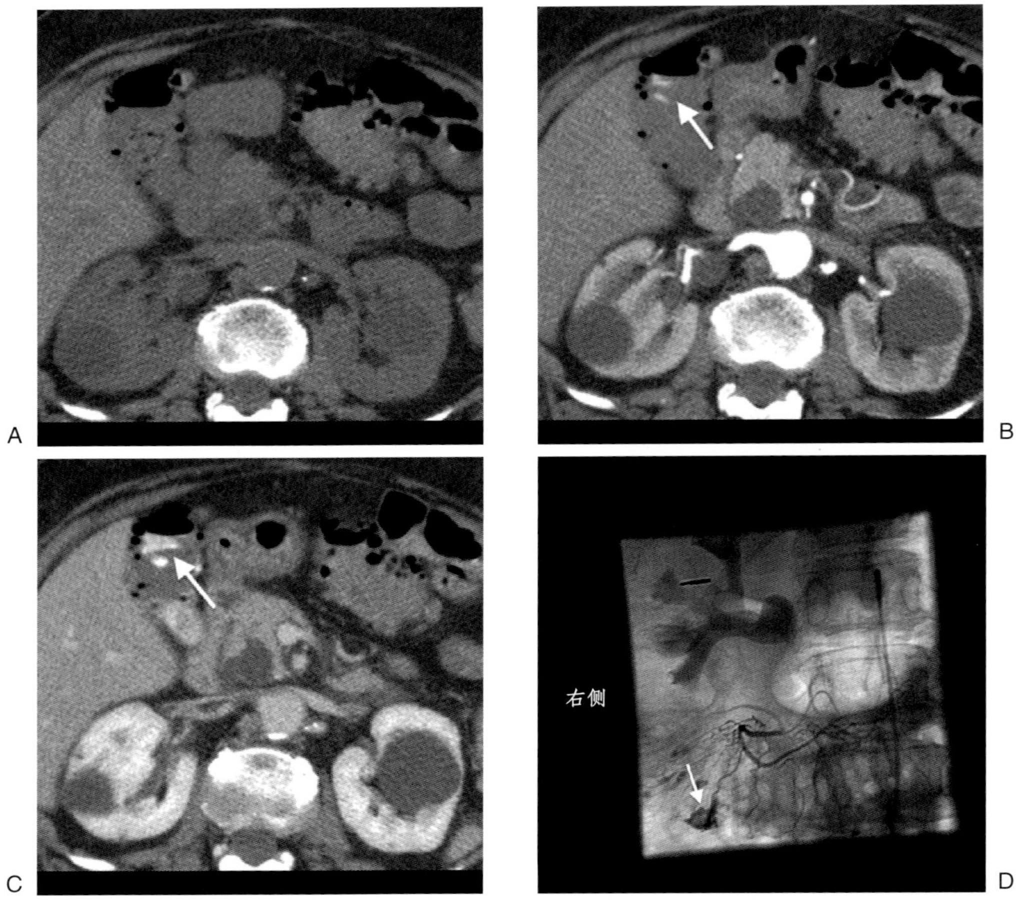

(A)轴位CT平扫图像显示广泛的结肠憩室病。(B)轴位CT动脉期图像显示结肠中局灶性对比剂外渗(箭头所示)。(C)轴位CT静脉期图像显示结肠腔内渐进性对比剂外渗(箭头所示)。(D)肠系膜血管造影显示结肠活动性出血,与CT图像上的发现相对应(箭头所示)。

鉴别诊断

• **结肠出血**:结肠动脉或静脉出血。

知识点

• 结肠出血最常见的原因是憩室出血(30%)、痔疮(14%)、缺血(12%)和炎症性肠病(9%)。

• 进行三期CT血管造影(CTA),包括平扫、动脉期和门脉期。

• 不使用口服对比剂,因为口服阴性对比剂可能会降低敏感性并延迟检查。

• 增强图像上,结肠出血表现为对比剂呈喷射状、漩涡状、圆形/椭圆形、混合状或云絮状。

其他影像学表现

• ^{99m}Tc闪烁显像可以使用基于硫胶体或红细胞的放射性药物进行,其对于出血非常敏感。然而,其缺乏解剖学信息。

经验(✓)和教训(✗)

✓ 出血后立即进行三期CT。出血可能会停止或间断,并导致阴性结果。

✓ 避免使用口服对比剂,因为这会延迟检查、不利于图像解读,并降低准确性。

✗ 肠段塌陷的黏膜强化表现可能类似于出血。

✗ 憩室中的高密度粪石不利于检测。

(李清 程悦 译)

病例73

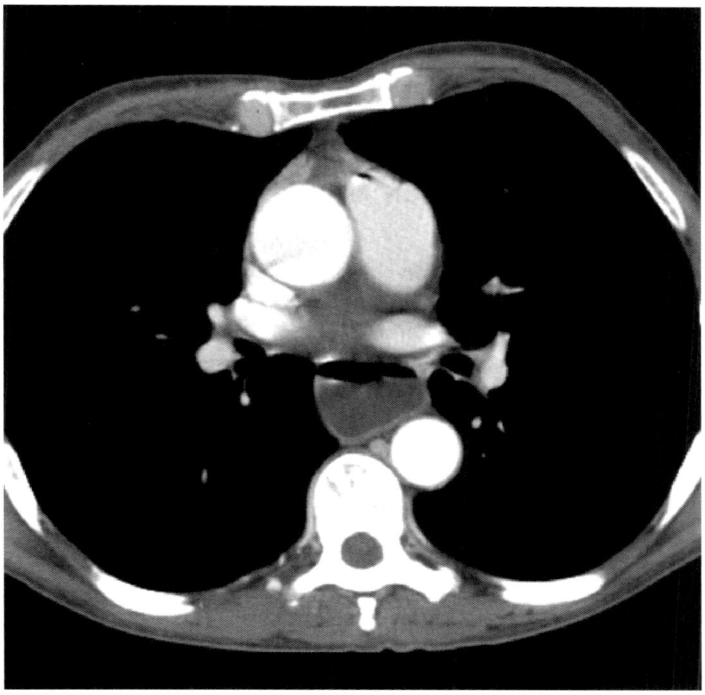
A

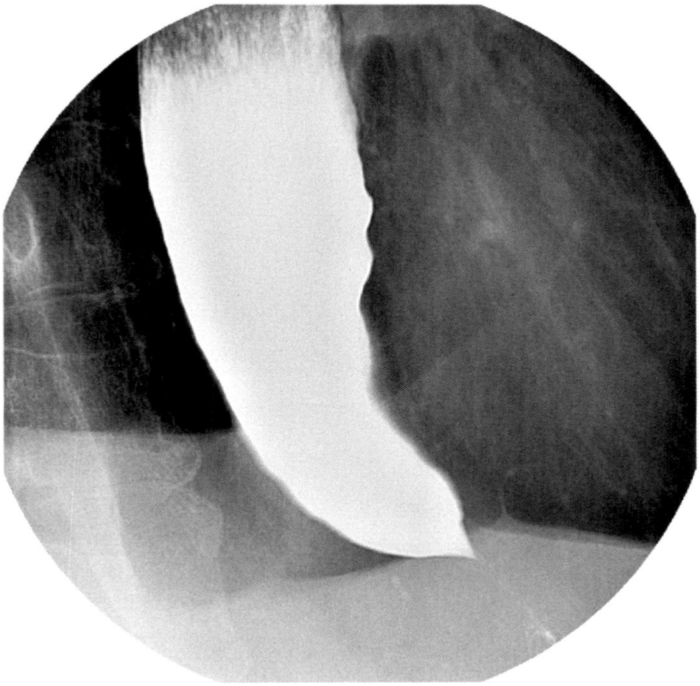
B

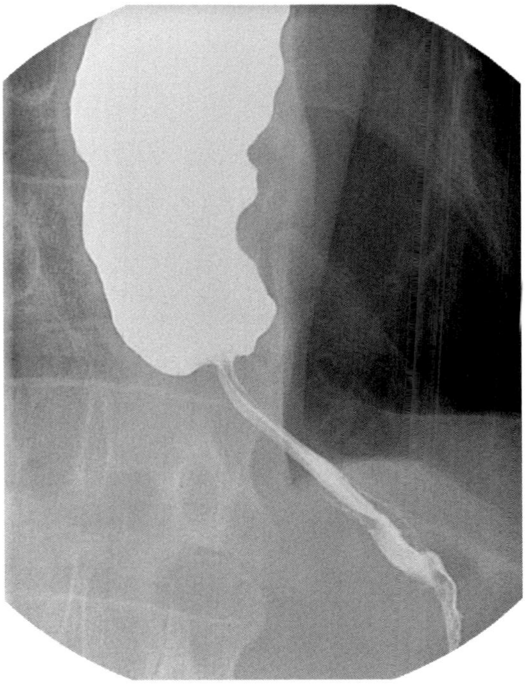
C

■ 临床表现

患者,男性,70岁,主诉固体和液体均吞咽困难,并伴有反流和胸痛。

影像学表现

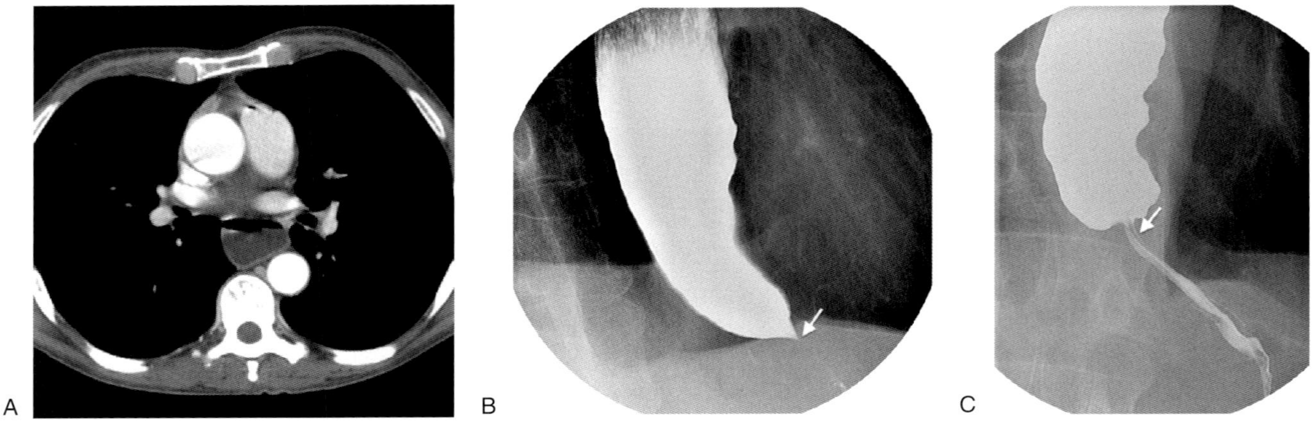

(A)轴位CT图像显示扩张的、充满液体的食管,壁薄。(B)钡餐造影显示食管扩张并逐渐变细(箭头所示)。(C)钡餐造影显示远端食管持续性光滑狭窄(箭头所示)。注意两侧被钡包围的中央透明区。

鉴别诊断

• **原发性食管贲门失弛缓症**:原发性食管运动障碍。

• 假性贲门失弛缓症(继发性贲门失弛缓症):由感染、恶性肿瘤或其他阻塞性肿块等原因引起的食管扩张。

知识点

• 原发性贲门失弛缓症是一种原发性食管运动障碍,据报道,90%的患者存在吞咽困难。

• 食管扩张并充满对比剂。

• "鸟嘴"征是其典型表现。

• 存在痉挛性收缩和蠕动,以及螺旋状外观,均有助于诊断。

• 充盈缺损或黏膜肿块,以及通过狭窄区域的钡剂不对称都提示恶性肿瘤。

• 继发性贲门失弛缓症的症状持续时间较短。恰加斯病是由原生动物克氏锥虫引起的感染,可导致贲门失弛缓症。

• 治疗方法是气囊扩张、注射肉毒杆菌毒素或肌切开术。

其他影像学表现

• 虽然横断面成像可以检测食管扩张,但最好通过食管钡餐造影来评估狭窄。

经验(✓)和教训(✗)

✓ 应获得多方位序列,以确保没有潜在的肿块。

✓ 狭窄段的"轨道"征提示原发性贲门失弛缓症。

✗ 阻塞的食管中的残渣可能会影响病变被检出。

✗ 长节段狭窄更可能发生于继发性贲门失弛缓症。

(李清 程悦 译)

病例74

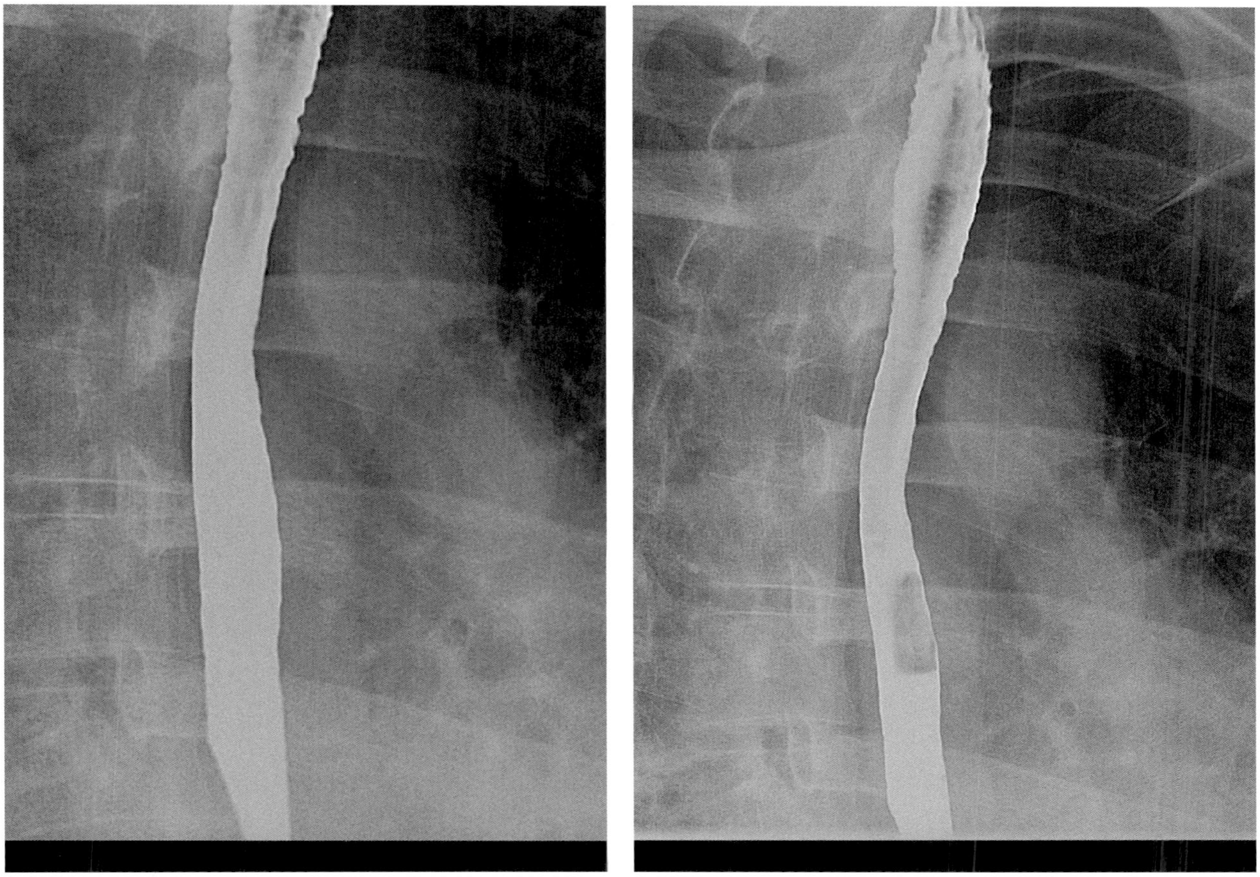

A B

临床表现

患者，男性，32岁，吞咽固体食物时出现吞咽困难。

影像学表现

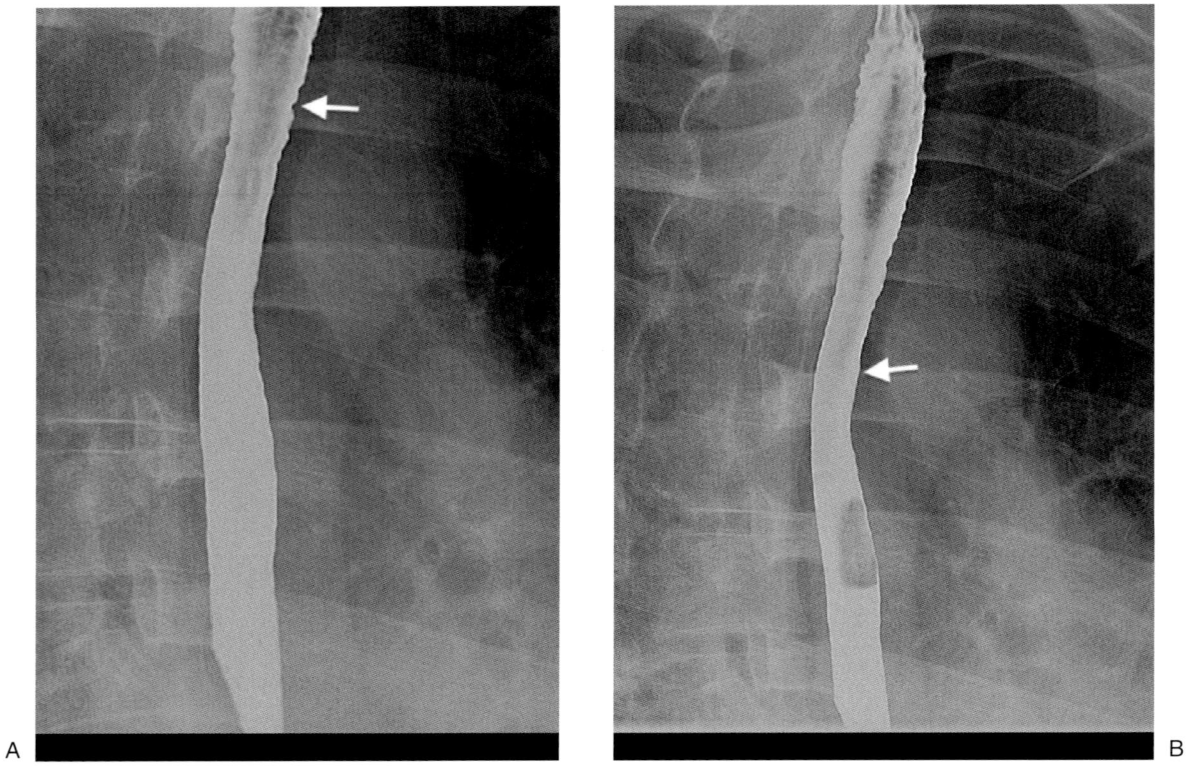

(A)双重对比钡剂食管造影显示清晰的环状影位于近端食管(箭头所示)。(B)双重对比钡剂食管造影显示食管狭窄伴近端环状影持续存在(箭头所示)。

鉴别诊断

• **嗜酸性食管炎**:与特发性反应相关的食管炎症性疾病。

• 慢性反流性食管炎:由胃肠道反流引起的炎症。

知识点

• 嗜酸性食管炎是食管的炎症,伴有食管黏膜嗜酸性浸润。

• 食管造影显示食管近端有多个同心圆环。

• 可能存在食管节段性狭窄和中段狭窄

• 食管口径弥漫性减小。

• 在鉴别狭窄方面,X线摄影比内镜检查更准确。

• 正常食管的最大直径为20mm,最小直径为15mm。

其他影像学表现

• 单对比钡剂检查在某些情况下可被用来记录食管狭窄情况,但可能无法显示黏膜情况。

经验(✓)和教训(✘)

✓ 评估食管持续性狭窄或变窄。

✓ 食管近端环状影可以在食管造影上持续出现。

✘ 非持续性的横向食管(猫科动物样食管)皱襞与反流性疾病有关。

✘ 长节段食管狭窄伴有纵向皱襞或网状狭窄可提示Barrett食管。

(刘晓斌 程悦 译)

病例75

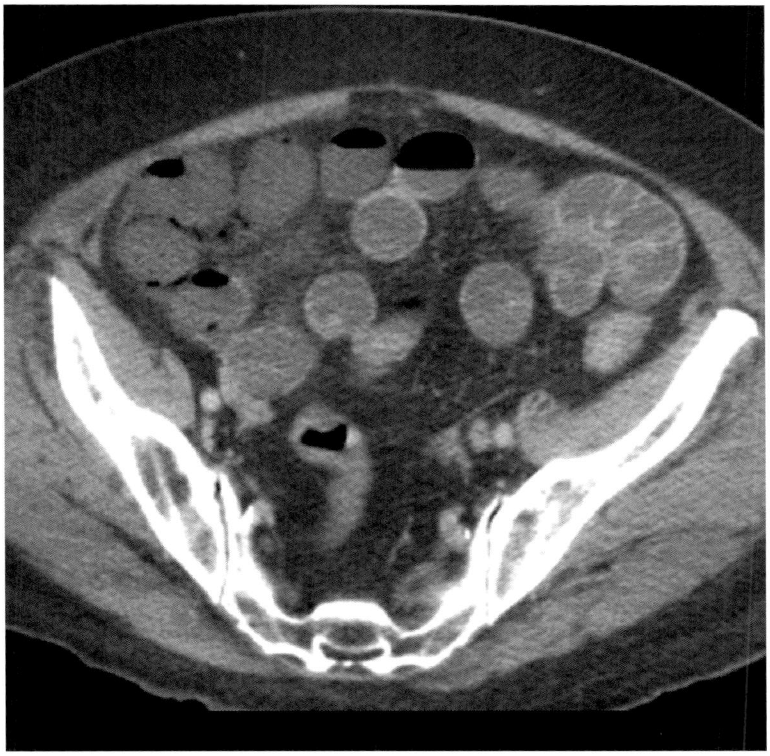

A

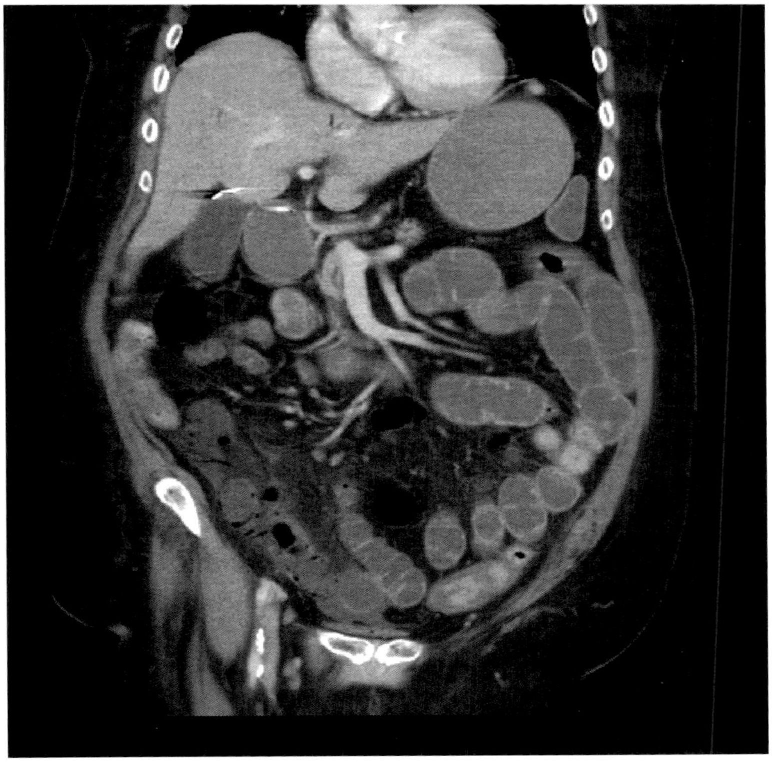

B

临床表现

患者,60岁,严重腹痛。

影像学表现

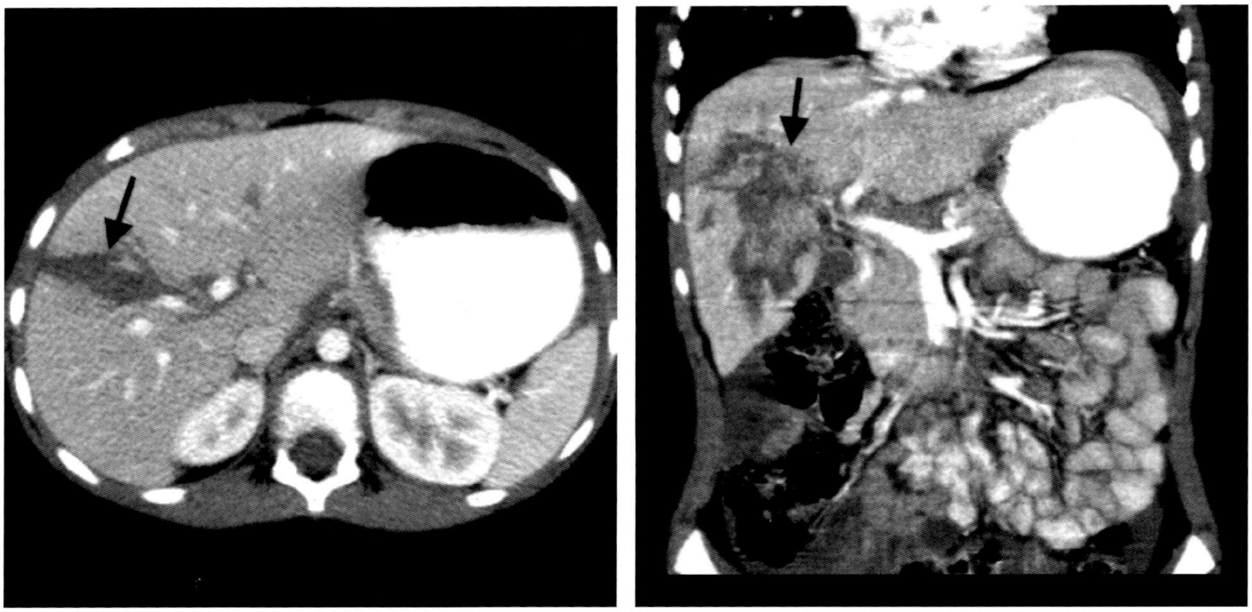
A B

(A)轴位增强CT图像显示血管裂伤自肝包膜延伸至肝门周围(箭头所示)。伤口深度>3cm,长度>10cm(Ⅲ级)。(B)冠状位增强CT图像显示裂伤向下延伸至肝右叶(箭头所示)。未出现活动性的对比剂外渗。

鉴别诊断

• **肝脏撕裂伤**:由钝器或穿透性外伤造成的肝脏损伤,可累及肝血管和胆管系统,并伴有活动性出血。

知识点

• 肝脏撕裂伤可由穿透伤或钝器伤引起。

• 美国创伤外科协会根据血管损伤和撕裂伤将器官损伤分为Ⅰ~Ⅴ级。

• Ⅰ级:包膜下血肿,累及10%的表面积;实质撕裂伤,深度<1cm;包膜撕裂。

• Ⅱ级:包膜下血肿,累及10%~50%的表面积;实质内血肿,直径<10 cm;撕裂伤深度为1~3cm,长度≤10cm。

• Ⅲ级:包膜下血肿,>50%的表面积;包膜破裂或实质血肿;实质内血肿>10 cm;撕裂伤深度>3cm;肝血管损伤或肝实质内活动性出血任何损伤。

• Ⅳ级:实质损伤累及25%~75%的肝叶;活动性出血超出肝实质、进入腹膜。

• Ⅴ级:实质损伤累及>75%的肝叶;肝旁静脉损伤包括肝后腔静脉和肝中央大静脉损伤。

其他影像学表现

• CT检查是创伤患者的首选影像学检查。

• 超声检查在诊断肝周积液、假性动脉瘤和血管损伤方面的作用有限。

经验(✓)和教训(✗)

✓ 创伤后假性动脉瘤可导致胆管出血。

✓ 适宜的对比剂团注和扫描时间对于评估活动性对比剂外渗和血肿是很重要的。

✗ 胆管损伤可能在最初的CT图像上显示不明显,需要进行随访检查明确。

✗ 手术干预不一定与较高的肝损伤评分相关。

(刘晓斌 程悦 译)

病例77

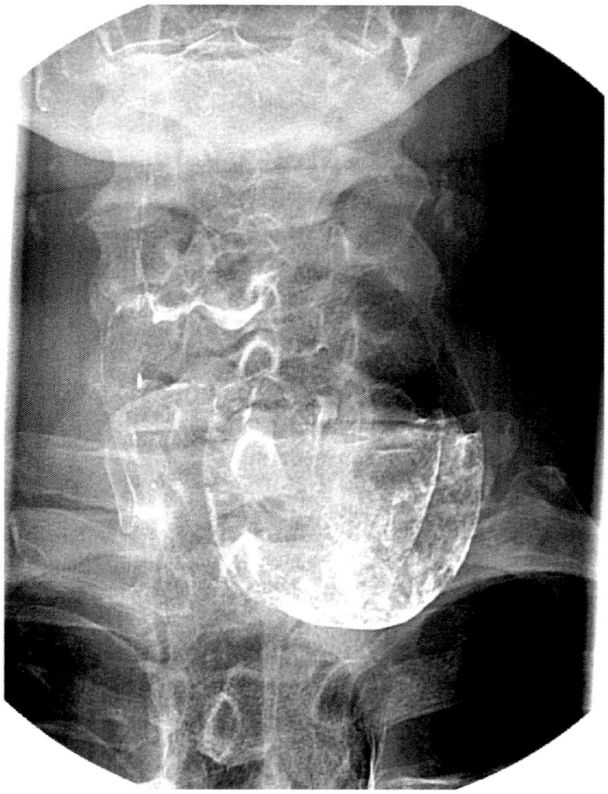

A

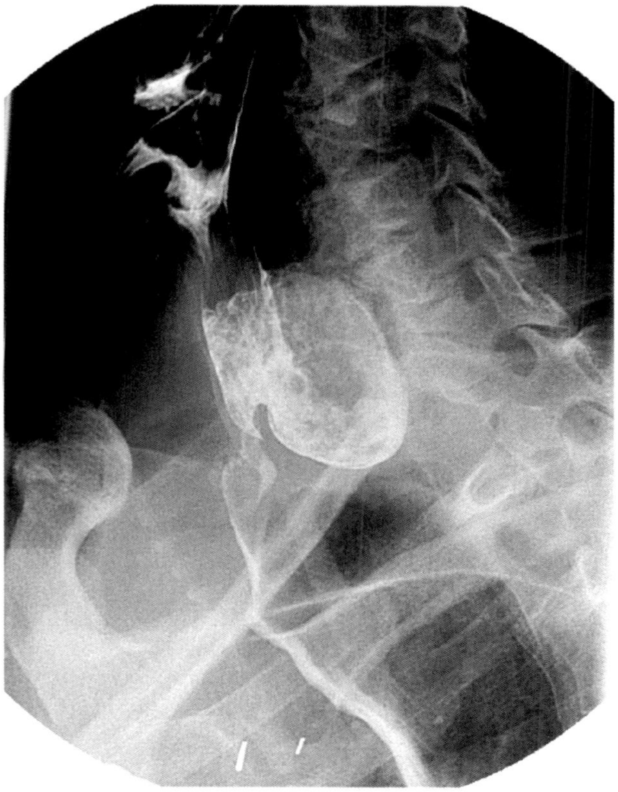

B

临床表现

患者,老年男性,伴咽球症、吞咽困难和口臭。

影像学表现

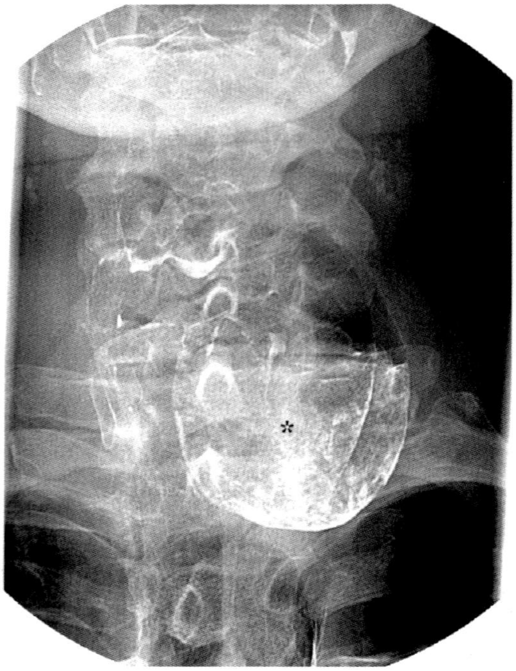

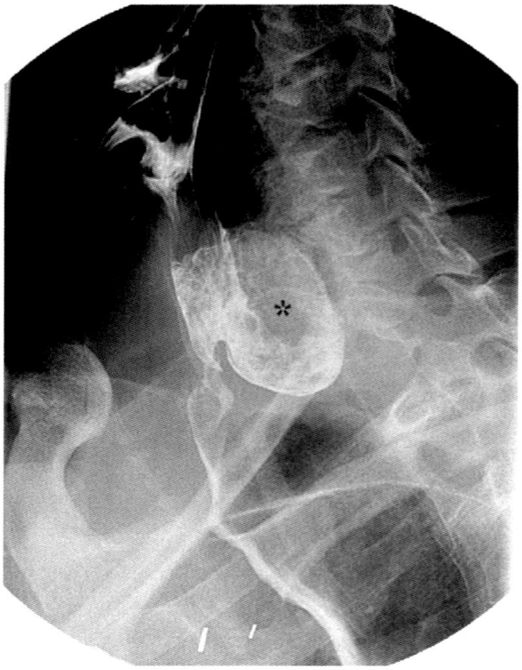

(A)气-钡双重对比食管造影前后位片显示下咽水平巨大、光滑的外凸囊袋影,含有半固态胃石(星号所示)。(B)气-钡双重对比食管造影侧位片显示该憩室压迫食管(星号所示)。

鉴别诊断

• **Zenker憩室**:环咽肌上方的食管假憩室。

• Killian-Jamieson憩室:典型的小的前外侧食管憩室,位于C5~C6水平。

知识点

• Zenker憩室是上消化道最常见的憩室。

• Zenker憩室是一种搏动性假性憩室,导致咽黏膜和黏膜下层突出于咽下缩肌(甲咽肌)和环咽肌的横向纤维之间。

• Zenker憩室通常位于中线或中线偏左(正位片),向后下方延伸(侧位片)。

• Zenker憩室向后压迫食管。

其他影像学表现

• 钡餐食管造影是最佳的筛查方法,具有动态、易操作和准确性高等特点。

经验(✓)和教训(✘)

✓ 食管造影需要获得前后位和侧位图像。

✓ Zenker憩室与食管蹼有关。

✘ 突出的环咽肌可能与憩室表现类似。

✘ 不进行食管造影可能会漏诊小憩室或者一过性的充盈或非充盈外凸囊袋。

(张晓东 程悦 译)

病例78

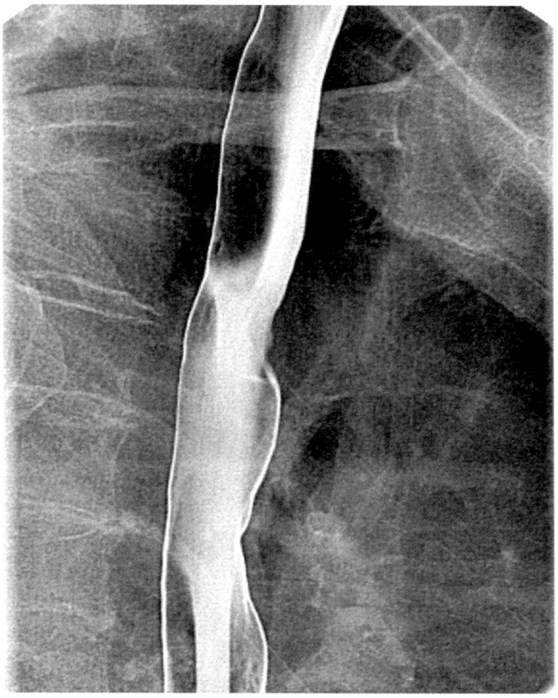
A

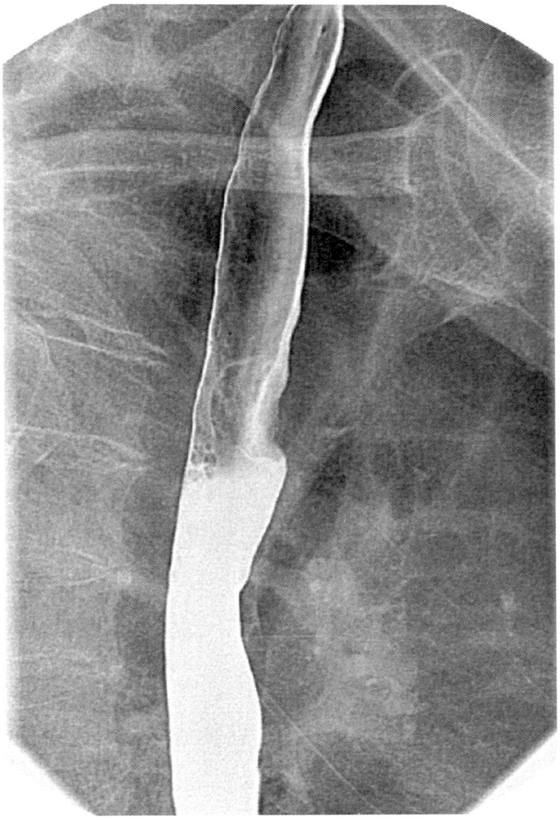
B

■ 临床表现

患者,女性,70岁,吞咽困难。

影像学表现

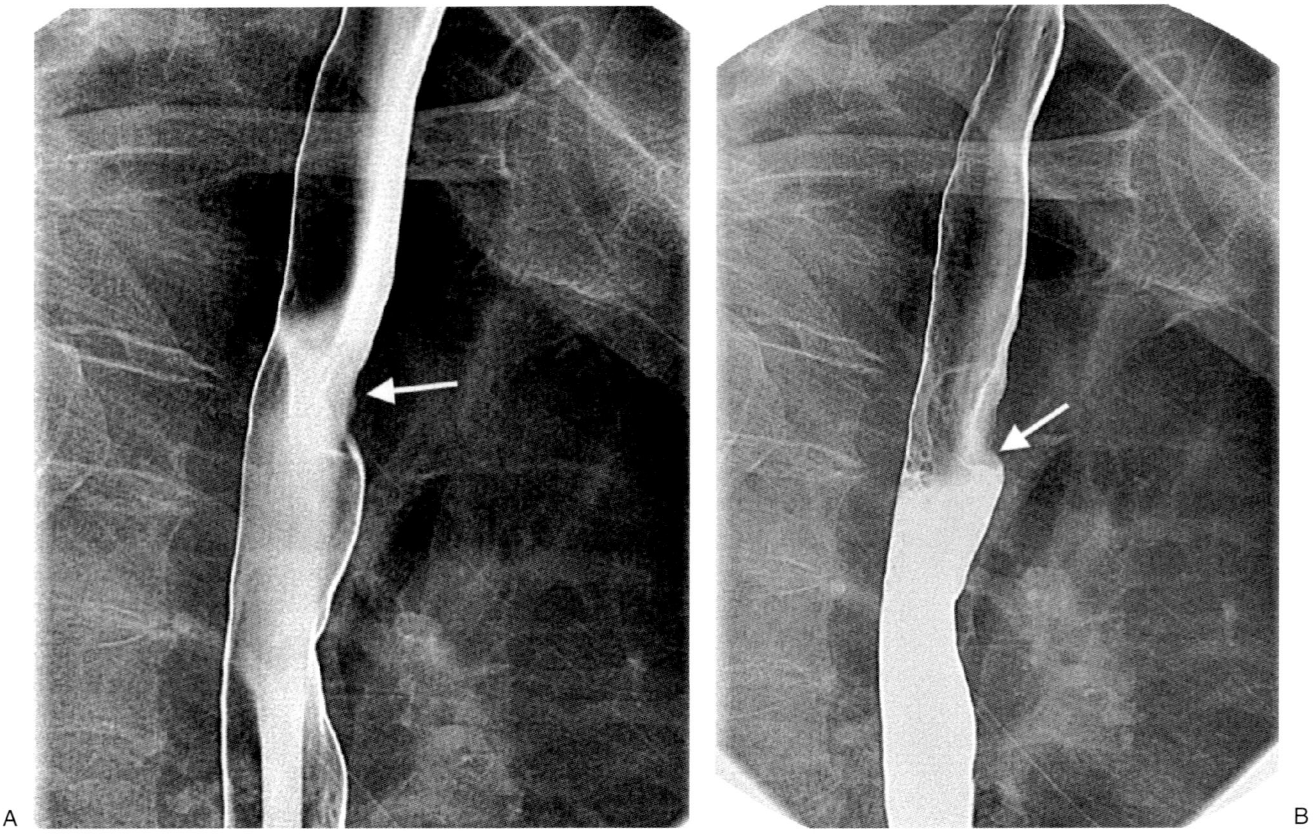

(A)气-钡双重对比食管造影显示上段食管黏膜病变伴溃疡(箭头所示)。注意局部不对称性狭窄,近端边缘逐渐变窄。(B)气-钡双重对比食管造影可见轮廓不规则的黏膜肿物(箭头所示),远端边界突出。

鉴别诊断

- **食管癌**:源于食管黏膜的癌症。
- 食管狭窄:食管黏膜溃疡导致狭窄。

知识点

- 钡餐食管造影是一种评估可疑食管阻塞的价格低廉、相对准确的方法。
- 恶性食管狭窄的特点包括:不对称性狭窄、边缘明显突起、轮廓不规则,以及结节样或溃疡性黏膜表面。
- 良性狭窄的特点包括:对称性狭窄,边缘逐渐变窄、轮廓光滑及黏膜表面光滑。
- 需要行CT或PET-CT检查来分期,因为食管癌早期可能发生淋巴结转移。

其他影像学表现

- CT对食管黏膜小病灶的检查效果不佳。

经验(✓)和教训(✘)

✓ 行正位和侧位气-钡双重对比食管造影是必要的。

✓ 应用钡剂有助于测量管径。

✘ 单对比食管造影或者食管扩张不佳可能漏诊黏膜病变。

✘ 观察胃食管病变需要增加右侧卧位片。

(张晓东 程悦 译)

病例79

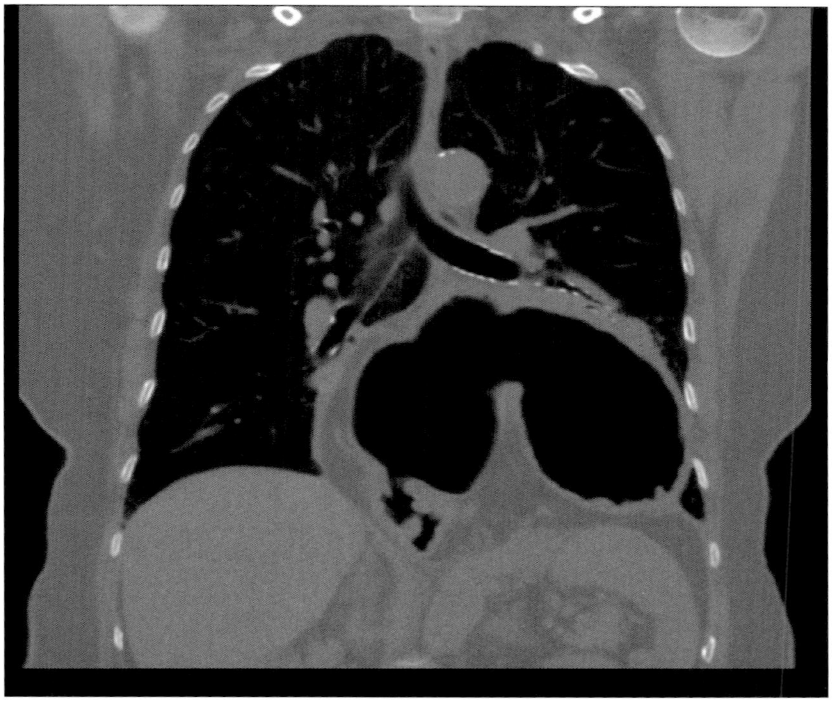

A

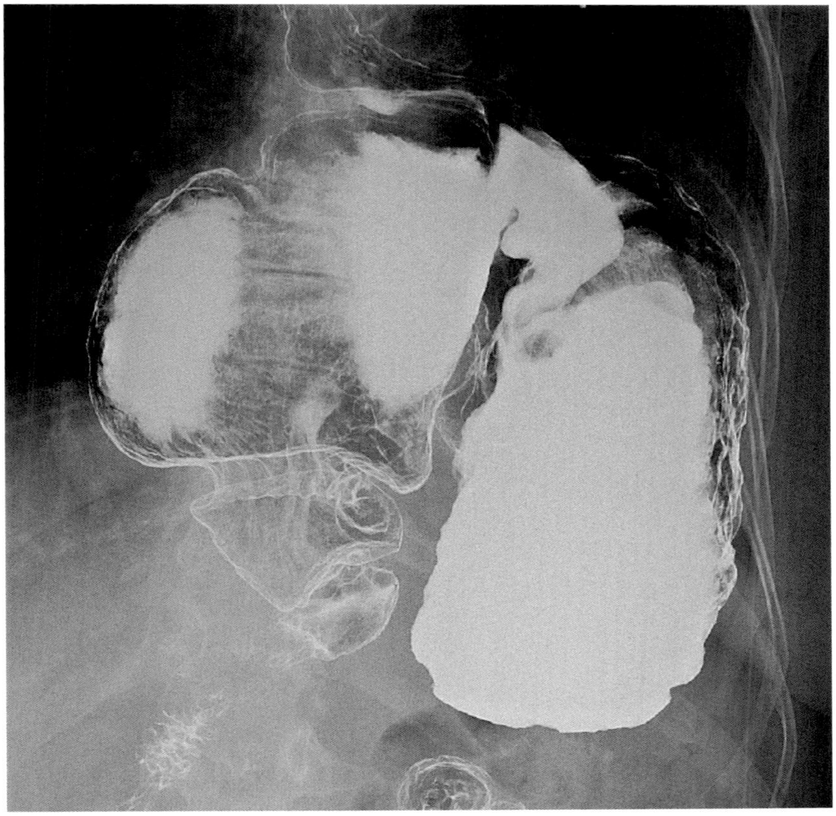

B

■ 临床表现

患者,老年女性,胸部和腹部疼痛。

影像学表现

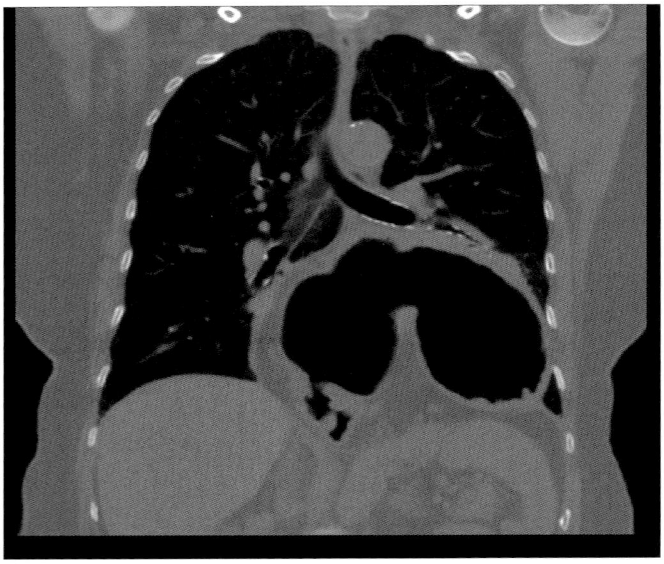
A

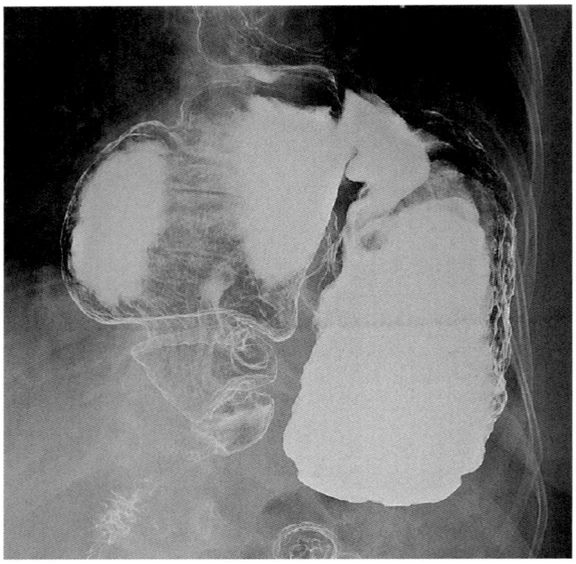
B

(A)冠状位CT图像显示膈膨升、胸腔胃。胃窦和幽门向上翻转,胃底向下翻转。(B)双重对比上消化道造影可见胸腔胃伴器官轴扭转。

鉴别诊断

- **器官轴胃扭转**:沿胃长轴扭转。
- 网膜轴胃扭转:沿胃短轴扭转。
- 混合型:器官轴和网膜轴扭转。

知识点

- 对于器官轴胃扭转,胃窦和幽门向前上方翻转,胃底向后下方翻转。
- 50多岁人群好发。
- 约60%的胃扭转为器官轴胃扭转,伴发食管旁疝和膈膨升。
- 扭转超过180°可能伴发坏死和穿孔。

其他影像学表现

- 钡餐上消化道造影是诊断胃扭转的准确方法(80%)。
- CT检查可清晰显示胃的解剖结构和相关并发症,有助于评估胃扭转。

经验(✓)和教训(✗)

✓ 器官轴胃扭转常伴发膈疝或膈膨升。

✓ 冠状位CT图像和鼻胃管的位置能协助诊断。

✗ 慢性胃扭转的胃位置改变可能导致梗阻。

✗ 早期胃缺血较难被发现。

(张晓东 程悦 译)

病例80

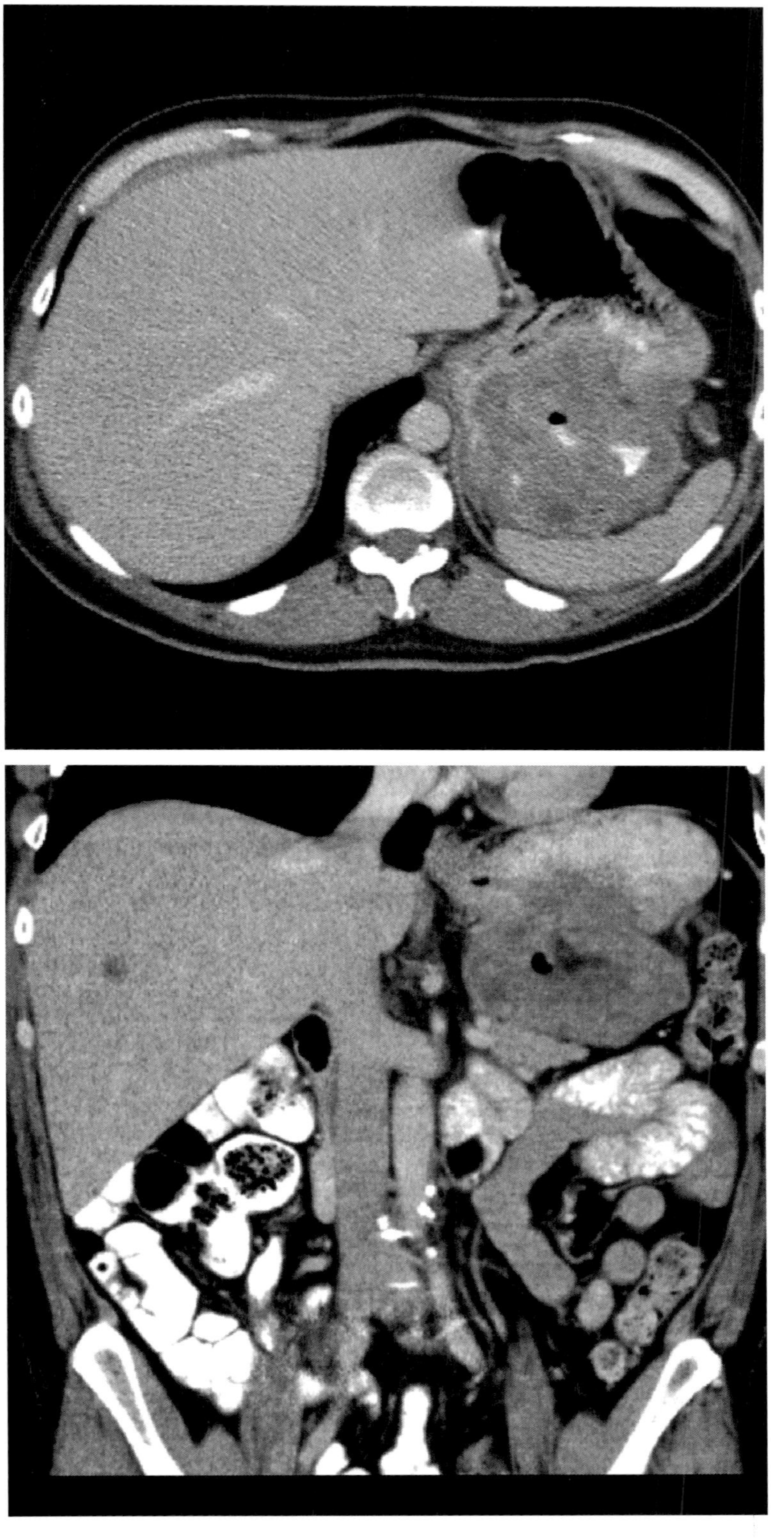

A

B

临床表现

患者,男性,72岁,体重减轻伴贫血。

影像学表现

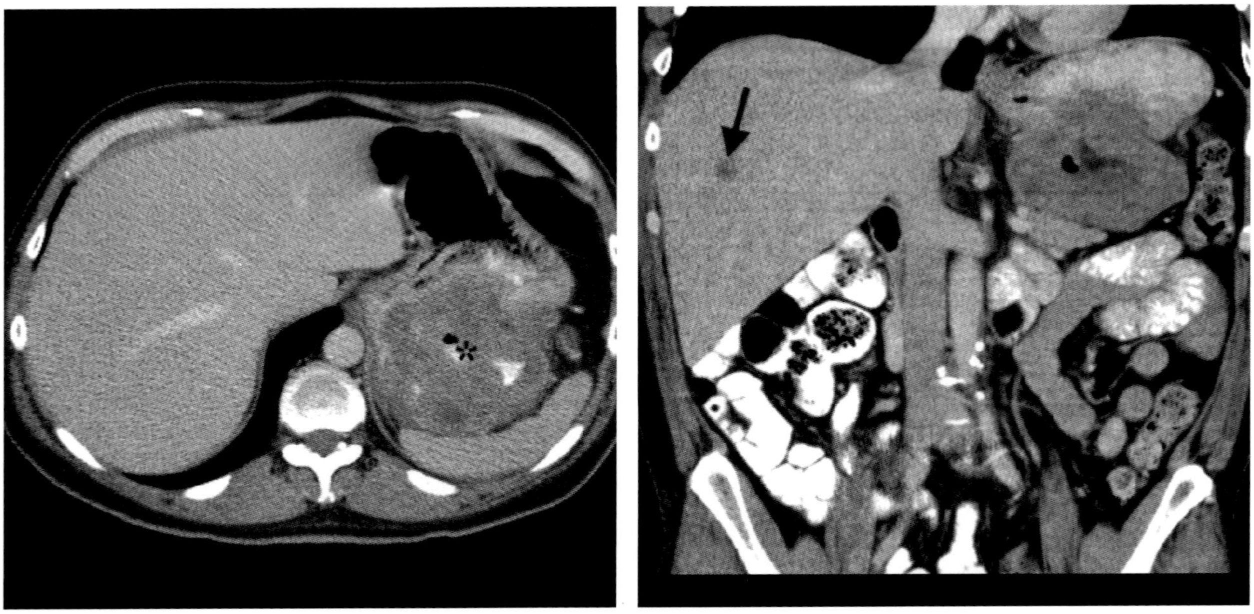

A B

(A)轴位CT图像显示胃内巨大的部分坏死的肿块，中央坏死，可见口服对比剂填充(星号所示)。(B)冠状位CT图像显示胃肿块和肝内局灶性病变(箭头所示)。注意肿块的位置、与腔内的关系及外生性成分。

鉴别诊断

- **胃肠道间质瘤(GIST)**:罕见的胃间叶性肿瘤。
- 胃腺癌:起源于胃黏膜层的癌症。

知识点

- GIST占胃肠道间叶性肿瘤的90%,占所有胃恶性肿瘤的2%~3%。
- 出血、坏死、囊变常见，表现为局灶性低密度影。
- <2cm的胃GIST没有或有极低恶性倾向。
- 起源于胃的GIST的预后较好。
- 由于压迫性坏死，局灶性溃疡很常见。
- 转移最常见于肝和腹膜。

其他影像学表现

- 磁共振小肠造影(MRE)和上消化道钡餐造影可被用于评估胃肿块。当单纯的外生性肿物没有溃疡时，很可能在上消化道钡餐造影中无法显示。

经验(✓)和教训(✗)

✓ 胃内大的圆形肿块伴坏死是GIST的特点。

✓ 注意寻找肝和腹膜转移灶，因为这些部位的转移灶常见。

✗ 当胃未充盈时，GIST有时很难被发现。

✗ 其他很多类型的胃间叶性肿瘤，如平滑肌瘤、神经鞘瘤、血管瘤、炎性肌纤维母细胞瘤和类癌的表现均与GIST相似，通过影像学无法区分。

(于静 程悦 译)

病例81

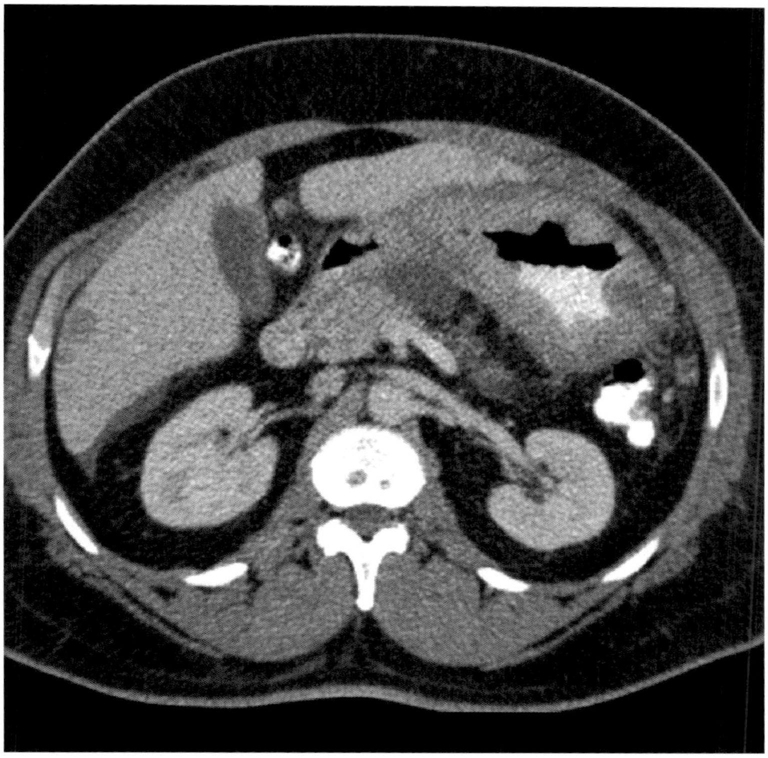

A

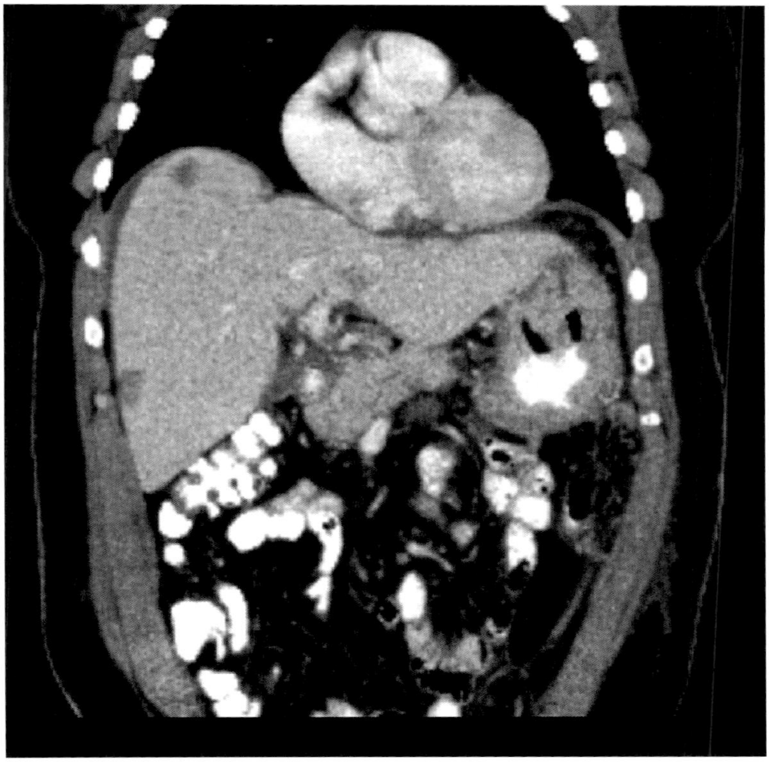

B

■ 临床表现

患者，男性，65岁，体重减轻伴贫血。

影像学表现

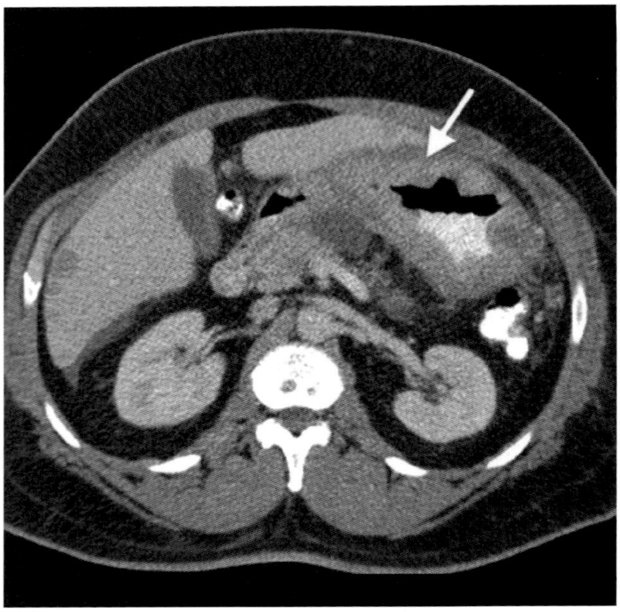
A

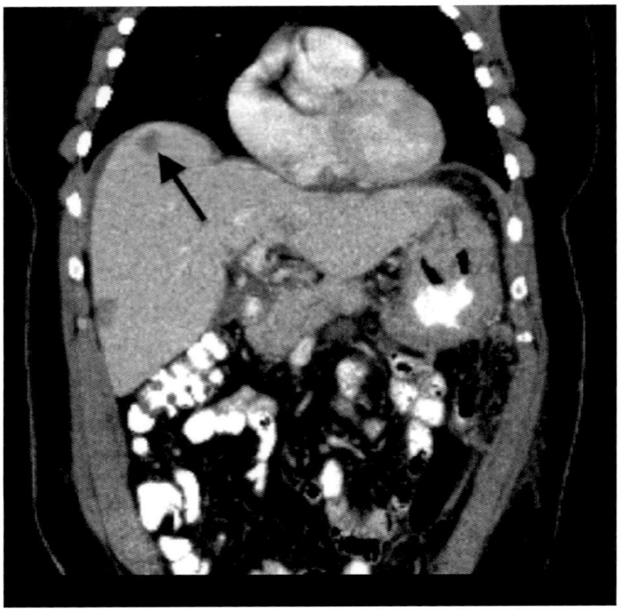
B

(A)轴位增强CT图像显示胃壁弥漫性增厚,伴左上腹腹膜结节和肝内病灶(箭头所示)。(B)冠状位增强CT图像显示胃窦壁增厚和肝内多发性病变(箭头所示)。

鉴别诊断

- **胃癌**:起源于胃黏膜层的恶性肿瘤,大多数胃癌是起源于黏液细胞的腺癌。
- 胃淋巴瘤:原发性胃淋巴瘤包括胃黏膜相关淋巴样组织淋巴瘤或弥漫大B细胞淋巴瘤。

知识点

- 胃癌的影像学表现取决于其形态学类型:息肉状、蕈伞状、溃疡性和浸润性(Borrmann Ⅰ ~ Ⅳ型)。
- 对于透壁病变,浆膜轮廓模糊。
- 胃癌通过肝胃韧带转移至肝,通过胃结肠韧带转移至结肠,通过小网膜囊转移至胰腺。
- 在60%的贲门肿物中,远端食管会直接受累。
- 在约15%的胃窦病变中,十二指肠会受累。
- 胃癌常见淋巴结转移。

其他影像学表现

- PET-CT对于发现胃癌并对其进行分期非常有效,因为大多数病变都是FDG高摄取的。

经验(✓)和教训(✗)

✓胃适度充盈有利于黏膜病变的检出。

✓ 胃周脂肪浸润或浆膜轮廓模糊提示为透壁病变。

✗ 胃溃疡和胃炎的表现可能与胃癌相似。

✗ 对远端胃窦和贲门的评估比较困难,因为这些部位通常不能充盈。

(于静 程悦 译)

病例82

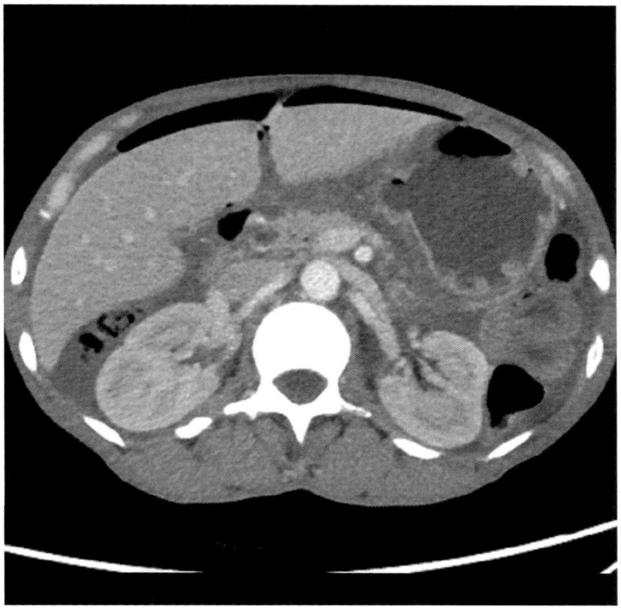
A

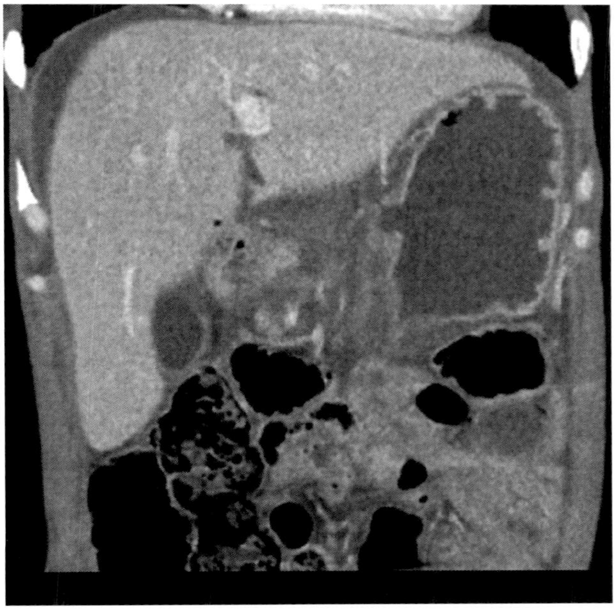
B

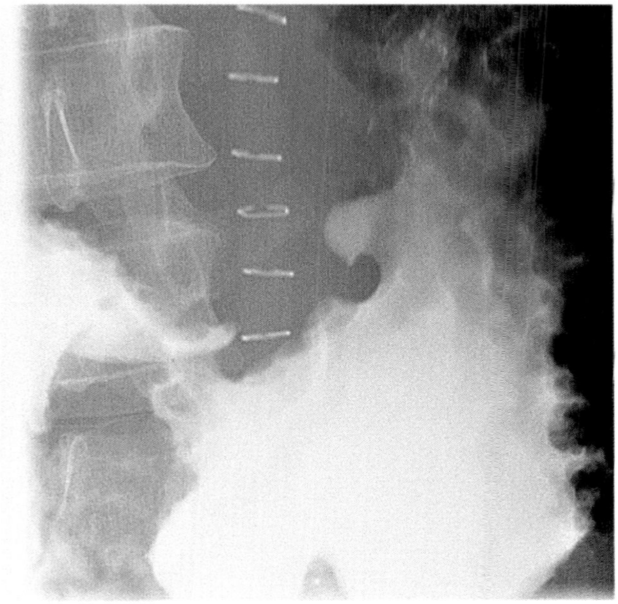
C

■ 临床表现

患者,45岁,有经静脉注射吸毒史,表现为腹部剧烈疼痛。

影像学表现

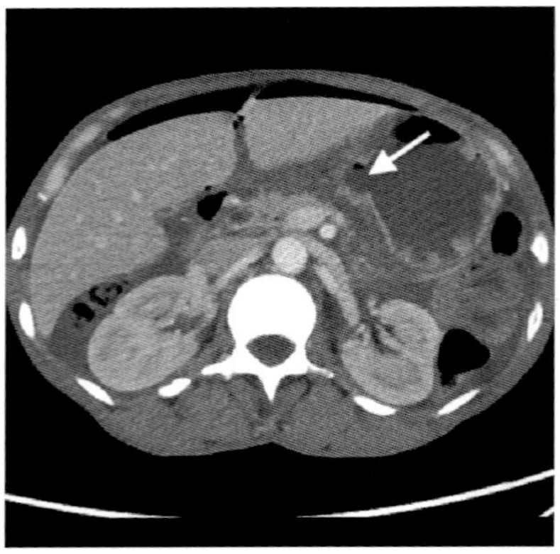

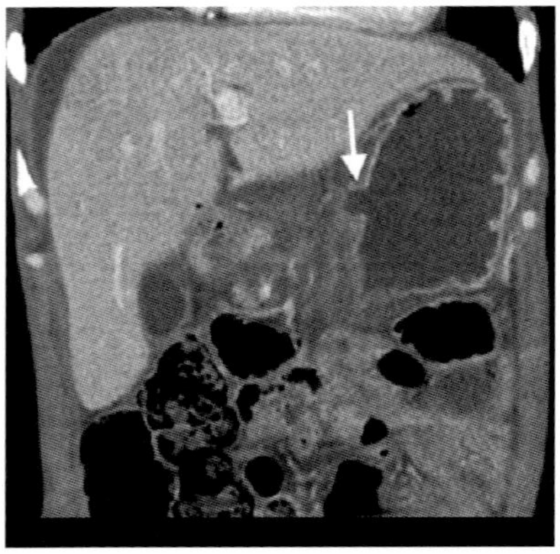

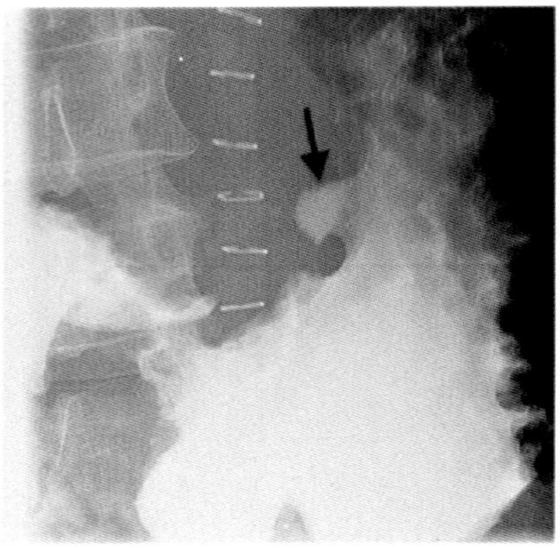

(A)轴位增强CT图像显示上腹部大量的游离气体和腹腔积液(箭头所示),沿胃小弯部可见局灶性黏膜溃疡。(B)冠状位增强CT图像显示胃小弯边界清晰的溃疡,伴黏膜下水肿(箭头所示),基底部光滑,边缘规则。(C)上消化道造影图像显示胃小弯局灶性溃疡,位于胃黏膜表面的深面(箭头所示)。

鉴别诊断

- **良性胃溃疡**:由胃酸导致的黏膜溃疡。
- 恶性胃溃疡:溃疡性胃癌,溃疡性腺癌常见。

知识点

- 消化性溃疡的危险因素包括幽门螺杆菌感染、使用非甾体抗炎药、吸烟、生理应激。
- CT图像上,良性胃溃疡的黏膜下脂肪层保留。
- 良性胃溃疡边缘光滑、形态规则,甚至基底部边界清晰,边缘规则,黏膜皱襞逐渐变细,向溃疡聚集。

其他影像学表现

- 上消化道造影显示,良性胃溃疡突出于胃黏膜,具有光滑的溃疡颈,黏膜皱襞较厚,辐射状延伸至溃疡基底部。

经验(✓)和教训(✗)

✓ 黏膜下脂肪保留是良性溃疡的征象。

✓ 胃黏膜深部光滑的溃疡不伴肿块是良性溃疡的征象。

✗ 约6%的胃溃疡是恶性的,需要行内镜随访。

✗ 胃收缩伴胃壁增厚呈低密度,可能会被误诊为消化性溃疡。

(于静 程悦 译)

病例83

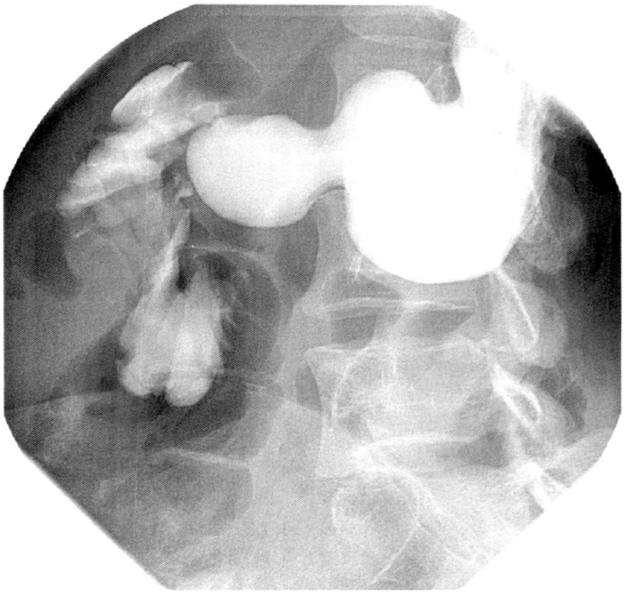
A

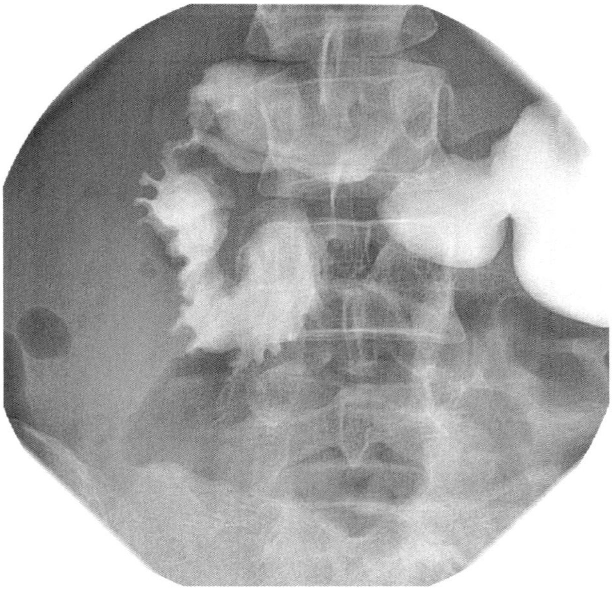
B

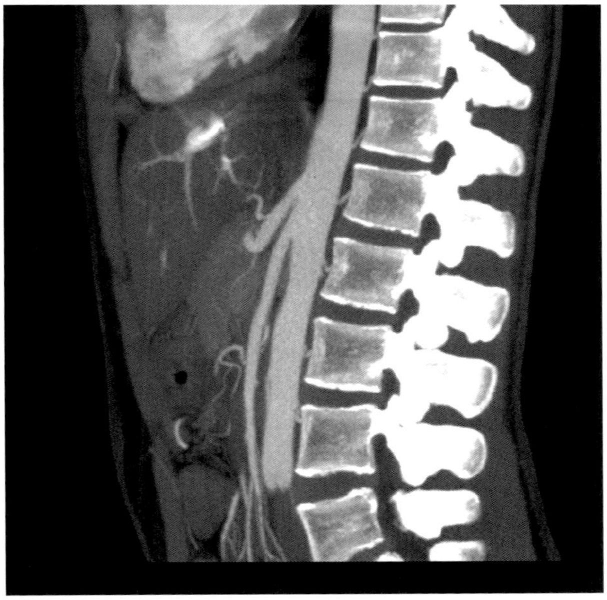
C

■ 临床表现

患者,女性,39岁,餐后疼痛,体重减轻。

影像学表现

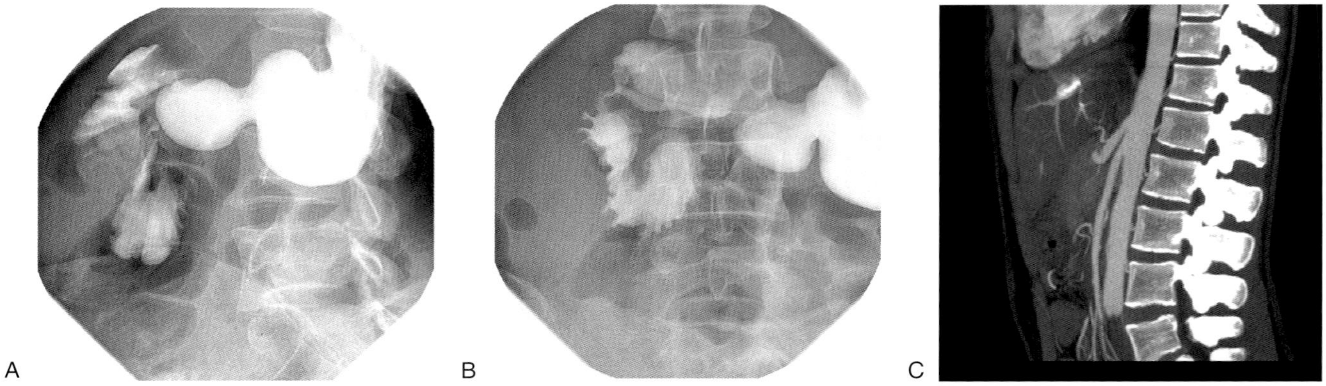

(A)钡餐造影检查显示中线区十二指肠扩张良好。(B)钡餐造影检查显示十二指肠水平部呈“刀切”征。动态荧光透视图像显示在梗阻部位近端,对比剂反蠕动流动。(C)矢状位CT血管造影图像显示主动脉与肠系膜上动脉夹角狭窄,低位肠系膜上动脉,导致肠系膜上动脉(SMA)压迫十二指肠。

鉴别诊断

• **肠系膜上动脉(SMA)压迫综合征**:SMA压迫十二指肠水平部。

• 梗阻性十二指肠肿块:良性或恶性的十二指肠肿块阻塞十二指肠。

知识点

• SMA压迫十二指肠水平部,又被称为Wilkie综合征或Cast综合征。

• 患者主动脉与SMA夹角<22°;正常角度是25°~60°。

• 主动脉与SMA之间的距离减少到8~10mm;正常是10~28mm。

• 十二指肠由Treitz韧带悬吊;高度固定被认为是一个诱发因素。

• 可能是减重的后遗症,原因是肠系膜脂肪垫减少。

• 可能是脊柱侧弯矫正手术的后果,脊柱延长,主动脉肠系膜角缩小,导致SMA压迫。

其他影像学表现

• 矢状位CT图像被用于测量主动脉和SMA之间的角度和距离。

经验(✓)和教训(✗)

✓ 动态荧光透视成像应该被用于显示第一段十二指肠充盈情况。

✓ 患者取俯卧位或左侧卧位可减轻症状。

✗ 严重主动脉肠系膜夹角减小有时并不会产生压迫的征象。

✗ SMA压迫综合征是一种排除性诊断。其他疾病也可能引起相似症状。

(崔倩 郭瑜 译)

病例84

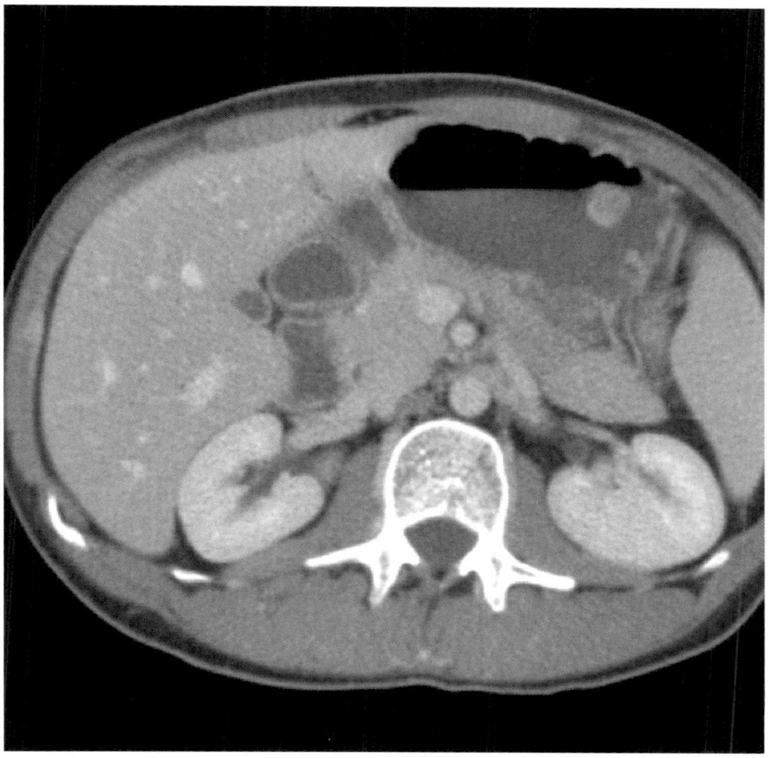

A

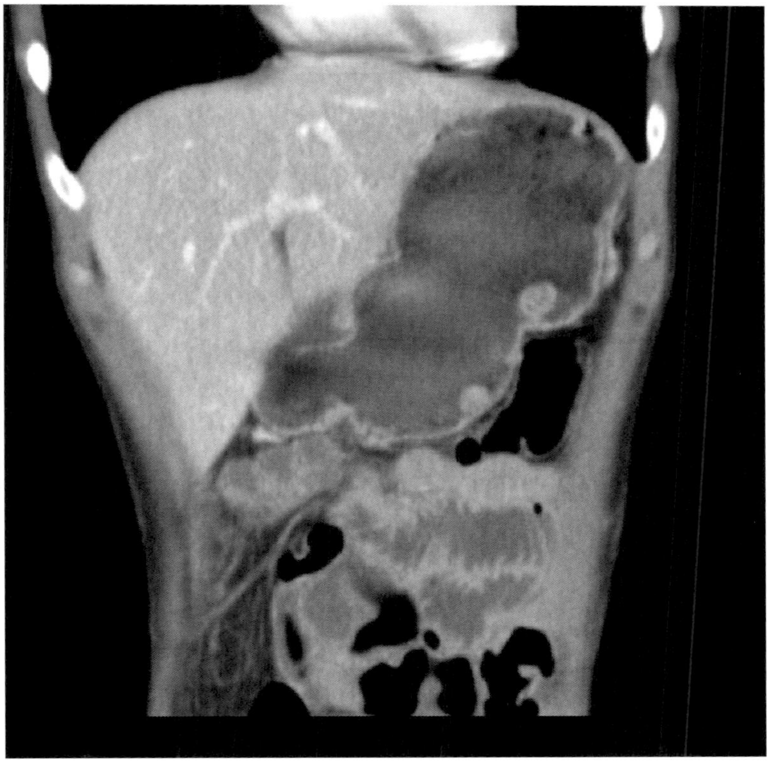

B

■ 临床表现

患者,年轻男性,有贫血病史,行小肠 CT 检查。

影像学表现

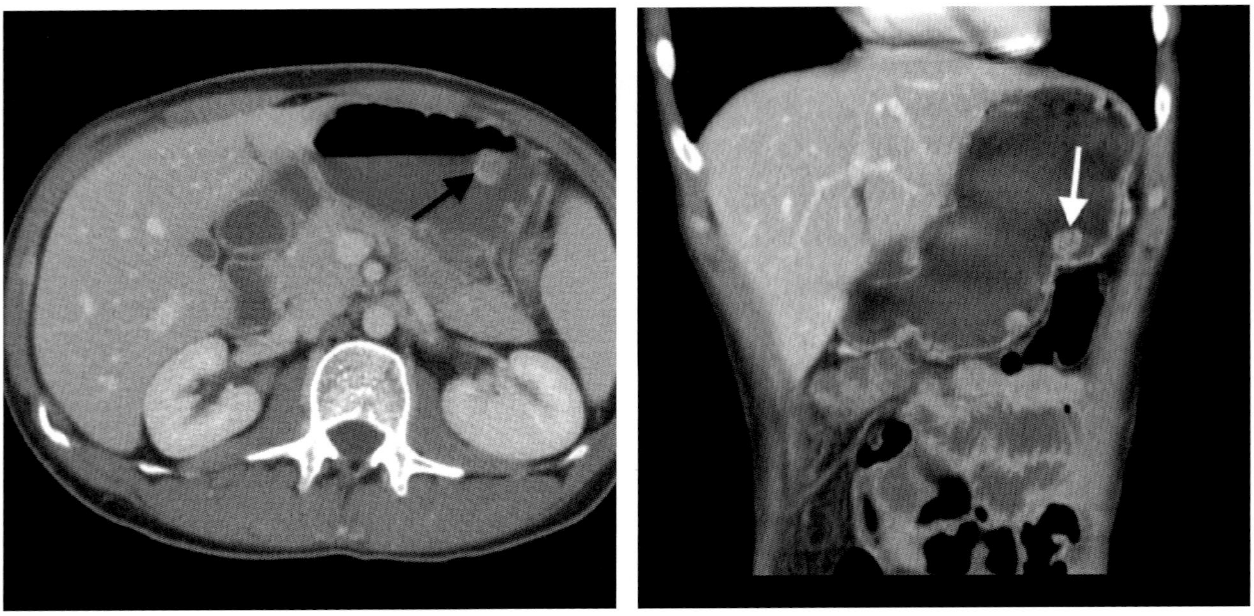

A B

(A)轴位增强CT图像显示胃体息肉(箭头所示)。(B)冠状位增强CT图像显示胃多发性息肉,邻近黏膜正常(箭头所示)。

鉴别诊断

• Peutz-Jeghers 息肉:常染色体显性遗传病,以错构瘤样息肉(Peutz-Jeghers 型)为特征。

• 家族性腺瘤性息肉病:常染色体显性遗传病,胃底腺息肉伴或不伴异型增生。

• 幼年性息肉病:常染色体显性遗传病伴错构瘤样息肉。

• Cronkhite-Canada 综合征(CCS):以错构瘤样息肉(幼年型)为特征的散发性遗传病。

• Cowden/PTEN 错构瘤肿瘤综合征:常染色体显性遗传病,以错构瘤性息肉为特征。

知识点

• Peutz-Jeghers 综合征(PJS)是一种常染色体显性遗传病。

• PJS 患者可能出现小肠息肉(64%)、结肠息肉(53%)和胃息肉(15%~30%)。

• 患者存在患各种恶性肿瘤的高风险,需要定期筛查。

• PJS 常伴有急性胃肠道出血、肠套叠和肠梗阻。

其他影像学表现

• 常用 MRE 和 CT 小肠灌洗术进行患者筛查。

经验(✓)和教训(✗)

✓ 使用中性对比剂行 CT 小肠造影和良好的肠扩张是识别息肉的基础。

✓ 仔细检查其他与 PJS 相关的胃肠道恶性肿瘤,如胃、小肠、胰腺、结肠和食管恶性肿瘤。

✗ 单纯的影像学检查不能排除特定息肉的恶性可能。

✗ 仅在一个平面上观察图像会漏诊与小肠皱襞相关的息肉。

(崔倩 郭瑜 译)

病例85

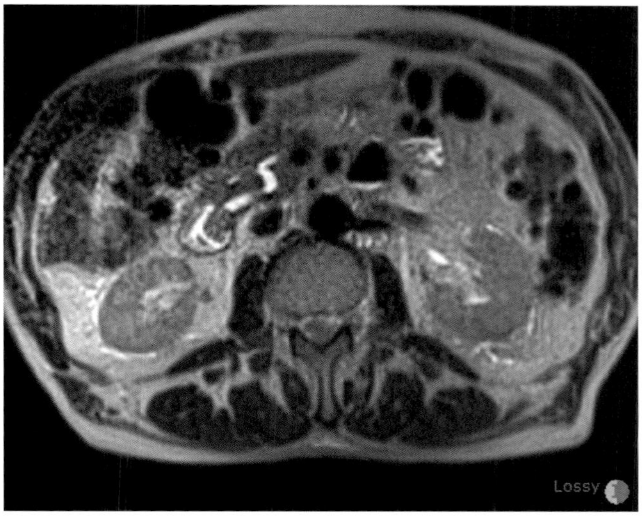

A

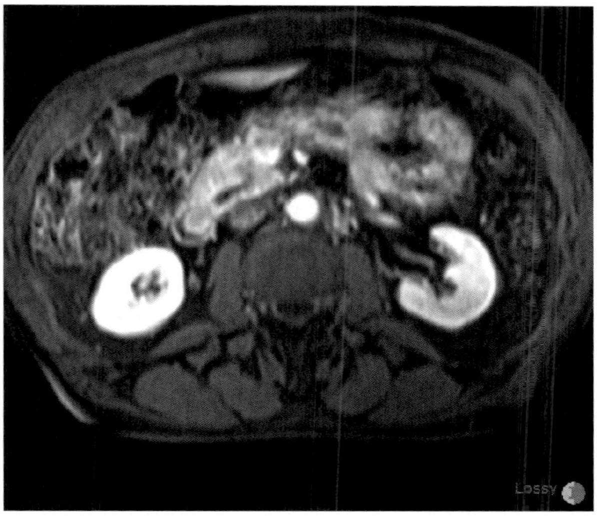

B

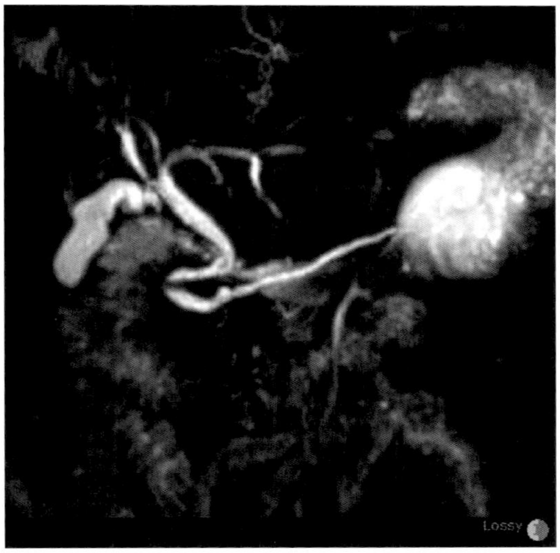

C

■ 临床表现

患者,80岁,伴有黄疸和体重减轻。

影像学表现

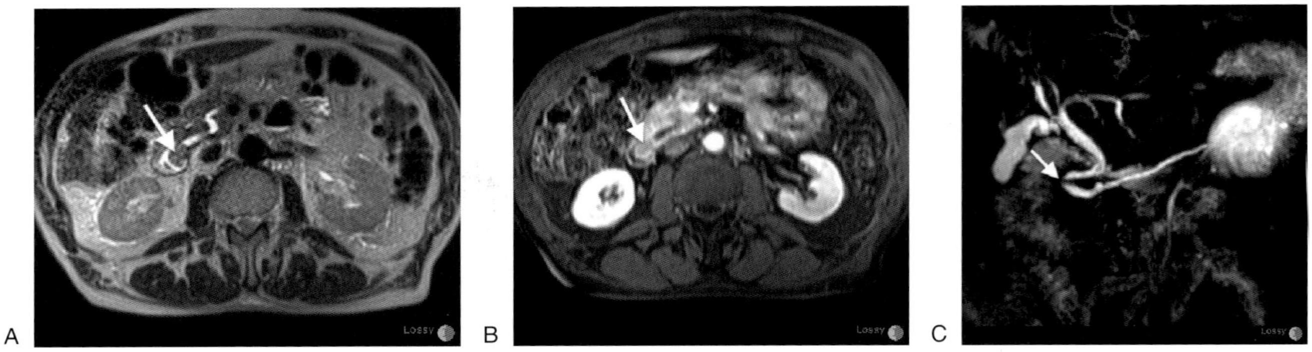

(A)轴位T2图像显示十二指肠壶腹水平处软组织肿块(箭头所示)。(B)轴位T1+增强FSPGR图像显示肿块在十二指肠壶腹处(箭头所示)。(C)冠状位T2 MRCP图像显示胆总管(CBD)和主胰管均阻塞在十二指肠水平部(箭头所示)。注意两个导管平滑变细,没有管腔内肿块。

鉴别诊断

- **壶腹癌**:位于壶腹部的肿块,位于Oddi括约肌包绕的十二指肠大乳头处。
- 胰腺癌:起源于胰腺的癌症,最常见的是腺癌。

知识点

- 大多数壶腹癌是源于壶腹的腺癌。
- 壶腹癌表现为乳头突起并伴有肿块(62%)。
- 远端CBD壁光滑。
- CBD扩张,下端突然变细。
- 肝内胆管扩张。
- 胰管可能扩张。
- 其预后优于壶腹周围肿物的预后。

其他影像学表现

- MRI图像显示在胰胆管连接处远端边缘有一个单发的结节状肿块,T2WI上呈低信号,并在使用钆对比剂后有强化。扩散加权成像在识别肿块方面有明显优势。
- MRCP图像显示明显的导管扩张和突然变细。

经验(✓)和教训(✗)

✓ 十二指肠扩张有助于发现壶腹和壶腹周围的肿块。

✓ CBD突然变窄是壶腹癌的征象。

✗ 壶腹癌和良性壶腹狭窄可引起十二指肠壁增厚。

✗ 壶腹周围肿块(如远端CBD胆管癌)的表现可能与壶腹癌类似。

(崔倩 郭瑜 译)

病例86

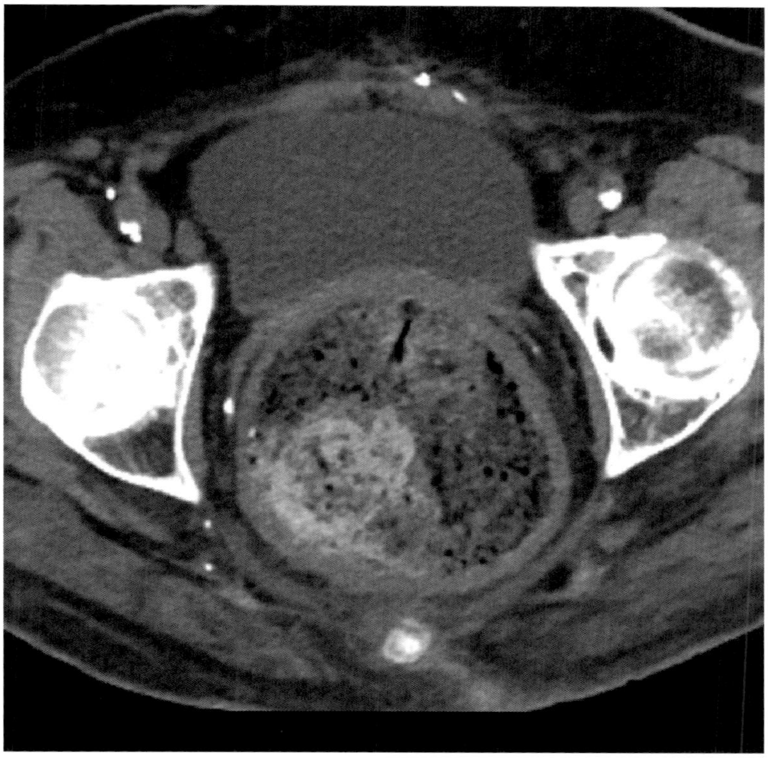

A

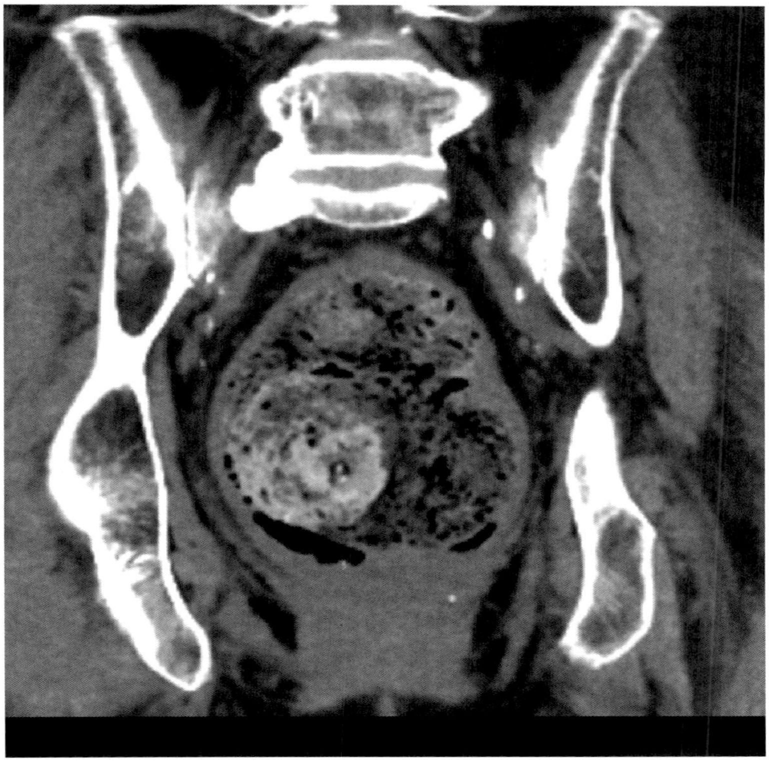

B

■ 临床表现

患者,女性,75岁,便秘和腹痛。

影像学表现

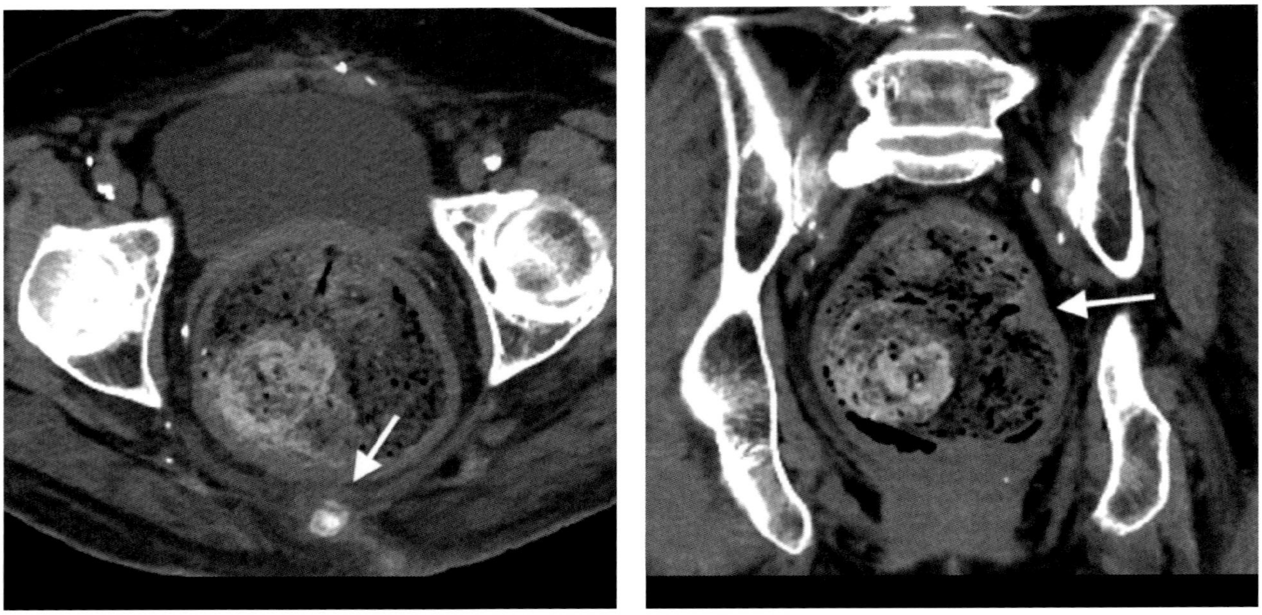

A B

(A)轴位增强CT图像显示扩张的直肠壁增厚伴硬粪块(硬化的粪便),骶前区软组织肿胀(箭头所示)。(B)冠状位增强CT图像显示直肠壁增厚,腔内可见粪石影填充(箭头所示)。注意水肿位于直肠下壁。

鉴别诊断

• **粪便嵌塞伴粪性结肠炎**:粪性结肠炎是与粪便嵌塞相关的累及结肠壁的炎性过程。

• 肛门直肠癌:典型的肛门直肠癌为腺癌,但肛管癌多为鳞状细胞癌。

知识点

• 粪便嵌塞可导致粪性结肠炎。

• 粪性结肠炎表现为结肠腔扩张,结肠壁增厚,溃疡形成,最终可导致穿孔。

• 穿孔的常见位置包括腹膜反折、结直肠交界处的对系膜缘、乙状结肠的顶点。

• 粪石性结肠炎中,结肠扩张,内径>6cm。

• 粪石性结肠炎中,直肠壁增厚>3mm。

• 黏膜不连续或游离积气为穿孔的征象。

• 高密度的黏膜通常提示出血。

其他影像学表现

• 腹部平片可显示扩张直肠内的粪石影,近端结肠可扩张。

经验(✓)和教训(✗)

✓ 结肠壁增厚和周围脂肪渗出提示结肠炎。

✓ 高密度黏膜由黏膜出血所致,提示病情加重。

✗ Ogilvie综合征(急性结肠假性梗阻症)患者的结肠显著扩张,可>10mm。

✗ 结肠穿孔区可被粪结或炎性纤维组织封闭,可能缺乏游离气体的表现。

(崔建民 郭瑜 译)

病例87

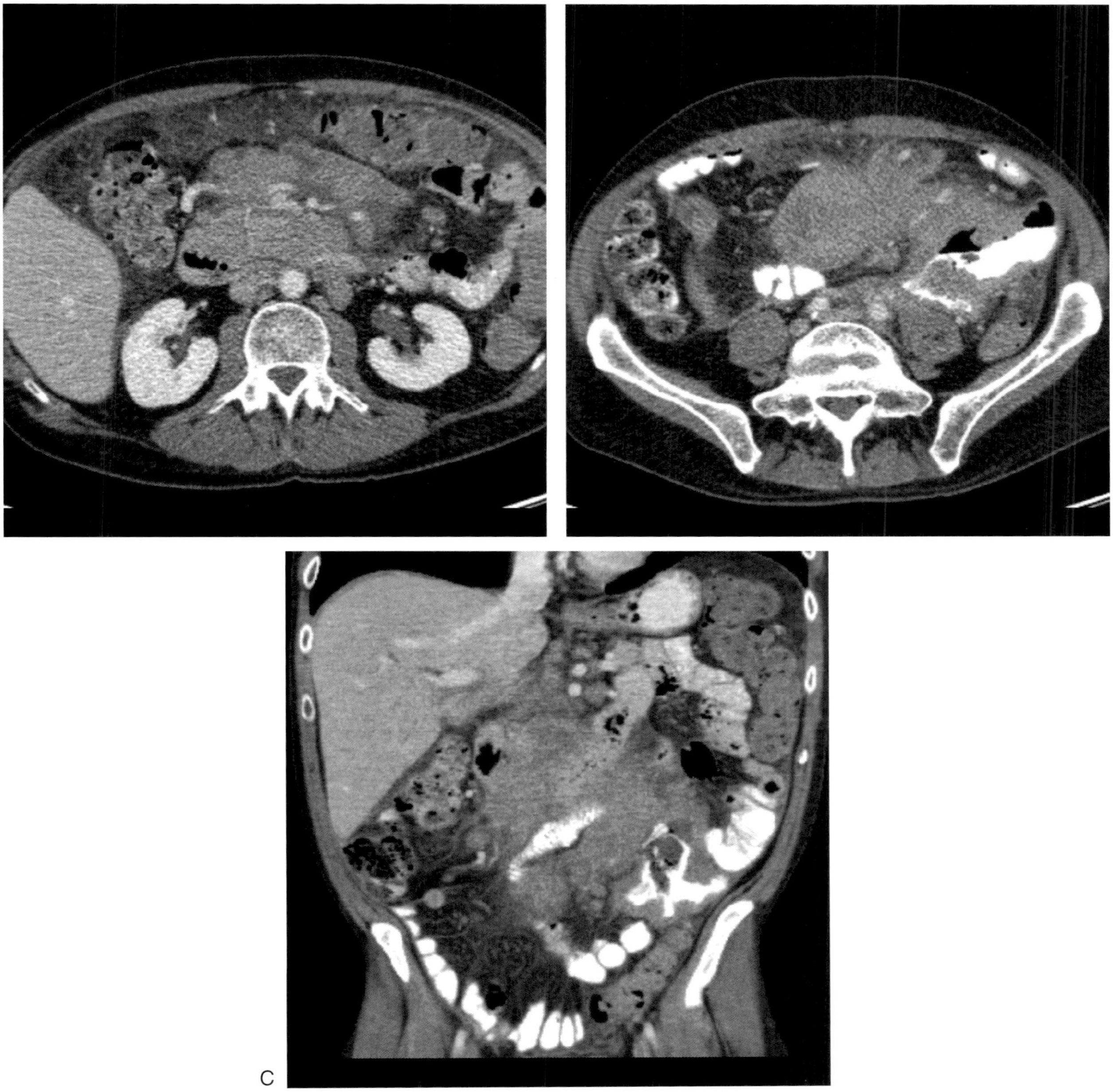

A B C

■ 临床表现

患者,男性,50岁,体重下降伴夜间盗汗。

影像学表现

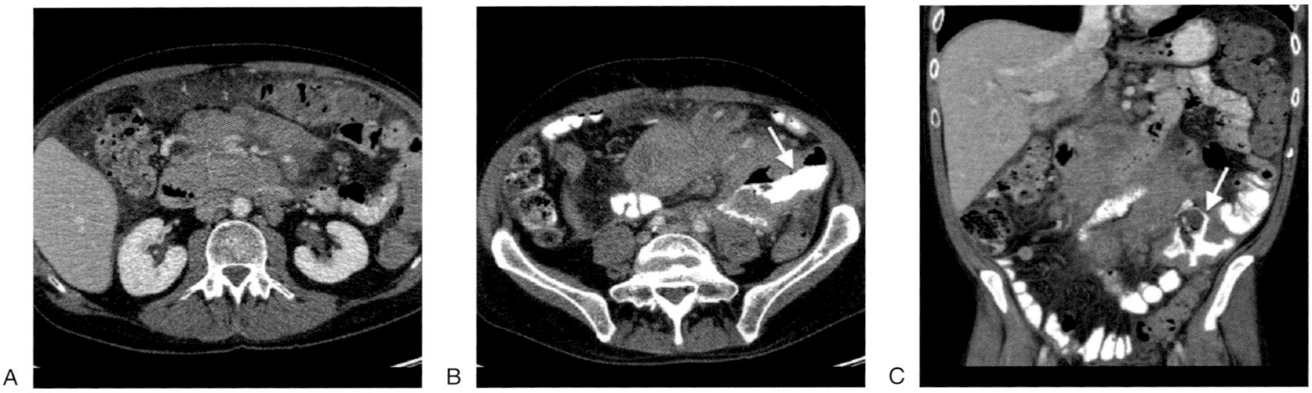

(A)轴位增强CT图像显示弥漫性肠系膜血管周围淋巴结肿大。(B)轴位增强CT图像显示肿块累及邻近小肠壁伴局部肠腔动脉瘤样扩张(箭头所示)。(C)冠状位增强CT图像显示广泛的软组织肿块影,累及肠系膜及小肠,伴局部肠腔扩张及肠瘘形成(箭头所示)。

鉴别诊断

• **小肠淋巴瘤**:小肠淋巴瘤受累既可能为原发性淋巴瘤,又可能为继发性淋巴瘤(结外受累)。

• 小肠癌:小肠腺癌最常见的受累部位为十二指肠及空肠,克罗恩病除外,其最常见发生在回肠。

知识点

• B细胞淋巴瘤是最常见的小肠淋巴瘤,胃是最常受累的部位。

• T细胞淋巴瘤常与乳糜泻相关,最常累及空肠。

• EB病毒与伯基特淋巴瘤相关,常发生于儿童的回盲部。

• 最常见的淋巴瘤类型依次为息肉/结节性、浸润性、动脉瘤性、外生性肿块,狭窄性肿块罕见。

• 小的息肉样肿块可为肠套叠的梗阻点。

• 小肠淋巴瘤罕见肠梗阻表现。

• 危险因素包括免疫缺陷综合征、炎症性肠病、实质脏器移植后免疫抑制状态、系统性红斑狼疮及化学治疗。

其他影像学表现

• 磁共振小肠造影评估累及小肠的淋巴瘤的效果较好,淋巴瘤在T1WI上呈均匀的中等信号,在T2WI上呈不均匀的高信号。钆对比剂增强后呈轻至中度强化。

经验(✓)和教训(✗)

✓ 淋巴瘤中的结节样病变较腺癌中的结节样病变体积明显增大。

✓ 淋巴瘤病灶蔓延至邻近脂肪,表现为脂肪浸润样外观较腺癌更常见。

✗ 小肠及胃内较小的息肉样病灶在肠道充盈不全的情况下容易被漏诊。

✗ 回肠末端淋巴瘤的表现可能类似于克罗恩病。

(崔建民 郭瑜 译)

病例88

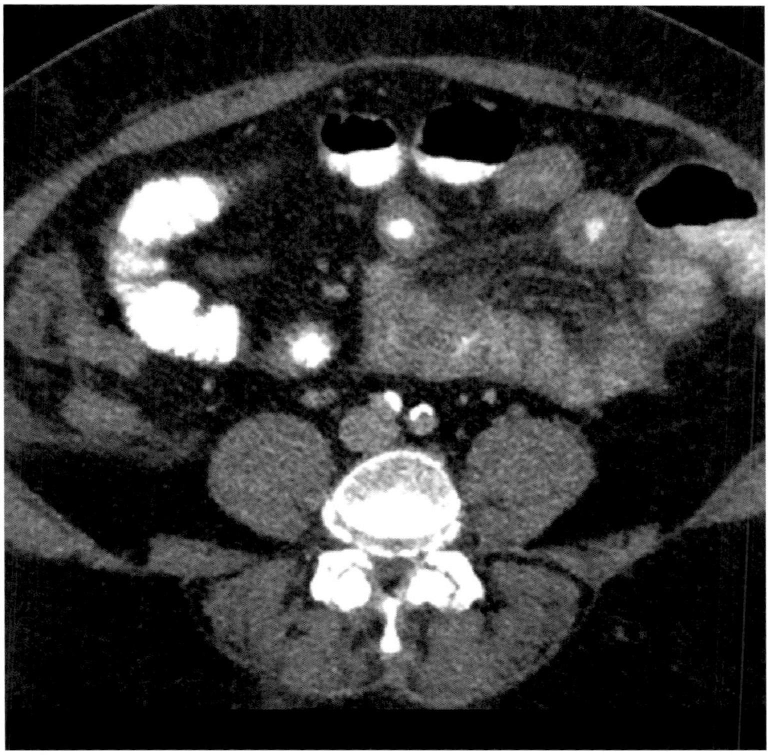

A

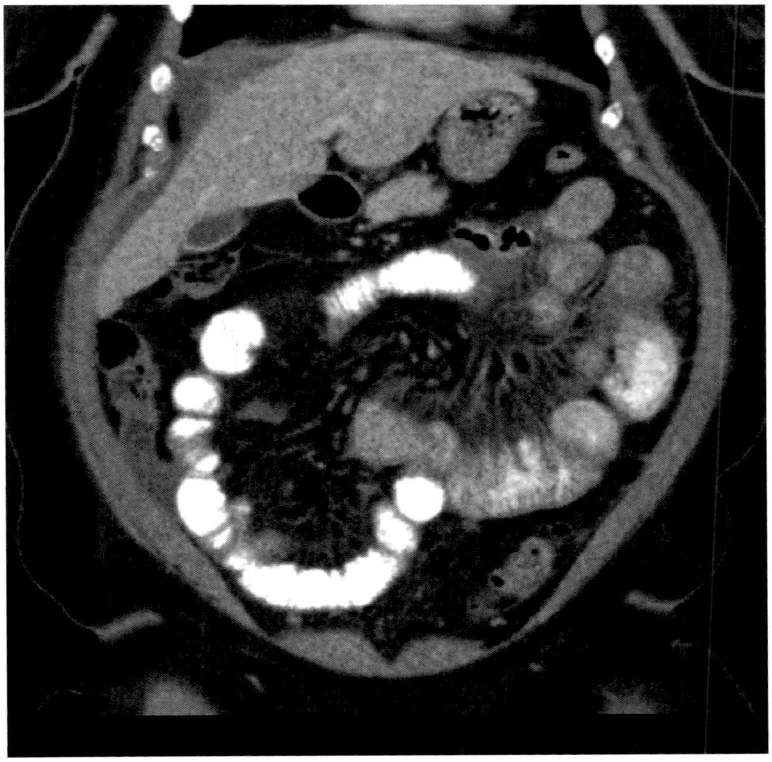

B

■ 临床表现

患者，女性，65岁，高血压病史，出现腹痛和腹泻。

影像学表现

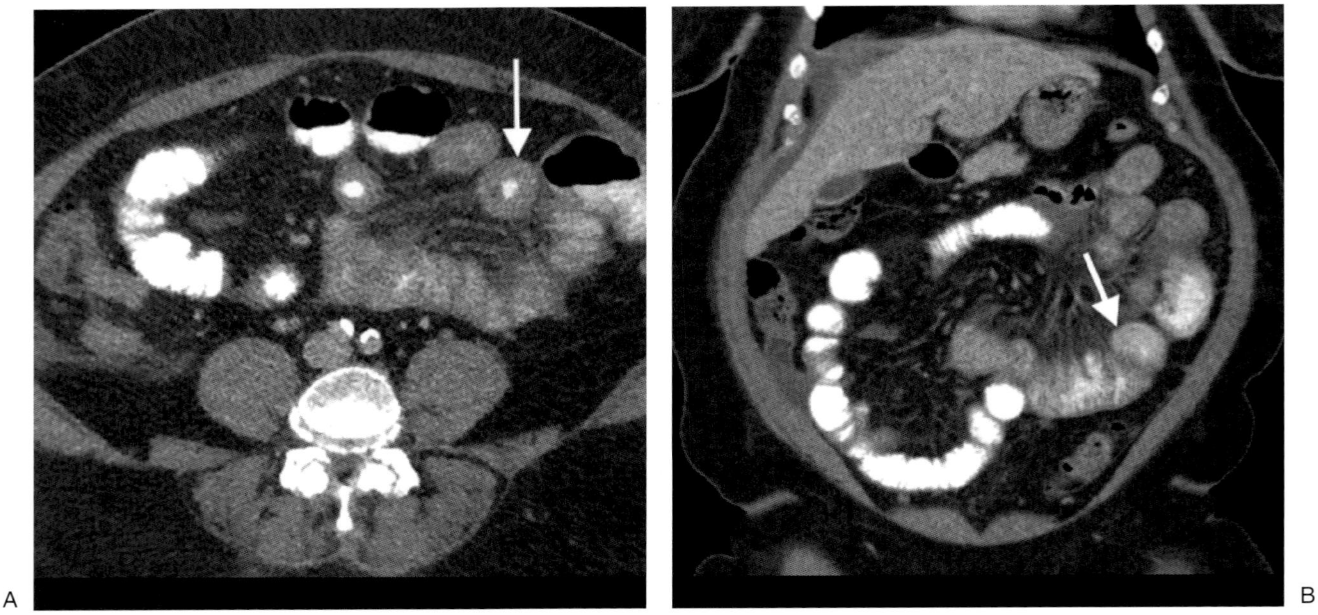

(A)轴位增强CT图像显示空肠弥漫性肠壁增厚,黏膜下水肿和血管充盈(箭头所示)。(B)冠状位增强CT图像显示空肠弥漫性肠壁增厚,伴肠系膜水肿及少量腹水(箭头所示)。注意对比剂可通过受累的肠段。

鉴别诊断

• **血管紧张素转换酶(ACE)抑制剂介导的血管性水肿**:药物诱导的血管水肿,可影响面部、口腔、上呼吸道和小肠。

• 小肠肠炎:非特异性肠炎,可能是感染性的、炎性的或缺血性的。

知识点

• 据估计,ACE抑制剂介导的血管性水肿的发生率约为0.3%。

• 危险因素包括过敏史、年龄>65岁、女性和肥胖。

• 临床症状在首次给药后几天到几年内都可能出现。

• 大多数病例仅累及空肠,其次是回肠和空回肠。

其他影像学表现

• 磁共振小肠造影可以显示肠壁增厚和黏膜强化,呈“靶”征,无肠梗阻。

经验(✓)和教训(✘)

✓ 既往有ACE抑制剂的用药史有助于诊断。

✓ 病变局限于空肠,无肠梗阻。

✘ 急性肠系膜静脉缺血也有类似的表现。

✘ 包括系统性红斑狼疮在内的血管炎与血管性水肿表现相似。

(王红 郭瑜 译)

病例89

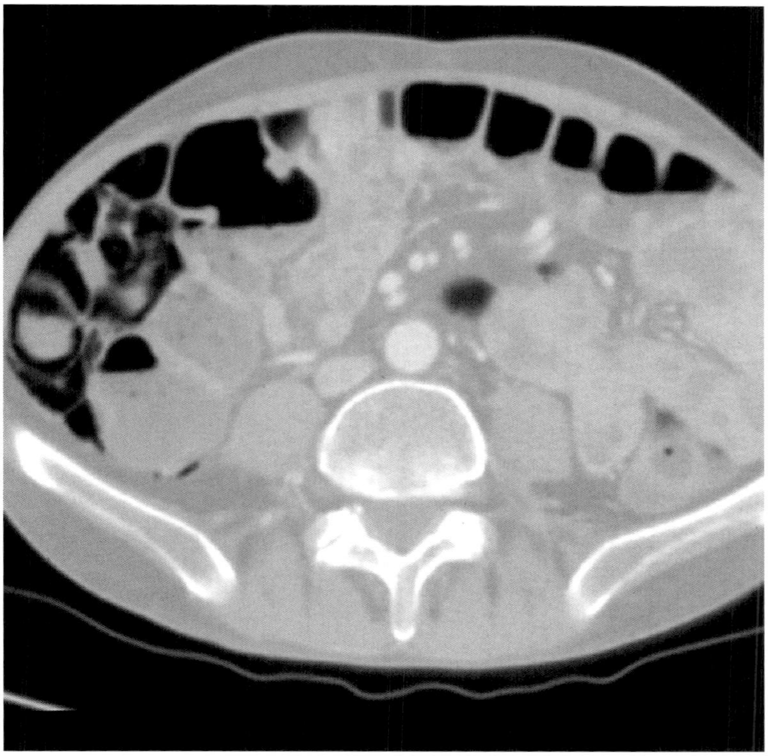
A

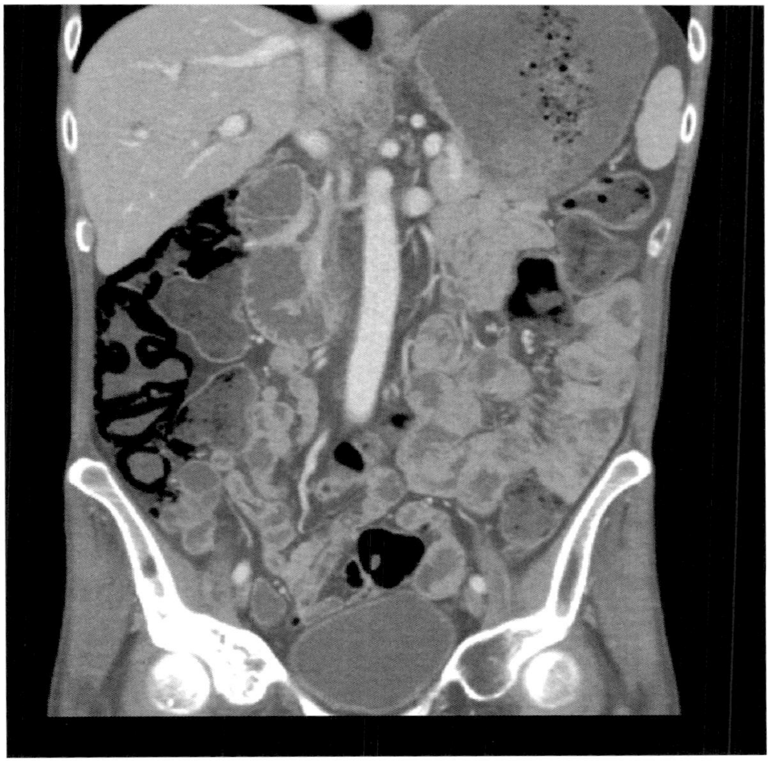
B

■ 临床表现

患者，男性，53岁，接受同种异体干细胞移植后出现腹痛。

■ 影像学表现

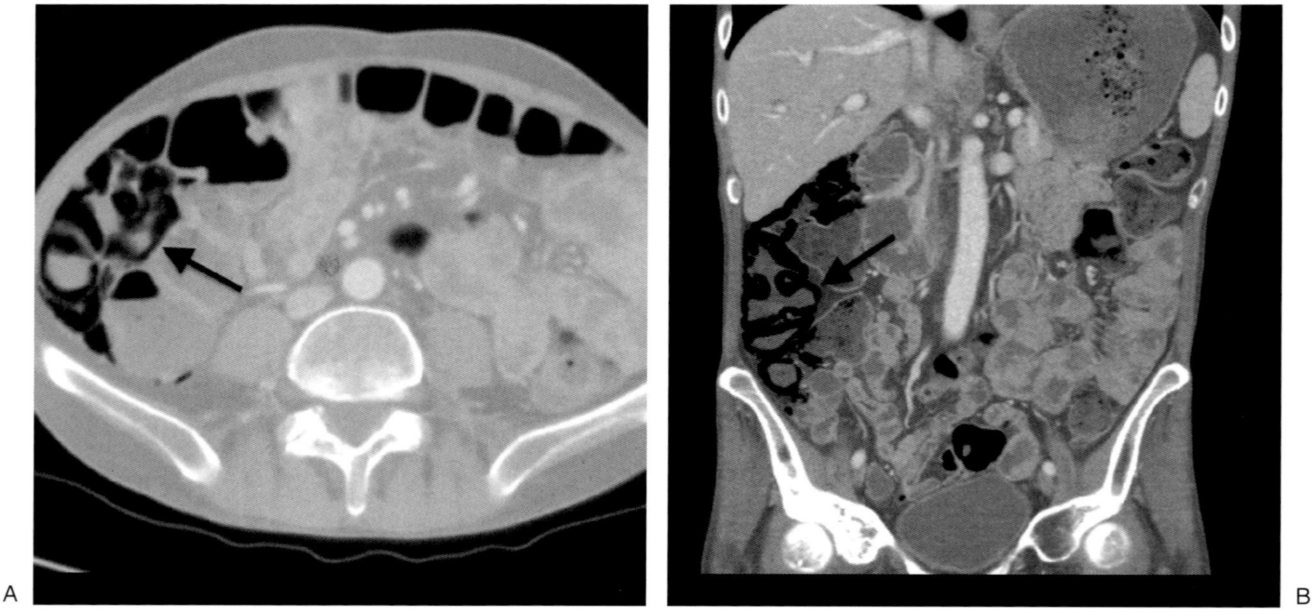

(A)轴位增强CT图像显示肠壁积气，升结肠壁内可见气体影（箭头所示）。(B)冠状位增强CT图像显示盲肠壁和升结肠壁内可见气体影（箭头所示）；无肠梗阻和肠壁增厚。

■ 鉴别诊断

• **肠壁积气（PI）**：继发性，气体位于小肠或结肠肠壁。

• 肠气囊肿症：原发性，结肠黏膜下或浆膜下有多发性气囊肿。

■ 知识点

• 肠壁破裂、渗透性升高或坏死都可导致气体浸润肠壁。

• 正常黏膜屏障环境下，肠腔内压力增加可导致PI。

• 在肠缺血的情况下，PI可见。

• PI可发生在乳糜泻、结缔组织疾病、系统性红斑狼疮、感染性肠炎、慢性阻塞性肺疾病、原发性或获得性免疫缺陷综合征、白血病、器官移植、骨髓移植，以及接受糖皮质激素和化学治疗的患者中。

• PI的死亡率达33%~44%。

■ 其他影像学表现

• 超声检查评估肠道的作用是有限的，但其可以被用于检测儿科患者的PI。PI表现为肠壁内呈线性或局灶性回声区，也可以表现为肠壁中的连续回声环。PI在MRI图像上很少见，因为黏附在肠壁上或肠壁内的空气聚集，在梯度回波图像上，由于空气-组织交界面磁场不均匀，伪影变得更加明显。

经验（✓）和教训（✘）

✓ 临床症状和血清乳酸水平可以帮助鉴别是否为肠缺血性病变。

✓ 肠壁的变化，如肠壁增厚或周围脂肪密度增加，可提示缺血。

✘ 肠道内容物与空气混合或黏膜褶皱之间存在空气的表现可能与PI类似。

✘ 由于影像学表现重叠，仅根据影像学检查很难准确区分导致PI的病因。

（王红 郭瑜 译）

病例90

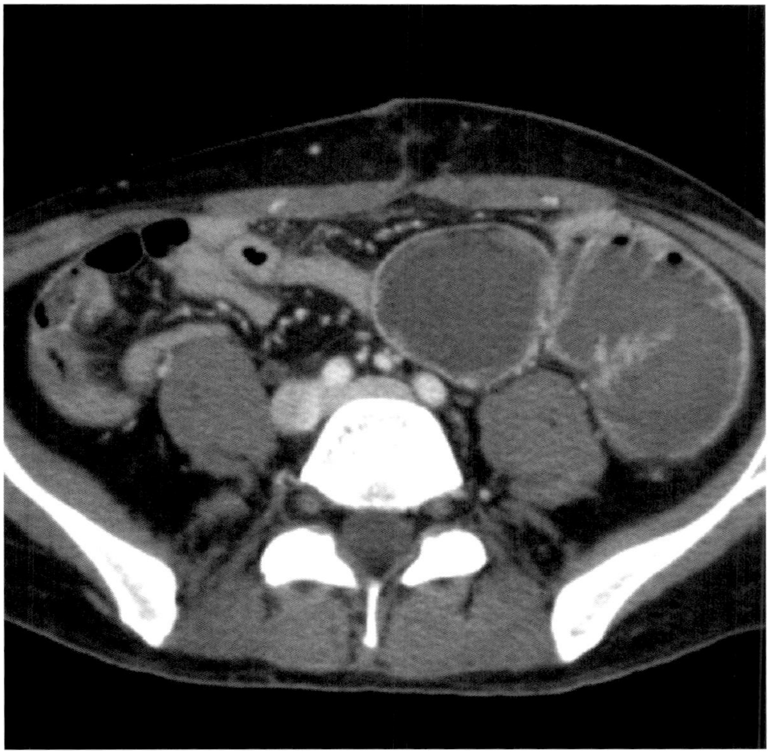

A

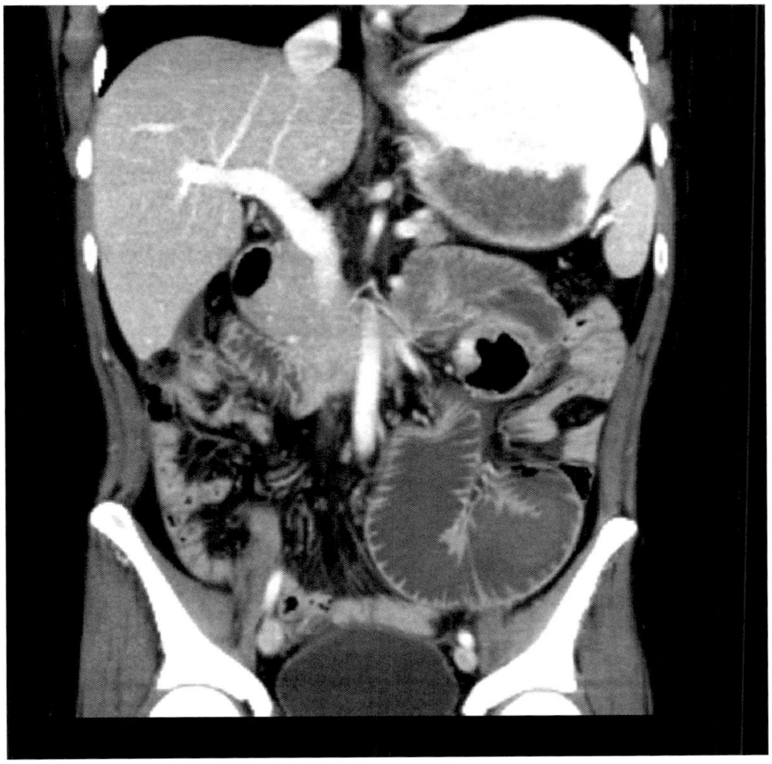

B

■ 临床表现

患者,女性,44岁,克罗恩病伴严重腹痛。

■ 影像学表现

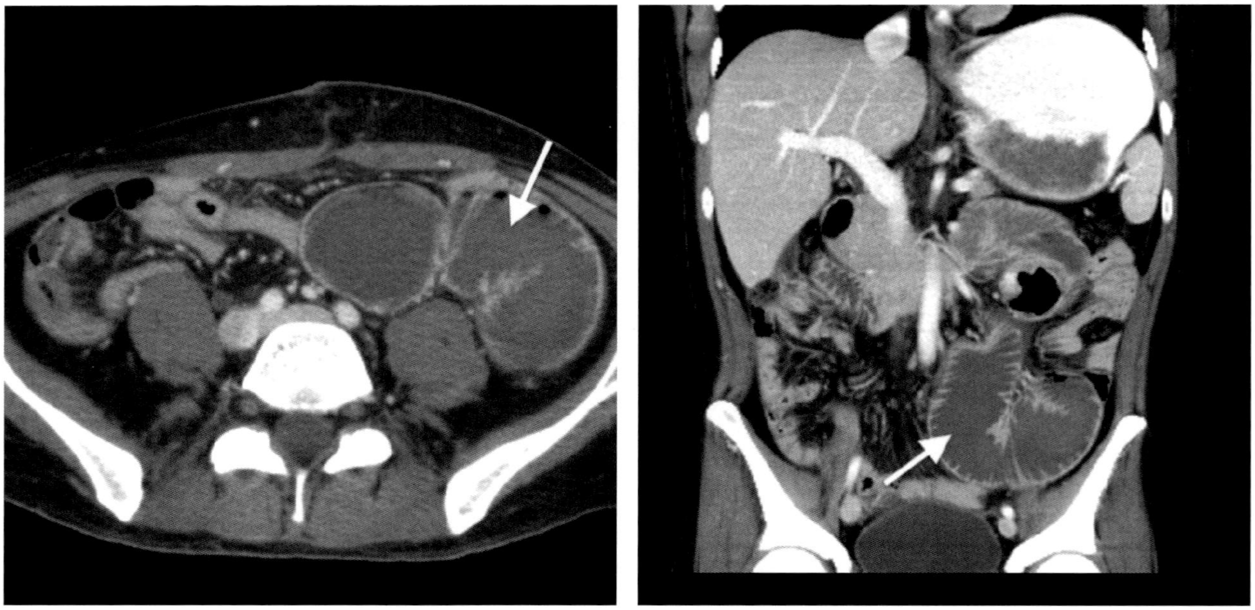

A B

(A)轴位增强CT图像显示左下腹扩张的肠管和塌陷的回肠(箭头所示)。(B)冠状位增强CT图像显示左下腹呈"C"形的充满液体的肠袢(箭头所示)。

■ 鉴别诊断

• **闭袢性肠梗阻**:一段肠管的两端在一个位置或邻近部位完全被堵塞,本质上是受累的肠袢梗阻。

• 局限性肠梗阻:通常由邻近炎症引起的一段小肠扩张,无实际梗阻。

■ 知识点

• CT的特异性表现是肠壁增厚,肠壁强化,扩张的肠管呈"C"形或"U"形。

• 肠管在梗阻点逐渐变细,伴肠袢间积液。

• 在垂直方向上,梗阻的肠袢可呈放射状。

• 输入端和输出端非常接近梗阻部位。

• 肠缺血和肠穿孔是最严重的并发症。

■ 其他影像学表现

• 超声检查已被用于评估肠梗阻。闭袢性肠梗阻表现为肠管无蠕动(94%)、肠系膜增厚呈高回声(82%),以及腹腔积液(100%)。

经验(✓)和教训(✗)

✓ 肠壁强化减低、肠壁增厚和肠系膜积液是肠缺血的征象。

✓ 梗阻的肠袢内通常很少或没有气体。

✗ 如果闭袢性肠梗阻累及较大范围的肠袢,可能很难识别输入端和输出端。

✗ 口服对比剂可能无法到达梗阻部位,因为近端肠管可能充满液体。

(王红 郭瑜 译)

病例91

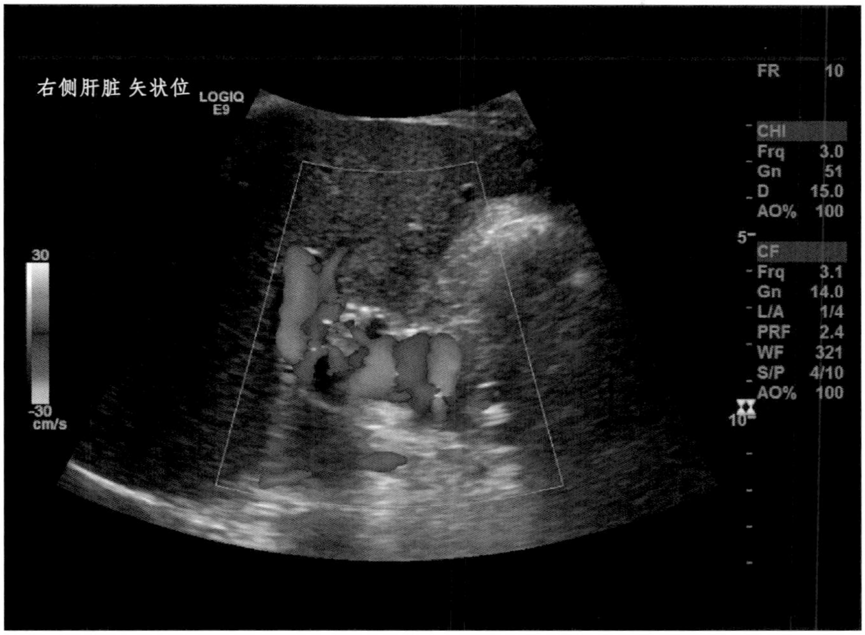

A

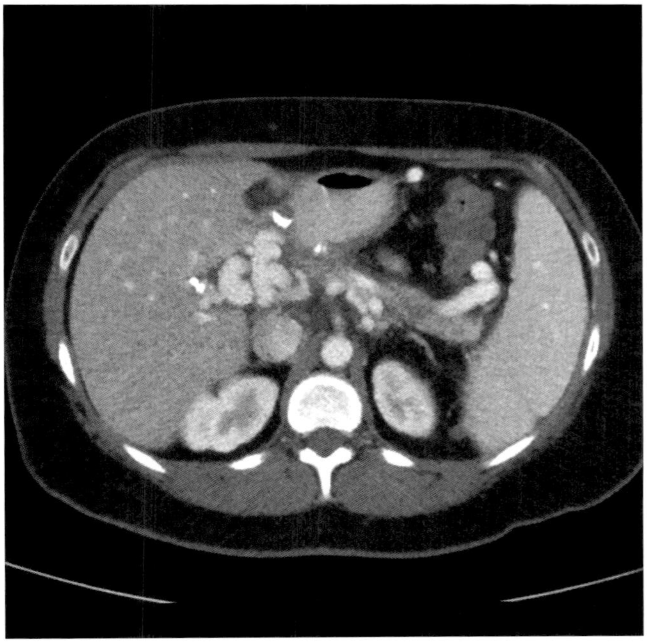

B

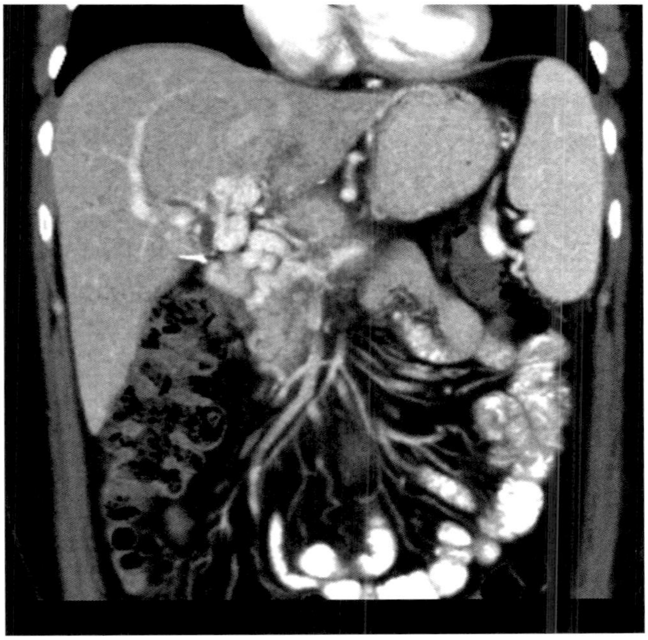

C

■ 临床表现

患者，女性，40岁，3个月前曾发生胰腺炎，而后肝酶升高。

影像学表现

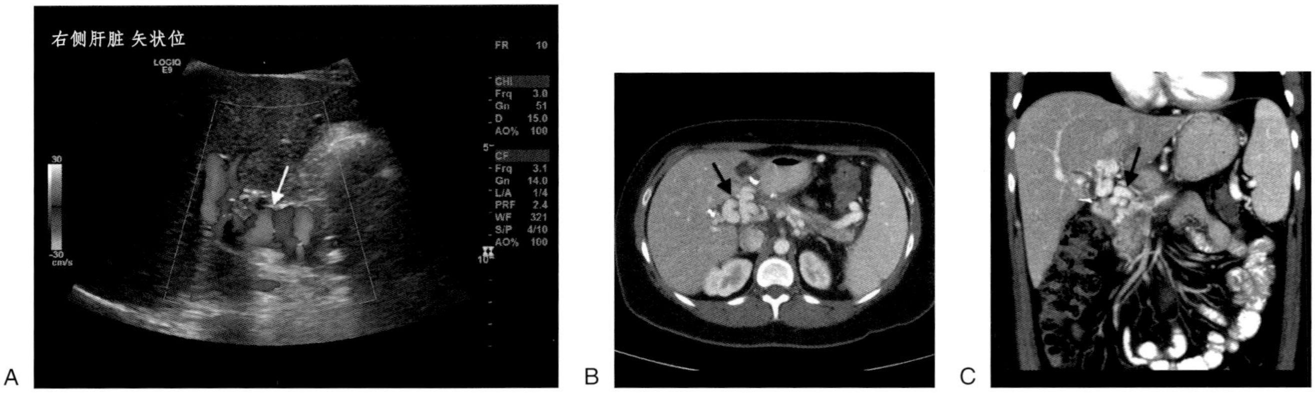

(A)多普勒超声图像显示肝门原门静脉的位置代之以多发性血管影(箭头所示)。(B)轴位增强CT图像显示原门静脉主干的位置代之以簇状静脉侧支血管丛(箭头所示)。(C)冠状位增强CT图像显示从肠系膜上静脉延伸到肝外的簇状静脉丛(箭头所示)。

鉴别诊断

- **门静脉海绵样变(CTPV)**:门静脉血栓发生时形成的侧支静脉引流。

知识点

- 肝脏疾病、腹部恶性肿瘤、感染和术后可出现门静脉血栓形成。
- CTPV于门静脉阻塞发生后6~20天发生。
- CTPV分为将静脉引流至肝脏的肝瓣分流术(门-门分流术)和将静脉引流远离肝脏的门-体分流术。
- 静脉侧支可发生于门脉周围或肝内。门静脉海绵状瘤是指在某些情况下出现的呈肿块状或海绵状的侧支血管。
- 静脉侧支可形成于肝结肠和肝十二指肠韧带,沿胆囊和肝脏的腹膜面形成。
- CTPV进展的并发症包括门静脉高压后遗症、肠系膜充血和缺血、门静脉性胆管病、胆管炎和胆汁性肝硬化。

其他影像学表现

- 超声检查是一种很好的筛查工具,可以检测肝门处可疑的门静脉阻塞和CTPV。各种上腹部静脉侧支均可通过超声检查检测。
- MRI检查在检测门静脉阻塞和侧支形成方面更有优势。

经验(✓)和教训(✗)

✓ 门静脉血栓形成可引起门静脉高压,如脾大和腹水。

✓ MRCP可以在怀疑为门静脉和胆道疾病的情况下进行。

✗ 拟行手术时,肝表面的静脉侧支可能有出血风险。

✗ 门静脉阻塞可改变肝脏灌注,并限制横断面影像学研究对肝脏病变的检测。

(张坤 刘丽华 译)

病例92

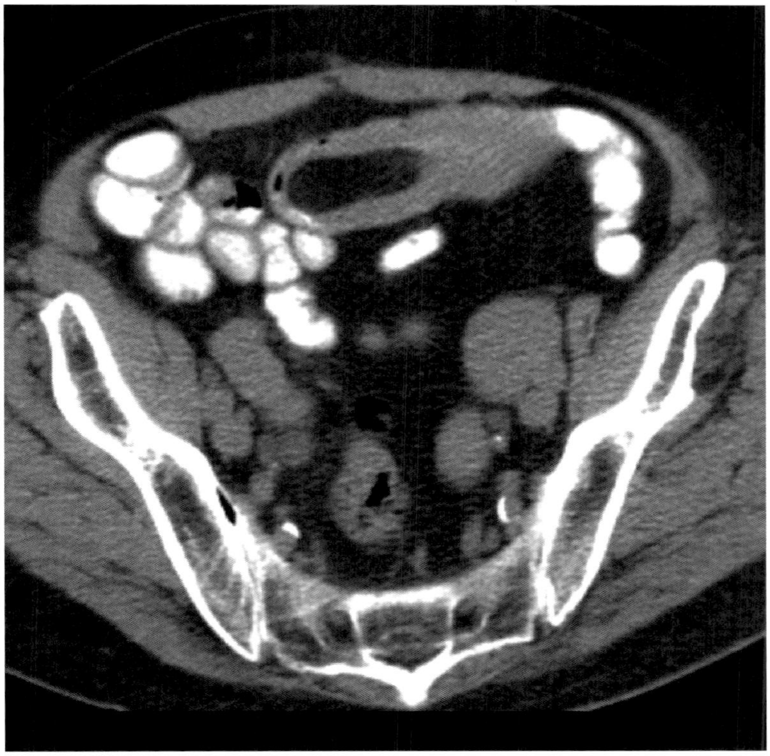

A

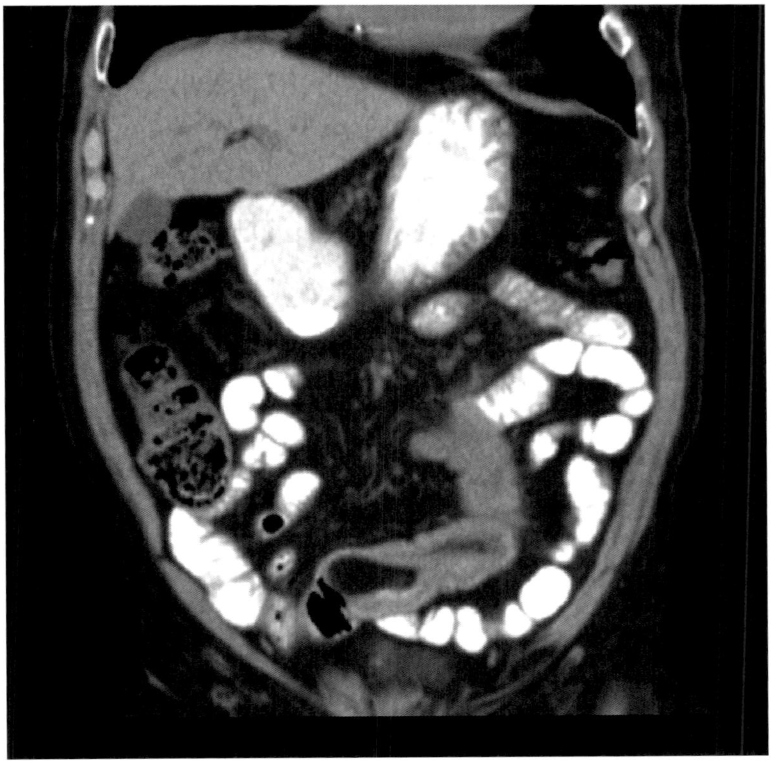

B

■ 临床表现

患者,男性,75岁,腹痛。

影像学表现

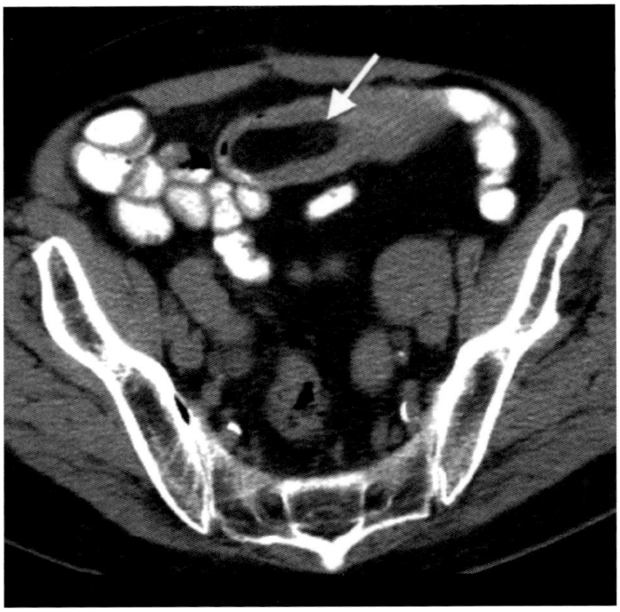

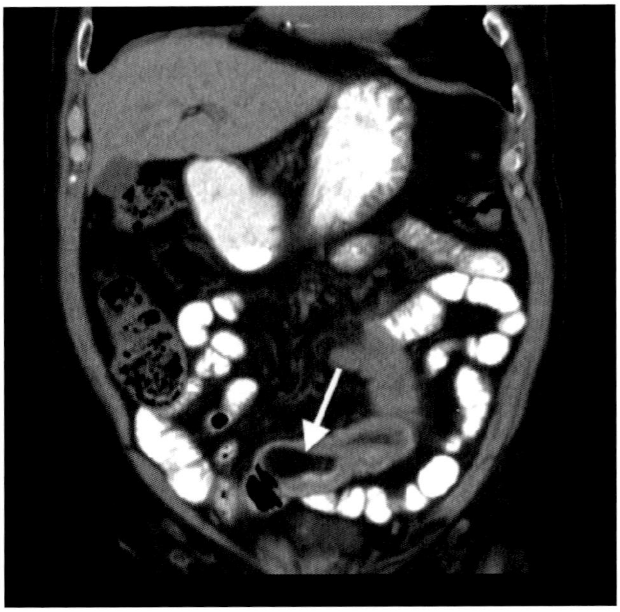

(A)轴位CT图像显示小肠内的单发脂肪瘤(箭头所示)。(B)冠状位CT图像显示脂肪瘤是肠套叠的疾病基础(箭头所示)。

鉴别诊断

- **以脂肪瘤为疾病基础的小肠套叠。**

知识点

- 肠套叠根据部位分类:小肠型、回-结肠型、回盲型或结肠型。
- 有或无疾病基础均可发生肠套叠。
- 无基础疾病的肠套叠往往是暂时性的,无肠壁水肿,可无症状。
- 有基础疾病的肠套叠可引起肠壁水肿和血管充盈。
- CT图像表现为靶状肿块,横截面直径大于正常肠管。
- 可诱发肠套叠的良性病变包括脂肪瘤、平滑肌瘤、血管瘤和神经纤维瘤。脂肪瘤是成人结肠套叠最常见的良性病因。
- 可诱发肠套叠的恶性病变包括转移、腺癌和恶性原因引起的淋巴结病。

其他影像学表现

- 超声检查有助于诊断儿童肠套叠;套叠的肠管呈"靶"征。

经验(✓)和教训(✗)

✓ 典型的"靶"征有助于发现肠套叠的部位。

✓ 肠壁水肿和肠梗阻是肠套叠加重的表现,可能需要干预。

✗ 小肿块作为诱发肠套叠的病变可能会被遗漏。

✗ 回盲瓣脂肪瘤的表现与肠套叠相似。

(张坤 刘丽华 译)

病例93

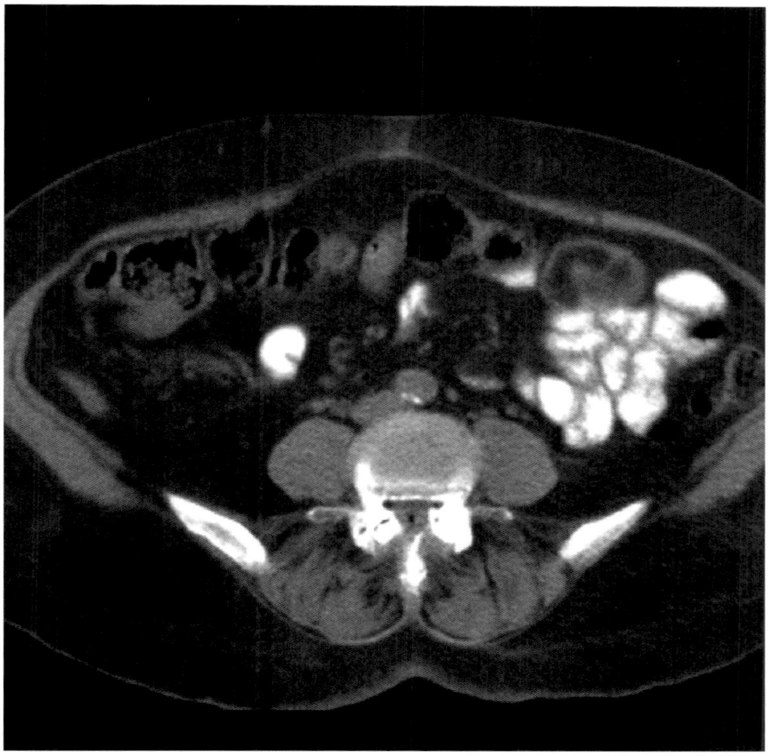

A

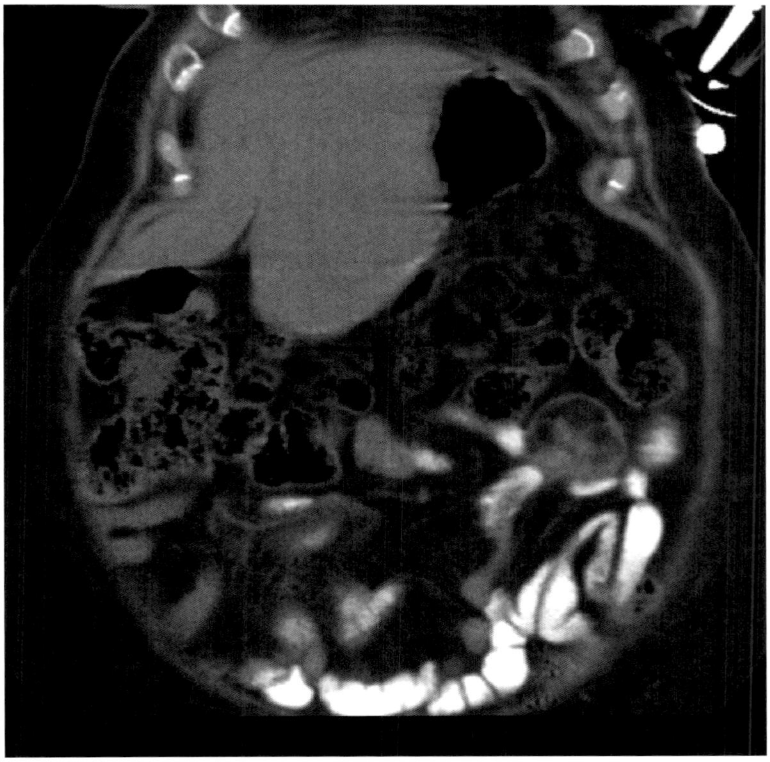

B

■ 临床表现

患者,男性,54岁,腹痛,近期有手术史。

影像学表现

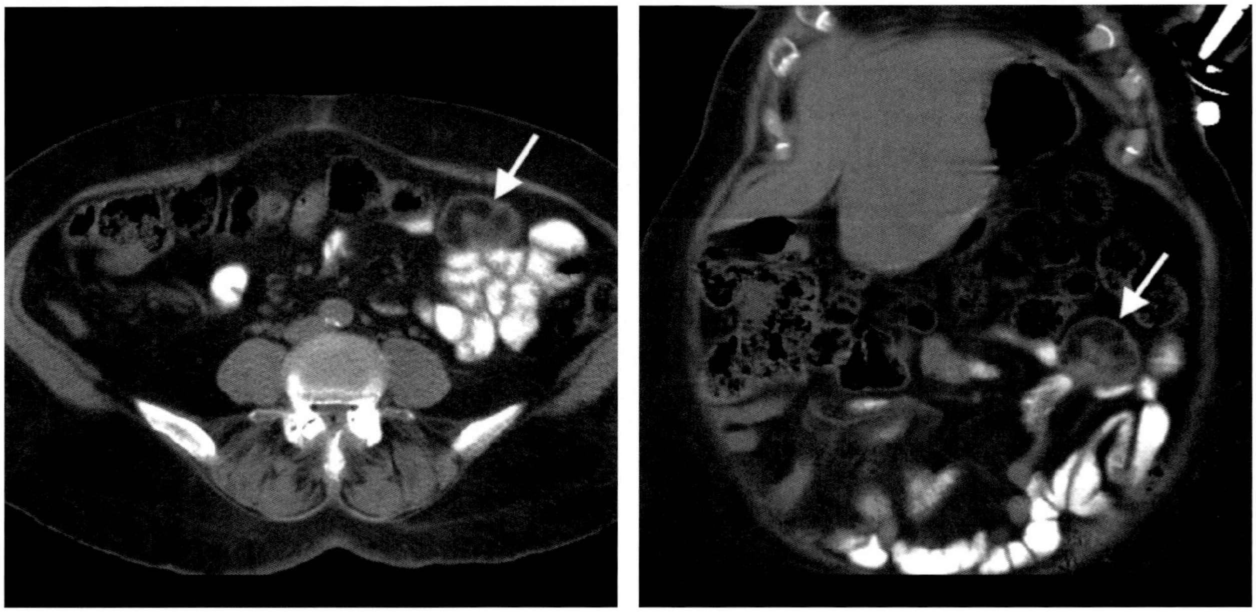

A　B

(A)轴位CT图像显示左腹部囊壁分界清晰的肿块,其内脂肪成分附着于壁腹膜,并紧邻肠管(箭头所示)。(B)冠状位CT图像显示脂性肿块伴内部脂肪分隔(箭头所示)。邻近肠管正常。

鉴别诊断

- **大网膜梗死**:大网膜部分梗死。
- 肠脂垂炎:结肠网膜附件发生扭转和梗死。

知识点

- 由于右侧大网膜的长度和活动性较大,大网膜梗死更常见于右腹部。
- CT上表现为单发的原发性富脂肪性、包裹性肿块,其内有附着于壁腹膜的软组织分隔。
- 原发性大网膜扭转是指在没有任何相关腹腔内病变的情况下,大网膜的活动部分围绕近端固定点旋转。这种情况在右下腹部更常见。
- 手术或外伤导致的继发性大网膜扭转位于手术或病变部位附近。

其他影像学表现

- 超声检查可检测到大网膜梗死,表现为压痛部位无血管回声的卵圆形脂肪区域。

经验(✓)和教训(✘)

✓ 急性阑尾炎和憩室炎也会导致脂肪分隔,需要进行彻底的评估,以排除导致这一现象的其他原因。

✓ 大网膜梗死可能是术后疼痛的原因。

✘ 大网膜梗死不应被误诊为非常罕见的大网膜脂肪肉瘤,大网膜脂肪肉瘤有占位效应,并且随着时间的推移,其体积会增大。

✘ 当大网膜转移伴结节状、致密改变和增厚时,其表现可能与大网膜梗死相似。

(张坤　刘丽华　译)

病例94

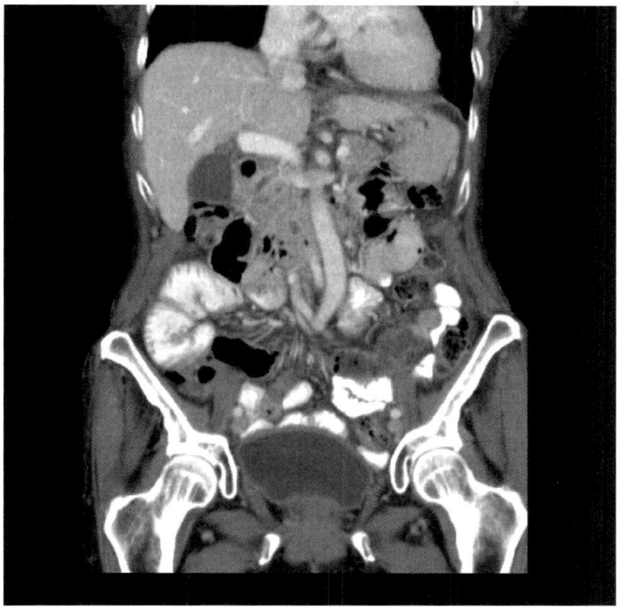

A

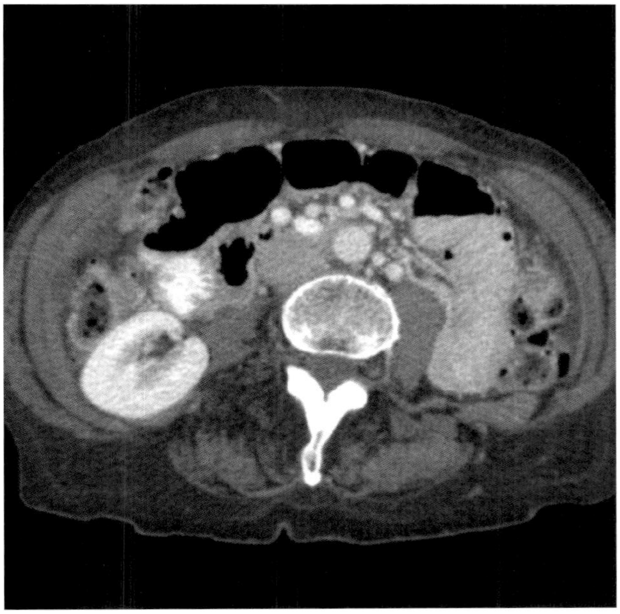

B

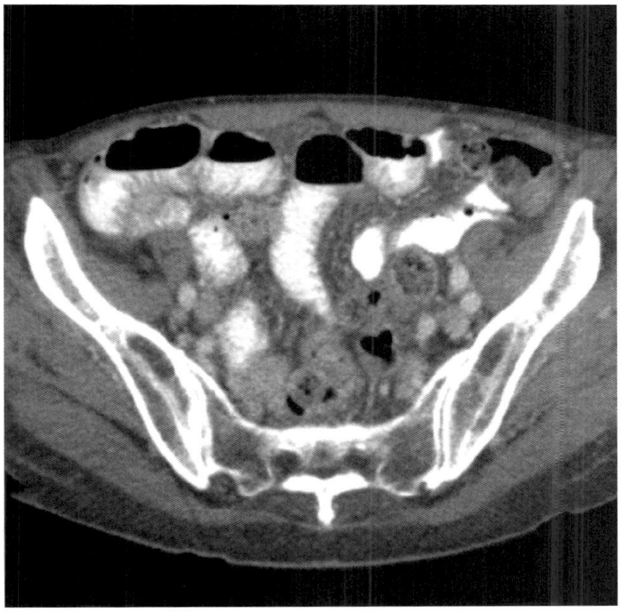

C

■ 临床表现

患者，女性，76岁，体重减轻、腹痛和腹胀。

影像学表现

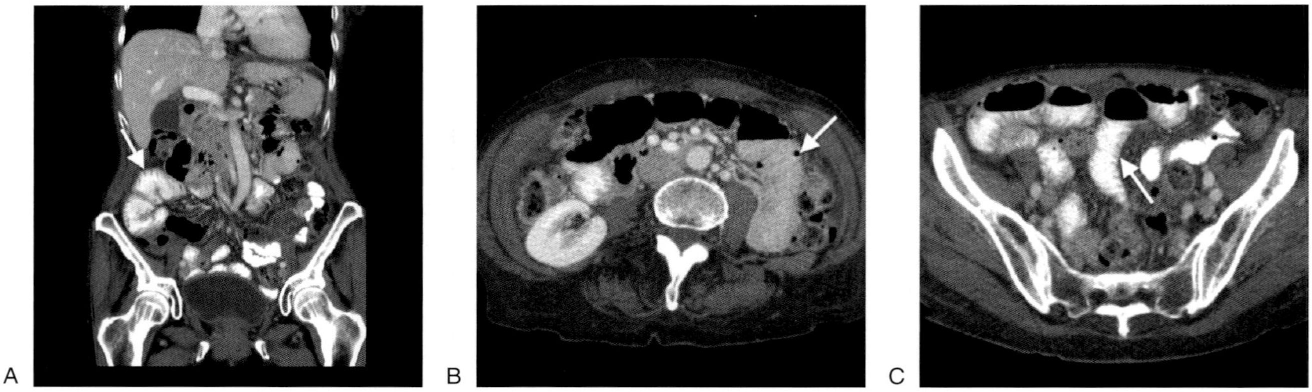

(A)冠状位增强CT图像显示回肠皱襞增厚和正常的空肠皱襞(箭头所示)。(B)轴位增强CT图像显示上腹部无特征扩张的空肠袢(箭头所示)。(C)轴位增强CT图像显示回肠袢呈空肠皱襞模式(箭头所示)。

鉴别诊断

- **乳糜泻**:摄入谷蛋白后诱发的慢性自身免疫性疾病,导致进行性小肠绒毛炎症。
- 炎症性肠病:影响胃肠道的慢性自身免疫性疾病,可导致绒毛萎缩。

知识点

- 乳糜泻是一种自身免疫性疾病,导致进行性绒毛炎症,从而诱导隐窝增生。
- 小肠的对比剂成像表现为稀释、扩张、缓慢运输、絮凝和层流。
- 空肠-回肠皱襞模式逆转,空肠壁正常,伴有肠壁增厚或不增厚。
- 一过性小肠套叠。
- 增大的肠系膜淋巴结。

其他影像学表现

- 在MRI图像上,可以使用冠状位SSFSE序列来比较皱襞折叠类型,与CT图像上相似。

经验(✓)和教训(✘)

✓ 比较冠状位图像上的空肠皱襞和回肠皱襞。

✓ 口服阳性对比剂能显示肠道中的对比剂分布,而口服中性对比剂仅显示皱襞折叠类型。

✘ 肠腔中的口服对比剂层流现象可能类似肠套叠表现。

✘ 不应将扩张的肠袢误认为肠梗阻或闭塞。

(柴超 刘丽华 译)

病例95

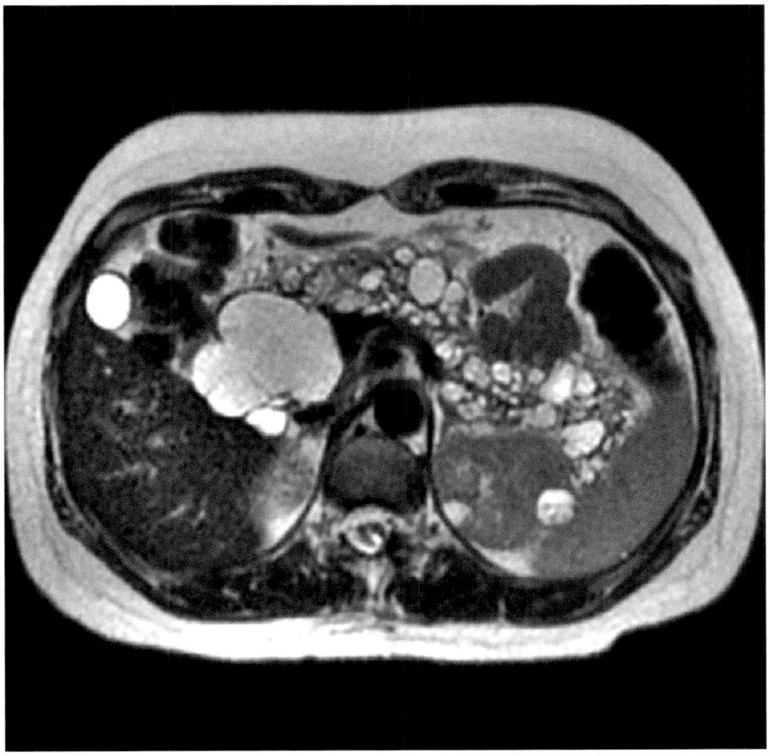
A

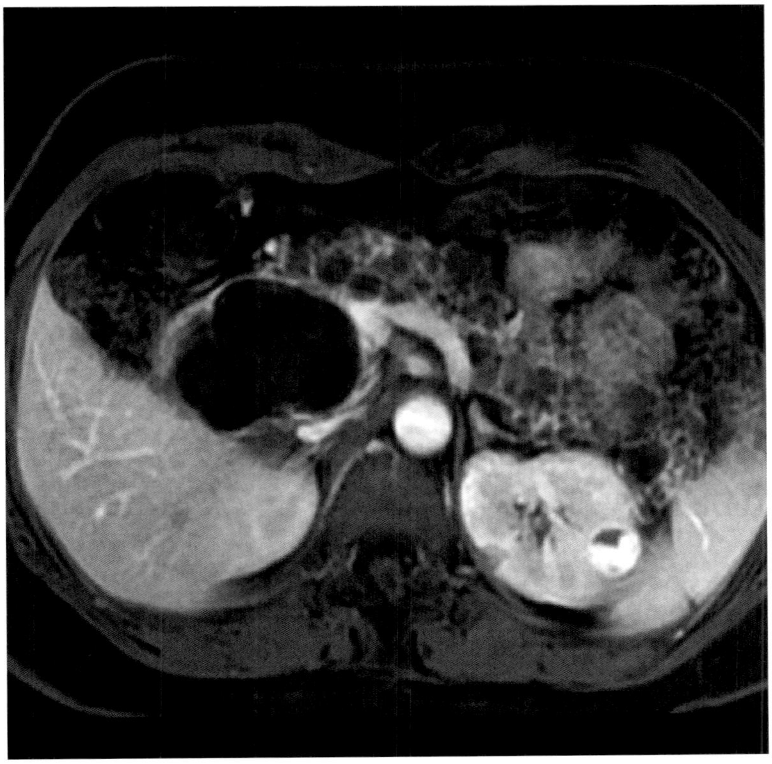
B

■ 临床表现

患者,男性,35岁,腹部超声提示异常,接受进一步检查。

影像学表现

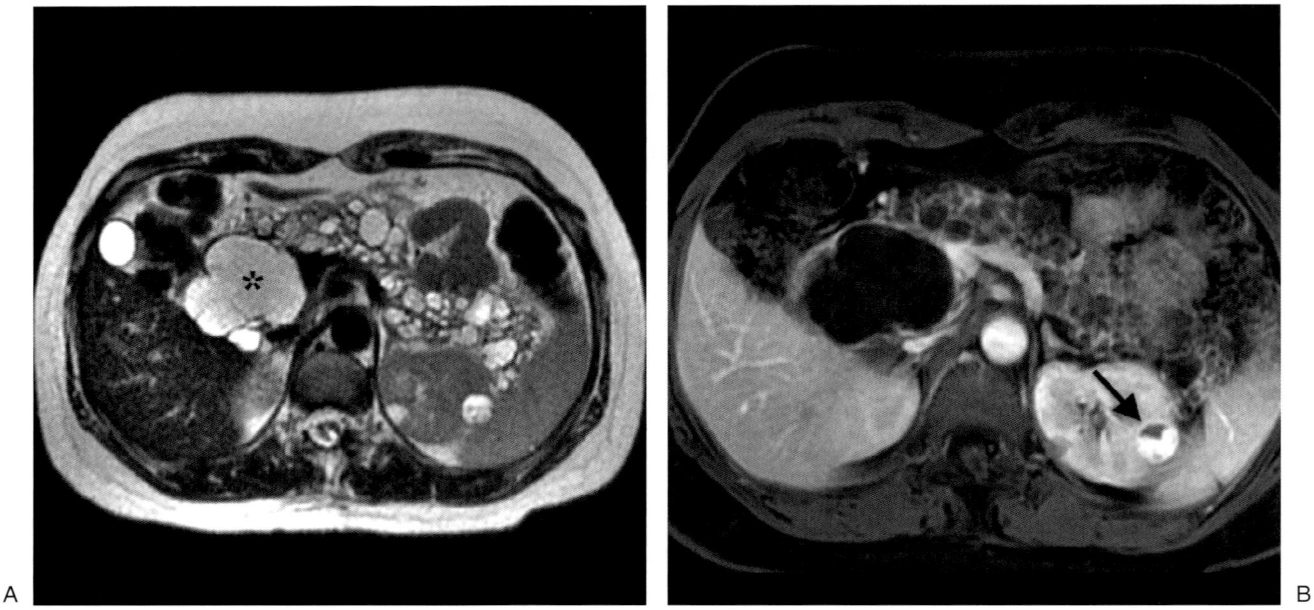

(A)轴位T2加权图像显示胰头以囊性成分为主的病灶,胰腺实质可见多发性囊肿(星号所示)。注意左肾的囊性病变。(B)轴位FSPGR增强图像显示左肾肿块强化(箭头所示)。

鉴别诊断

• **VHL综合征**:罕见的常染色体显性遗传病,具有高外显率,可发展为良性和恶性肿瘤。

知识点

• 多器官受累。

• 肾囊肿(59%~63%)和肾细胞癌(25%~45%)。

• 胰腺病变包括胰腺囊肿(50%~91%)、浆液性微囊腺瘤(12%)、胰腺神经内分泌肿瘤(5%~17%)和罕见的囊腺癌。

• 嗜铬细胞瘤(0~60%)。

其他影像学表现

• 超声检查是评估肾脏病变生长的较良好方式。CT检查也非常适合评估胰腺和肾脏,但会增加辐射风险。VHL综合征患者必须每年进行肾脏和胰腺肿块的筛查。

经验(✓)和教训(✘)

✓ 若存在胰腺囊肿和肾囊肿应进行基因筛查。

✓ 肾细胞癌和胰腺神经内分泌肿瘤通常生长缓慢。

✘ 胰腺囊肿数量较多限制了对实性肿瘤的评估。

✘ 小的肾上腺和肾上腺外嗜铬细胞瘤可能难以检测。

(柴超 刘丽华 译)

病例96

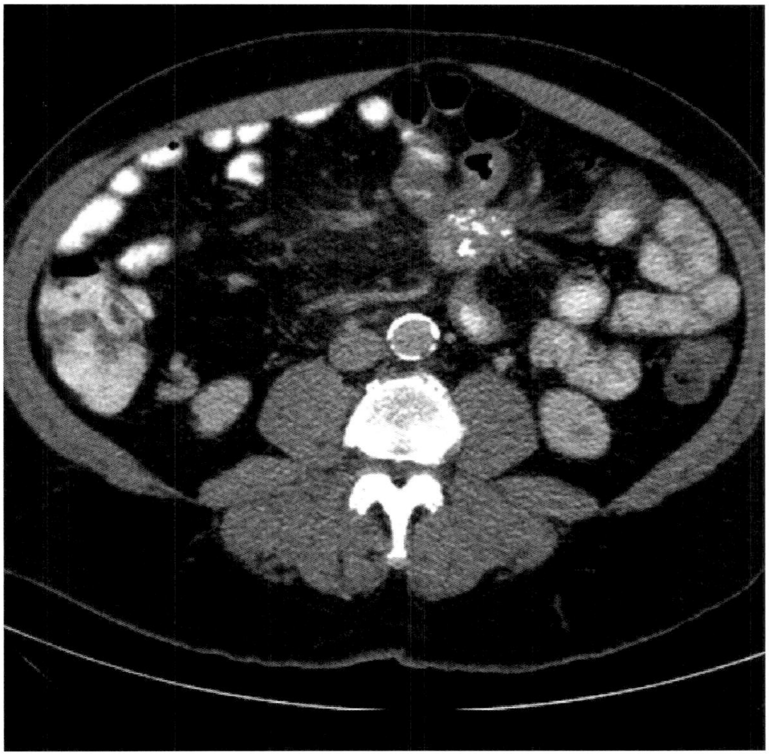
A

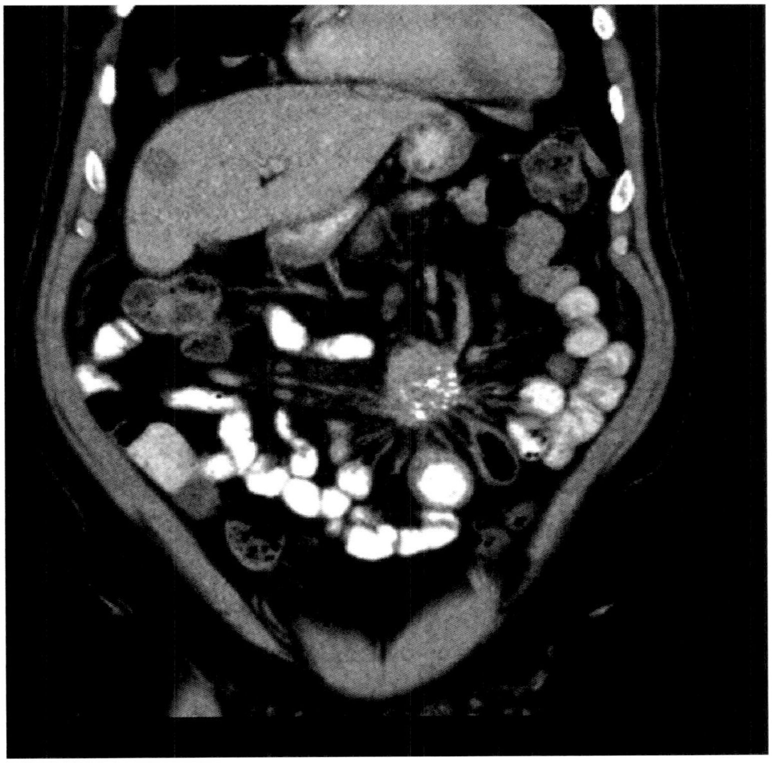
B

临床表现

患者,男性,64岁,腹痛。

影像学表现

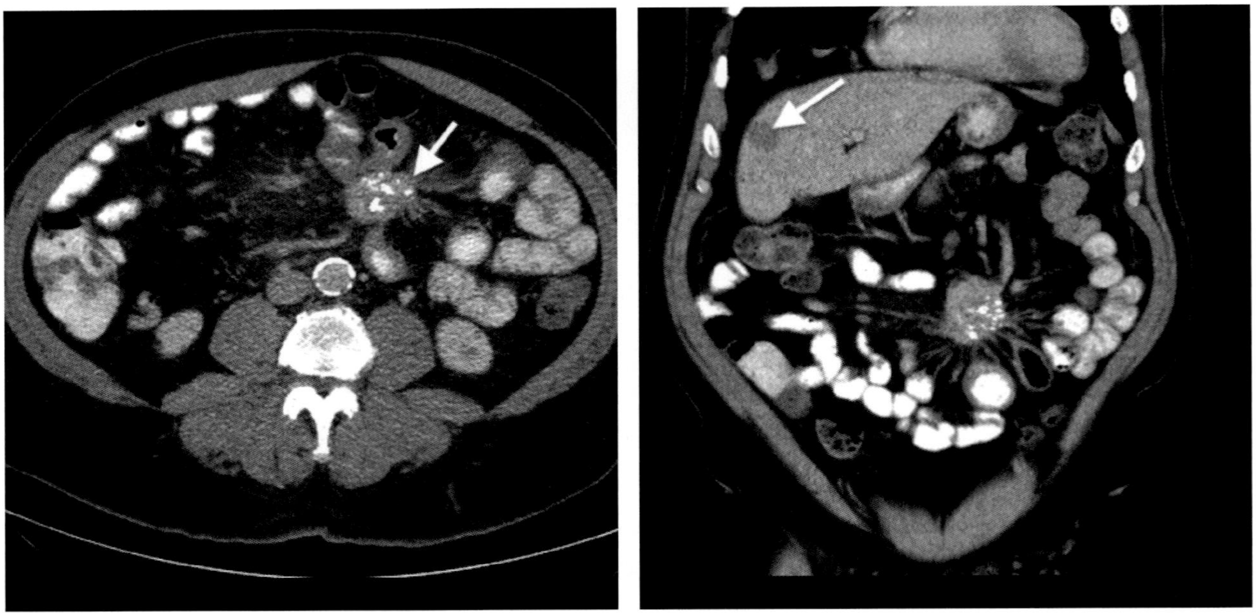

A B

(A)轴位增强CT图像显示肠系膜内可见实性肿块伴钙化,周围可见毛刺(箭头所示)。注意邻近肠管发生扭曲、系结和成角。(B)冠状位增强CT图像显示肠袢栓系和肝内转移灶(箭头所示)。

鉴别诊断

• **类癌**:一种起源于胃肠道的神经内分泌肿瘤。

• 硬化性肠系膜炎:以脂肪坏死、炎症、纤维化和肠系膜皱缩为表现的良性病变。

• 淋巴瘤治疗后:肠系膜淋巴结经治疗后可形成钙化和纤维化。

知识点

• 类癌是一种异质性的神经内分泌肿瘤,涵盖一系列良性、惰性、侵袭性和转移性肿瘤。

• 肠系膜类癌通常由小肠原发灶转移(40%~80%)而来。原发性肠系膜类癌很少见。

• 肿瘤分泌5-羟色胺,引起局部促纤维增生反应,在多排CT图像上表现为肠扭结、栓系、成角,有时伴有梗阻。

• 70%的肠系膜肿块可见钙化,分为3种类型:小点状、粗大致密和弥漫性。

• 肿瘤表现为动脉期强化和延迟期廓清。

• 肠系膜病变可引起动脉和静脉狭窄和闭塞。

其他影像学表现

• 磁共振小肠造影多相增强检查有助于发现病灶并进行分期。病灶在T1WI上呈低信号,在T2WI上呈不均匀高信号,呈不均匀强化。

经验(✓)和教训(✗)

✓ 注射碘对比剂后约30秒是最佳动脉期,有助于发现小类癌。

✓ 冠状位多平面重建图像组有助于识别小病灶;原发性肿瘤通常明显小于淋巴结转移。

✗ 小肠类癌可能只表现为局部肠壁增厚。

✗ 类癌可能是多灶性的,需要进行特殊检查。

(任燕 刘丽华 译)

病例97

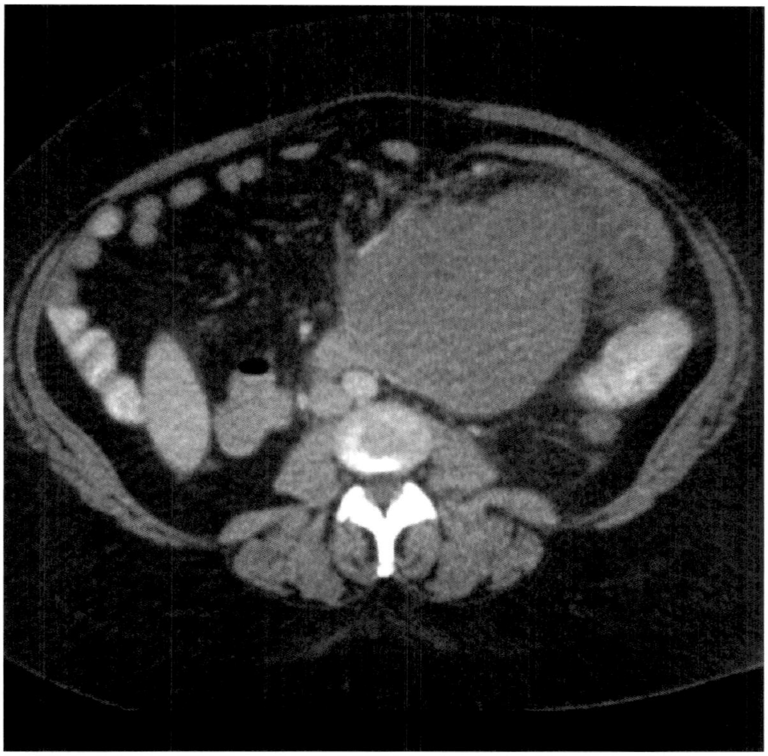
A

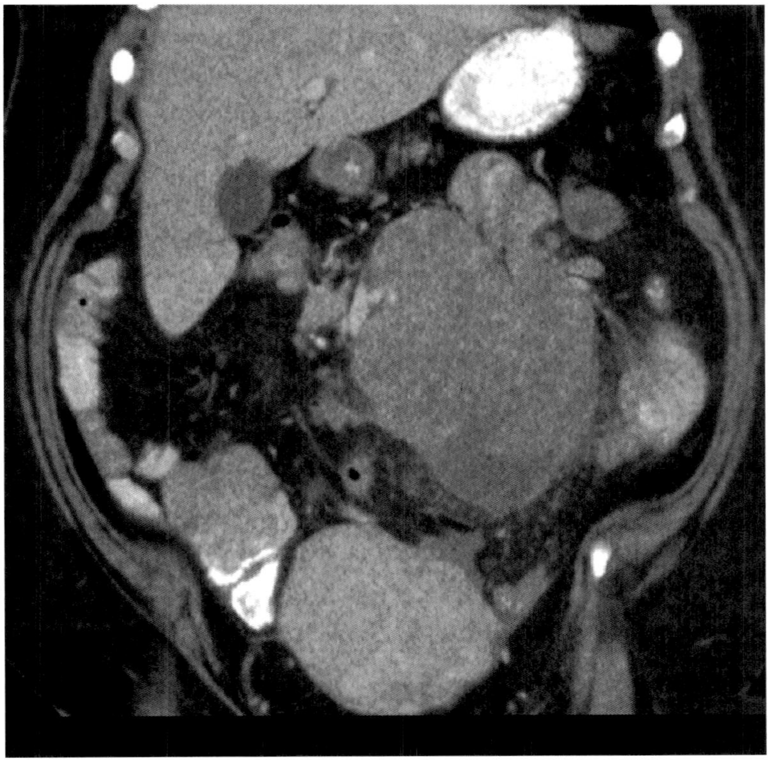
B

■ 临床表现

患者,女性,53岁,腹痛、腹胀,腹部可触及肿块。

影像学表现

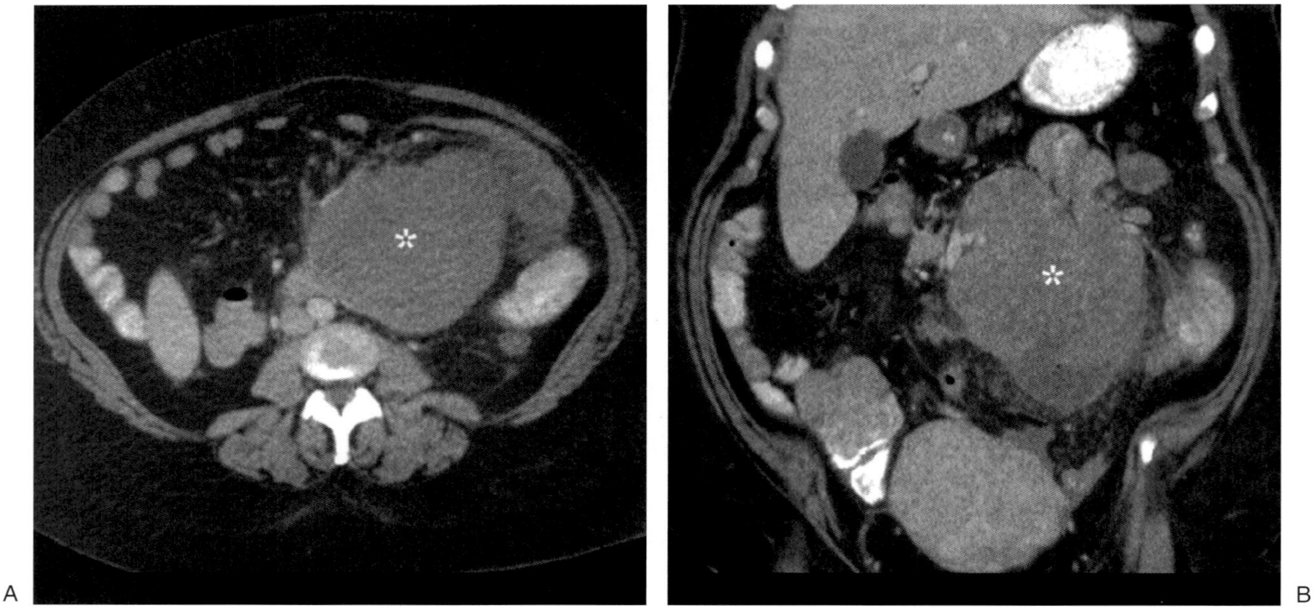

(A)轴位增强CT图像显示肠系膜内软组织肿块,中度强化,内部无坏死(星号所示)。(B)冠状位增强CT图像显示左上腹肿块累及邻近肠袢(星号所示)。

鉴别诊断

• **肠系膜硬纤维瘤病**:一种良性局部侵袭性硬纤维瘤。

• 淋巴瘤:B细胞淋巴瘤可累及肠系膜淋巴结和小肠。

• 胃肠道间质瘤(GIST):由平滑肌间质细胞引起的间质肿瘤。

知识点

• 肠系膜硬纤维瘤病是一种具有局部侵袭性的纤维母细胞瘤。

• 可能单独发生,也可能与被称为家族性腺瘤性息肉病(FAP)的遗传综合征有关。

• 肿块呈轻度至中度强化。坏死和钙化极为罕见。

• 影像学表现为肠系膜软组织肿块伴向邻近肠系膜脂肪延伸的放射状毛刺样结构。

• 腹壁是最常见的好发部位。

• 5%~30%的肿瘤可累及骨骼。

• 切除后可能出现局部复发。

其他影像学表现

• 在MRI图像上,硬纤维瘤病在T1WI上呈低信号,低于肌肉组织,在T2WI上信号多变,有些肿瘤呈低信号。

经验(✓)和教训(✗)

✓ 边缘光滑,周围可见毛刺样结构浸润脂肪组织。

✓ FAP的发生与既往手术史有关。

✗ 可能与恶性肠系膜肿块难以区分。

✗ 囊性变提示恶性肿瘤,如GIST。

(任燕 刘丽华 译)

病例98

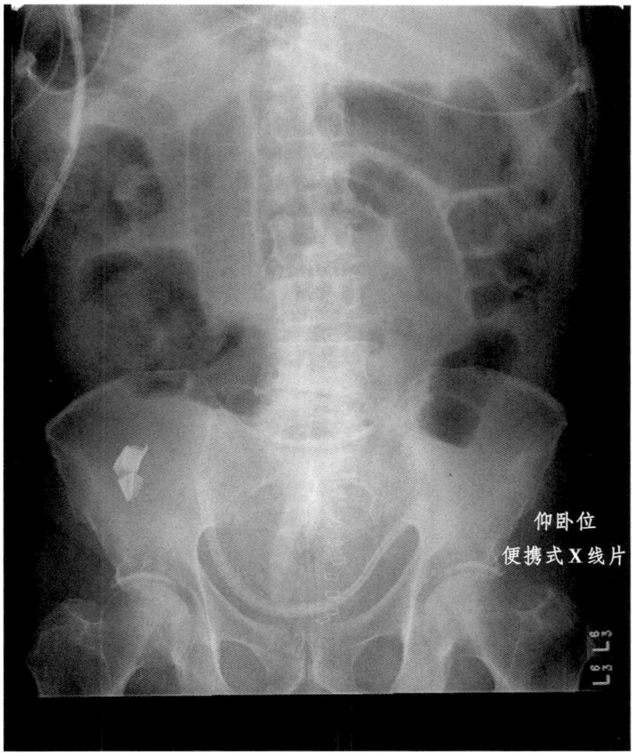

A

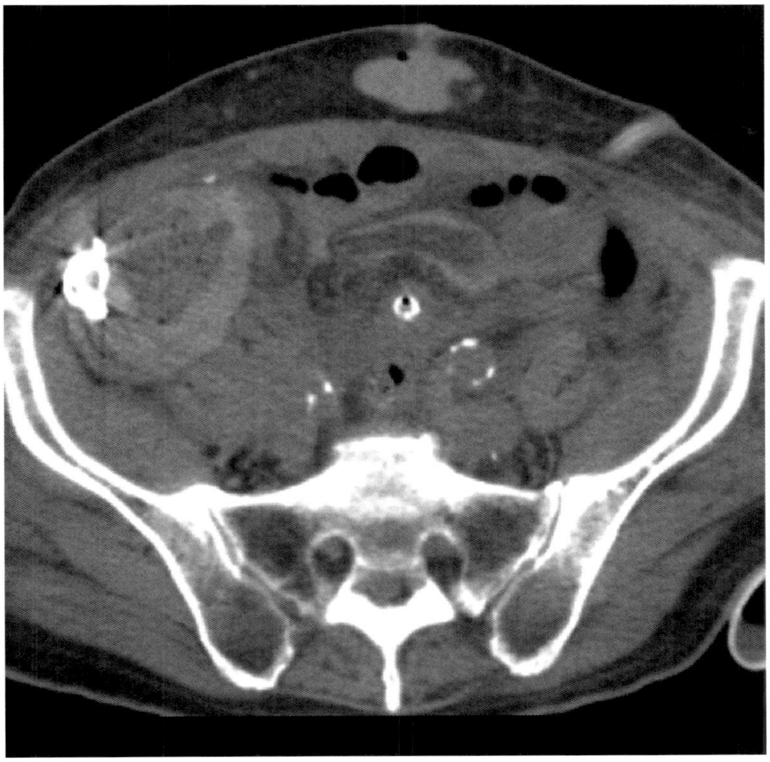

B

■ 临床表现

患者,男性,97岁,腹痛。

影像学表现

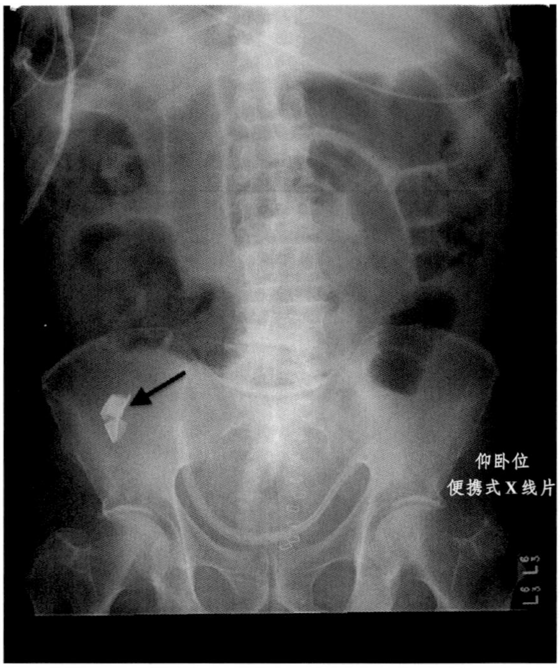

A

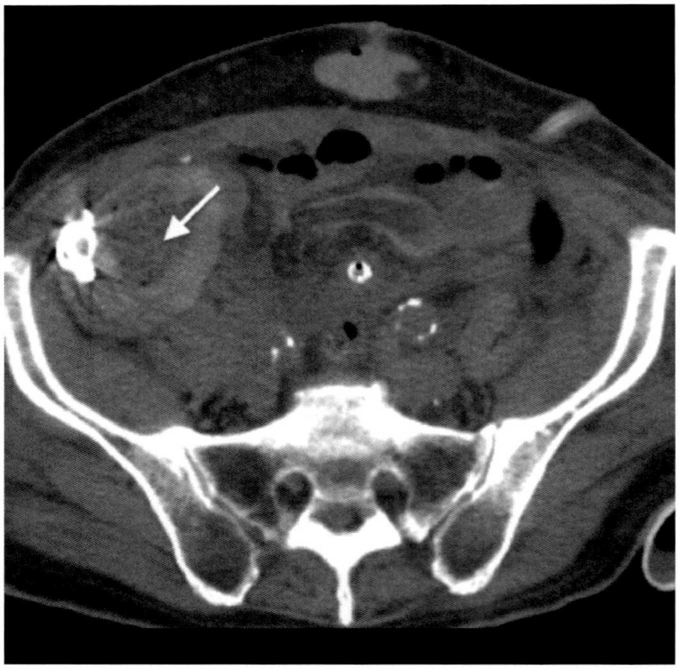

B

(A)X线片显示右下腹可见一不透X线标志物，是开腹手术使用的海绵(箭头所示)。(B)CT图像显示右下腹肿块内有不透X线的物体(箭头所示)。

鉴别诊断

• **开腹手术纱布遗留(纱布瘤)**：遗留的纱布会引起慢性脓肿和炎症。

• 腹腔脓肿：腹腔内脓液聚集。

知识点

• 手术用海绵为不同类型的不透光标志物，可以在X线片上识别。

• 术后常规X线检查可降低异物遗留的风险。

• 器官间可形成瘘管。

• 表现为腹部肿块，其内可见气泡，厚壁呈周边强化。

其他影像学表现

• MRI检查可被用于检测纱布瘤，其表现为软组织肿块，其内呈螺旋状，伴有周围厚壁强化。

经验(✓)和教训(✘)

✓ 常规X线检查是一种快速、简便地检测不透X线标志物纱布遗留的方法。

✓ 需要注意评估并发症，如脓肿或瘘管。

✘ 纱布瘤可能被误认为恶性肿瘤或脓肿。

✘ 不透X线标志物产生的条状伪影会使CT图像上的解剖结构变得模糊。

(任燕 刘丽华 译)

病例99

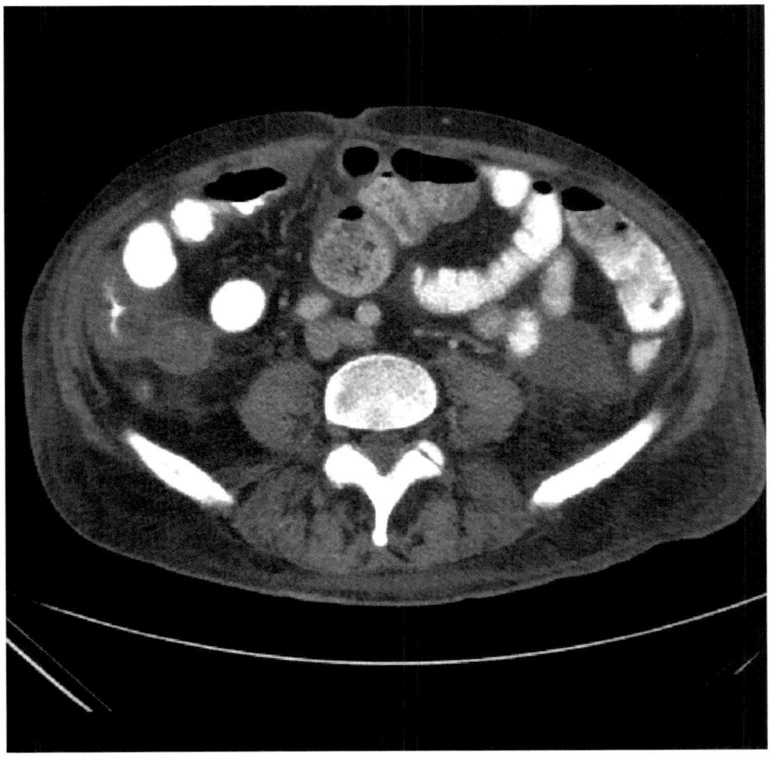
A

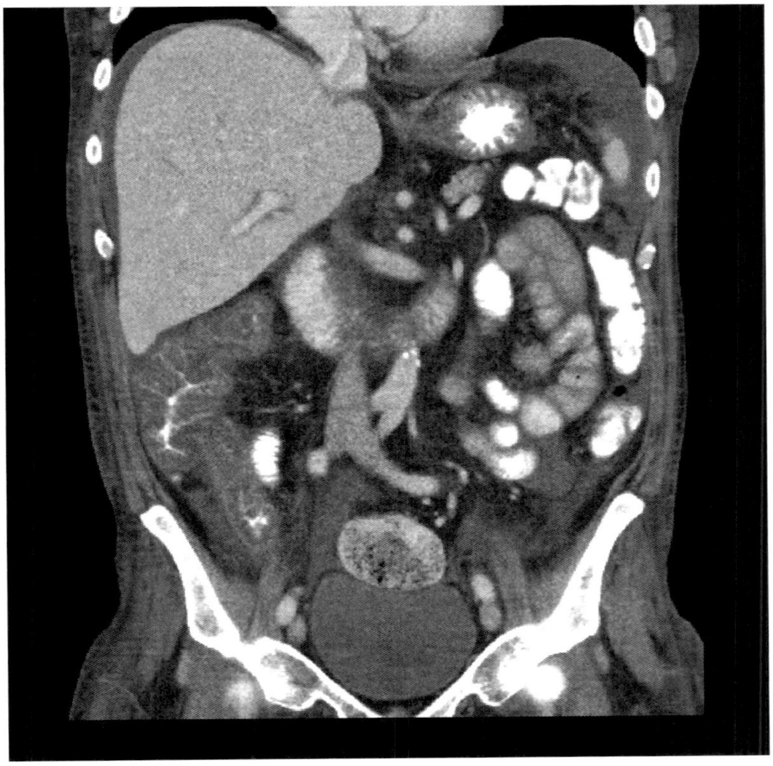
B

■ 临床表现

患者,男性,55岁,既往有急性髓系白血病病史及化学治疗史,中性粒细胞减少伴腹痛。

影像学表现

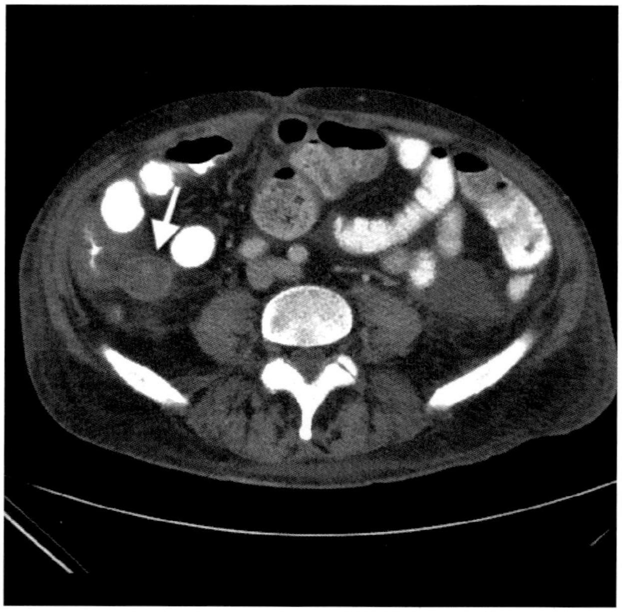
A

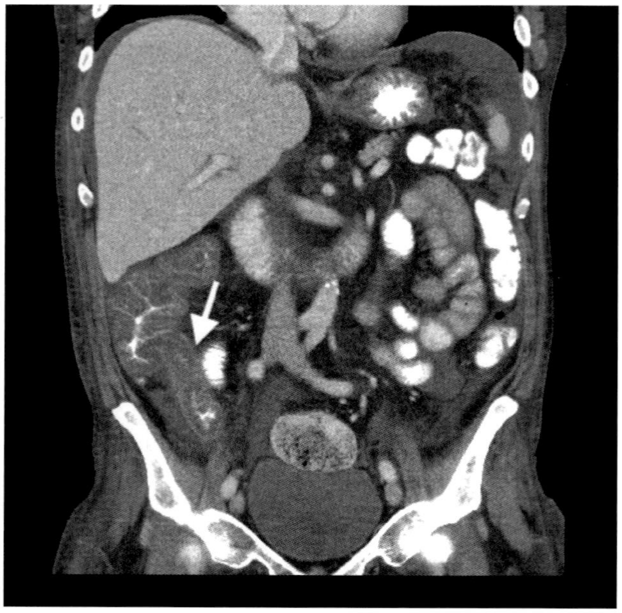
B

(A)轴位增强CT图像显示回肠末端和盲肠肠壁弥漫性增厚(箭头所示)。(B)冠状位增强CT图像显示回肠末端和盲肠周围炎症和脂肪条索(箭头所示)。

鉴别诊断

• **中性粒细胞减少性小肠结肠炎(盲肠炎)**:一种发生于免疫功能低下患者的严重疾病,表现为肠水肿、血管充盈和黏膜表面破溃。

• 炎症性肠病:结肠和(或)小肠的慢性炎症。

• 感染性回结肠炎:小肠和(或)结肠发生感染。

• 缺血性回结肠炎:由小肠或结肠血管损伤引起。

知识点

• 中性粒细胞减少性小肠结肠炎(盲肠炎)发生在免疫功能低下的患者中;某些化学治疗药物可直接引起黏膜损伤和溃疡。

• 血液系统恶性肿瘤住院患者的发病率约为5.6%。

• 死亡率高达50%。

• CT检查在诊断中性粒细胞减少性小肠结肠炎方面非常有效。影像学表现包括结肠壁增厚、低密度区[代表水肿和(或)坏死]、结肠周围炎症、腹水、肠壁积气,严重时有游离气体,提示穿孔。

• 66%的病例累及小肠。

其他影像学表现

• MRI图像显示增厚水肿的小肠和结肠段,伴有黏膜高强化。

经验(✓)和教训(✗)

✓ 推荐使用静脉内对比剂来评估黏膜强化。

✓ 右半结肠最常受累。

✗ 相似的疾病包括艰难梭菌引起的假膜性结肠炎。

✗ 可累及一小段小肠。

(陈丽华 李倩 译)

病例100

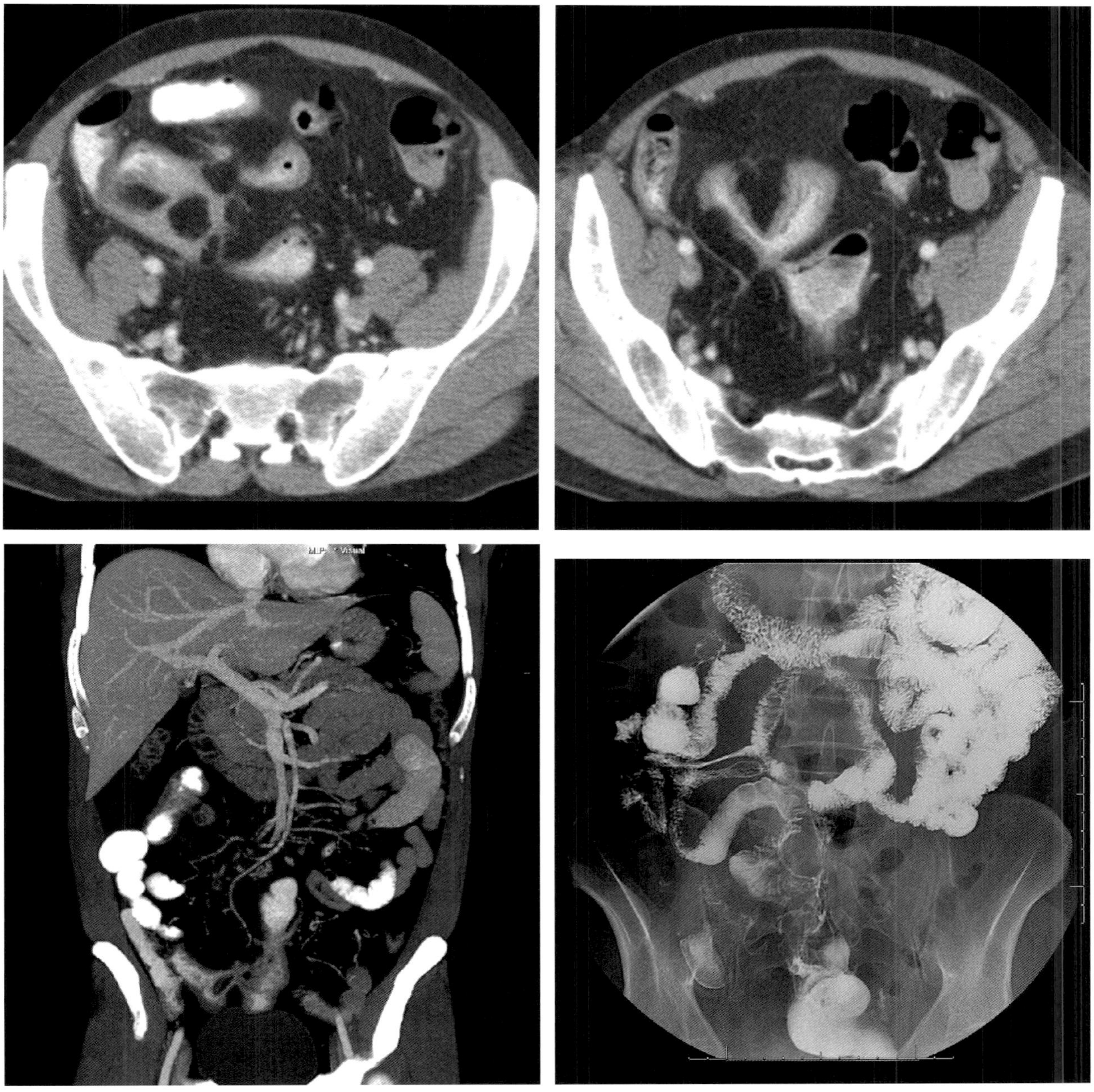

■ 临床表现

患者，男性，45岁，腹痛伴体重减轻。

影像学表现

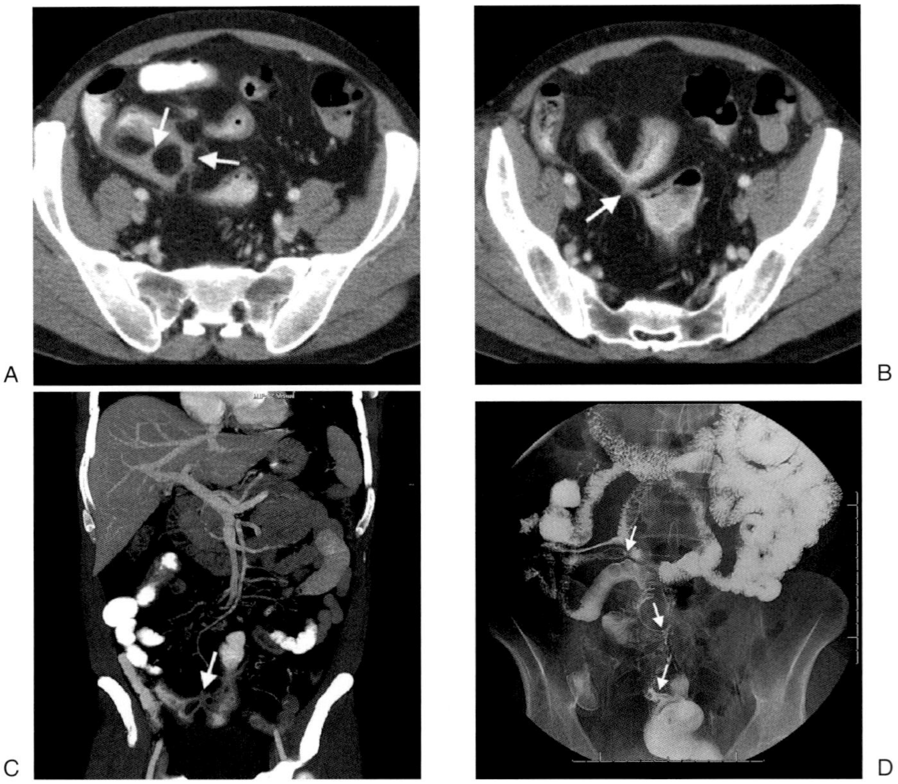

(A)轴位增强CT图像显示回肠壁增厚伴多发性小肠-小肠瘘(箭头所示)。注意纤维脂肪增生。(B)轴位增强CT图像显示角折的回肠袢与结肠相连,形成小肠-结肠瘘(箭头所示)。(C)冠状位增强MIP图像显示广泛的小肠及结肠瘘管(箭头所示)。(D)小肠钡剂造影显示广泛的网状小肠-小肠瘘及小肠-结肠瘘(箭头所示)。注意直肠内可见对比剂影,但降结肠未见显影,提示瘘管形成。

鉴别诊断

- **瘘管性克罗恩病**:一种炎症性肠病,导致透壁性炎症,进而引起瘘管、脓肿和裂隙形成。

知识点

- 在克罗恩病中,小肠受累的比例达80%,最常见于回肠末端。
- 结肠受累既可见于小肠受累的病例(50%),又可见于小肠未受累的病例(15%~20%)。
- 影像学表现为肠瘘、脓肿、纤维脂肪增生、直肠血管扩张和肠系膜淋巴结肿大。

其他影像学表现

- 磁共振小肠造影是评估小肠活动性炎症和肛瘘的首选检查。
- 小肠钡剂排泄造影可显示小肠受累情况、肠瘘、狭窄和粘连,并可评估小肠的蠕动功能。

经验(✓)和教训(✗)

✓ 口服阴性对比剂[如Volumen(Bracco Diagnostics Inc.)],以评估小肠黏膜。

✓ 寻找贯穿胃肠道的跳跃性病灶。

✗ 口服阳性对比剂后的CT图像由于干扰黏膜强化显示而漏诊黏膜炎症。

✗ 塌陷的肠袢限制对肠道的评估,其类似肠壁增厚的表现。

(崔建民 郭瑜 译)

病例问答

下列问题及答案编号为病例1~100,这些问题分别对应各编号的病例回顾,请学完病例后回答。

病例1

1. 以下哪一项是动脉期HCC强化的原因?

(a)HCC主要由门静脉供血

(b)HCC主要由肝动脉供血

(c)HCC有发育良好的淋巴管

(d)HCC导致静脉闭塞

正确答案是(b)。HCC主要由肝动脉供血,导致其相对于背景肝脏有明显的动脉期强化。

2. 肝硬化患者经超声检查发现新的肝脏病变,>1cm,下一步需要进行哪一项操作?

(a)单期增强CT

(b)活检

(c)四期增强CT

(d)3个月复查超声

正确答案是(c)。对于肝硬化新发或增大的肝结节,需要行四期增强CT来定性。

病例2

1. 以下哪一项是乳腺癌肝转移的肝脏CT最佳期相?

(a)CT平扫

(b)CT动脉期

(c)CT门脉期

(d)CT延迟期

正确答案是(c)。乳腺癌在门脉期显示最佳,表现为低密度转移灶。这是因为乳腺癌转移灶相对于肝脏通常为乏血供。

2. 下列哪种情况不会产生结节状的肝脏外观?

(a)肝转移瘤治疗后

(b)肝静脉血栓形成

(c)慢性门静脉血栓形成

(d)肝脏脂肪沉积

正确答案是(d)。肝脏脂肪沉积表现为肝大,轮廓光滑。

病例3

1. 以下哪一项是>5cm肝脓肿的首选治疗方法?

(a)经皮细针引流

(b)经皮导管引流

(c)手术引流

(d)抗生素治疗

正确答案是(b)。经皮导管引流是>5cm孤立性肝脓肿的首选治疗方法。细针引流适用于<5cm病灶,手术适用于多发性脓肿、复杂性脓肿或经皮引流不充分者。

2. 以下哪一项是化脓性肝脓肿最常见的病因?

(a)胃肠道来源

(b)胆管来源

(c)血源性

(d)外伤

正确答案是(b)。胆管感染性疾病是肝脓肿最常见的病因。

病例4

1. 以下哪一项是肿块型胆管癌引起门静脉闭塞的可能原因?

(a)良性外部压迫

(b)门静脉恶性侵犯

(c)高凝状态导致血栓形成

(d)门静脉高压

正确答案是(b)。对于病变处或附近的门静脉血栓,必须考虑为恶性,因为门静脉系统是疾病传播的一个重要途径。

2. 当怀疑为胆管癌时,CT 延迟期图像(3~30 分钟)的价值是什么?

(a)评估门静脉闭塞

(b)评估包膜皱缩

(c)识别卫星灶

(d)辅助确定病变特征

正确答案是(d)。由于胆管癌的纤维成分常在延迟期图像上呈高密度,此特征是明确诊断的一个重要征象。

病例 5

1. 以下哪一种病灶内不含脂肪?

(a)局灶性结节样增生

(b)肝腺瘤

(c)血管平滑肌脂肪瘤

(d)肝转移瘤

正确答案是(d)。肝转移瘤不含病灶内脂肪。

2. 以下哪一项不属于局灶性结节样增生的征象?

(a)肝动脉供血

(b)肝静脉引流

(c)胆管引流正常

(d)中央瘢痕

正确答案是(c)。局灶性结节样增生缺乏正常的胆管引流,这是肝胆对比剂在病灶内聚集的原因。

病例 6

1. 局灶性脂肪浸润可通过以下哪个发现与 FFS 区分?

(a)T1-FSPGR 同相位信号减低

(b)T1-FSPGR 同相位信号增高

(c)T1-FSPGR 反相位信号减低

(d)T1-FSPGR 反相位信号增高

正确答案是(c)。局灶性脂肪浸润在 T1-FSPGR 反相位信号减低。

2. 以下哪项不是 FFS 的特征?

(a)邻近血管的占位效应

(b)动脉期成像灌注差异

(c)位置邻近门静脉

(d)T1-FSPGR 反相位信号减低

正确答案是(a)。FFS 没有局部占位效应,因为其由正常肝实质组成。

病例 7

1. 下列哪种病变在 T1WI 上呈低信号?

(a)转移性黑色素瘤

(b)肝囊肿

(c)腺瘤伴出血

(d)肝细胞癌

正确答案是(b)。肝囊肿在 T1WI 上通常呈低信号。由于不同数量的出血或蛋白质,其他病变可能呈 T1 高信号。

2.T1-FSPGR 脂肪抑制后对比增强图像在以下哪种情况下有价值?

(a)评估疑似脂肪浸润的肝脏病变

(b)评估疑似肝囊肿的肝脏病变

(c)评估疑似血管瘤的肝脏病变

(d)评估疑似呈 T1 高信号的肝脏病变

正确答案是(d)。增强图像可能难以评估导致 T1 缩短(T1 高信号)的肝脏病变。使用后处理得到的减影图像,即从对比增强后的图像中减去对比增强前的图像,可以评估“真正”强化的病变。

病例 8

1. 以下哪一项是免疫功能低下的患者并发肝脏和脾低密度病灶最常见的原因?

(a)转移瘤

(b)肉瘤

(c)淀粉样变性

(d)播散性感染伴微脓肿

正确答案是(d)。免疫功能低下的患者在病原学上具有传染性,特别是播散性真菌性微脓肿,应将其作为最主要的诊断。如果患者同时伴有低密度淋巴结病,应考虑为传染性结核病。

2. 下列哪一种感染在急性期后最可能演变为钙化?

(a)阿米巴脓肿

(b)组织胞浆菌病

(c)假丝酵母菌

(d)肉瘤

正确答案是(b)。组织胞浆菌病是北美最常见的肉芽肿性疾病。感染引起免疫炎症反应,导致肉芽肿形成。在活动期,肉芽肿的影像学表现为几乎均一的小的低密度病灶,随着时间的推移,病灶会逐渐愈合和钙化。

病例 9

1 以下哪一项是诊断肝血管瘤的最佳方法?

(a)多期对比增强 MRI

(b)^{18}F-FDG PET-CT

(c)门脉期 CT

(d)超声

正确答案是(a)。多期对比增强 MRI 诊断肝血管瘤的准确性高,敏感性和特异性为 98%,准确性为 99%。

2. 以下哪项不是巨大海绵状血管瘤的特点?

(a)中心纤维瘢痕

(b)病灶内钙化

(c)外周结节样不连续强化

(d)均匀动脉期强化

正确答案是(d)。均匀动脉期强化是小血管瘤的特点。巨大海绵状血管瘤更易表现为较缓慢强化和进行性向心性填充。

病例 10

1. 以下哪种征象提示病灶为局灶性脂肪沉积?

(a)地图样边缘

(b)占位效应

(c)血管扭曲

(d)动脉期强化

正确答案是(a)。局灶性脂肪沉积边缘呈地图样,没有占位效应,其内穿行的血管不会发生扭曲。病变强化与肝实质相似或略低于肝实质。

2. 哪一种影像学检查对局灶性脂肪具有特异性?

(a)超声

(b)增强 CT

(c)^{18}F-FDG PET

(d)化学位移 MRI

正确答案是(d)。化学位移 MRI 成像简单,可明确诊断局灶性脂肪沉积,与正相位图像相比,反相位图像的信号减低(丢失)。

病例 11

1. 对非酒精性肝病患者进行筛查是为了发现以下哪种疾病?

(a)肝腺瘤

(b)肝细胞癌

(c)肝转移

(d)胆管癌

正确答案是(b)。非酒精性肝病患者患肝癌的风险增加,是需要筛查的高危患者。

2. 以下MRI序列被用来量化肝脏脂肪变性的是什么？

(a)正/反相位

(b)两点法Dixon技术

(c)伴/不伴脂肪饱和的T1-FSPGR

(d)最小二乘法估计和非对称回波水脂分离成像(IDEAL)

正确答案是(d)。IDEAL图像被用于定量肝脏脂肪浸润，可以区分水和脂肪，也可计算高脂肪饱和度。

病例12

1. 以下哪一项是胆管错构瘤形成来源的异构结构？

(a)顶盖板

(b)基底板

(c)胆管板

(d)胆道板

正确答案是(c)。胆管错构瘤为胆管板的发育畸形，系由肝内胆管的发育过程部分性或完全性中止所致。

2. 以下哪一项是胆管错构瘤不同于Caroli病或Caroli综合征的胆管扩张的特点？

(a)不与胆管系统相通

(b)延迟期肝胆对比剂积聚

(c)可通过逆行胆胰管造影诊断

(d)胆管癌的风险不升高

正确答案是(a)。胆管错构瘤与胆管系统不相通。

病例13

1. 下列哪一项是诊断乏脂型肝血管平滑肌脂肪瘤的必要检查？

(a)病灶活检

(b)结节性硬化症的病史

(c)肝脏多期MRI检查

(d)肝脏多期CT检查

正确答案是(a)。肝血管平滑肌脂肪瘤通过肉眼可见的脂肪组织确诊，而乏脂型病灶通常需要行活检来确诊。

2. 肝血管平滑肌脂肪瘤由以下哪种细胞构成？

(a)上皮来源

(b)间叶组织来源

(c)上皮样成分来源

(d)肉瘤样来源

正确答案是(b)。肝血管平滑肌脂肪瘤为良性的间叶组织肿瘤。

病例14

1. 以下哪一项是原发性肝淋巴瘤的特征？

(a)脾受累

(b)骨受累

(c)肝受累

(d)纵隔受累

正确答案是(c)。原发性肝淋巴瘤局限于肝脏内和肝周淋巴结，没有其他远处器官受累。

2. 以下哪一项是肝淋巴瘤的特异性影像学表现？

(a)动脉期强化

(b)门脉期廓清

(c)延迟期廓清

(d)无特异性影像学表现

正确答案是(d)。肝淋巴瘤通常相对于肝脏表现为低强化，但不具有特异性。活检对于诊断是必要的。多期增强CT检查不一定能做出准确诊断。

病例15

1. 以下哪一项是布-加综合征的主要原因？

(a)门静脉阻塞

(b)肝动脉阻塞

(c)肝静脉阻塞

(d)肝纤维化

正确答案是(c)。布-加综合征是由肝静脉流出道阻塞所致。

2.在急性布-加综合征中,下列哪一项可以看到?

(a)肝静脉低密度

(b)肝尾状叶肥大

(c)肝细胞癌

(d)下腔静脉钙化

正确答案是(a)。急性期可见肝静脉低密度、脾大和腹水。

病例16

1.以下哪种测量方法(涵盖病变密度)被用于评估胃肠道间质瘤反应?

(a)Choi标准

(b)Resist 1.0

(c)Resist 1.1

(d)mResist

正确答案是(a)。Choi标准在评估疾病进展时考虑了病变密度。

2.以下哪一项是胃肠道间质瘤常见的转移部位?

(a)肺

(b)腹膜

(c)脾

(d)骨

正确的答案是(b)。除肝脏外,另一个常见的转移部位是腹膜。

病例17

1.哪一种是最常见的肝癌亚型?

(a)肝细胞核因子-1α突变型

(b)β-连环蛋白突变型伴谷氨酰胺合成酶上调

(c)炎症型伴血清淀粉样蛋白A过表达

(d)未分类的肝细胞腺瘤

正确答案是(c)。血清淀粉样蛋白A过表达是最常见的亚型,占所有病变的45%~55%。最初其被描述为毛细血管扩张局灶性结节性增生,以炎症浸润和显著的窦性扩张为特征。

2.以下哪一种HCC亚型含有脂肪?

(a)肝细胞核因子-1α突变型

(b)β-连环蛋白突变型伴谷氨酰胺合成酶上调

(c)炎症型伴血清淀粉样蛋白A过表达

(d)未分类的肝细胞腺瘤

正确的答案是(a)。肝细胞核因子-1α突变型病灶内以脂肪成分为主。

病例18

1.以下哪一项是胆管囊腺瘤最常起源的部位?

(a)肝内胆管系统

(b)肝外胆管系统

(c)腹膜

(d)腹膜后

正确答案是(a)。胆管囊腺瘤多起源于肝内胆管系统,表现为囊性肝肿物。

2.以下哪一项是胆管囊腺瘤的治疗方法?

(a)消融

(b)手术切除

(c)抽吸

(d)影像随访

正确答案是(b)。手术切除是推荐治疗方法。伴有复杂囊性成分的病灶有时难以与恶性病变相鉴别。

病例19

1.以下哪一项是PSC的特征?

(a)肝内胆管狭窄

(b)肝外胆管狭窄

(c)肝内和肝外胆管均狭窄

(d)胆管周围囊肿

正确答案是(c)。PSC影响肝内和肝外胆管系统,可导致不同程度和长度的狭窄。

2. 对于新发的胆管明显狭窄的进展,我们应该关注的是什么?

(a)形成恶性胆管癌

(b)局限性胆管炎

(c)胆管结石

(d)形成胆管缺血

正确答案是(a)。患者筛查最重要的是早期发现胆管癌,可表现为新发或明显的胆管狭窄。

病例20

1. 以下哪种情况考虑为肝外播散?

(a)肝内转移

(b)经胆囊窝侵犯

(c)汇管区侵犯

(d)网膜病变

正确答案是(d)。网膜病变被认为是肝外播散。直接侵犯肝脏和汇管区是可切除胆囊癌的肝脏播散方式。

2. 胆囊癌最常见的影像学表现是什么?

(a)肿物取代胆囊腔

(b)局灶不对称性壁增厚

(c)息肉样肿物

(d)外生肿物

正确答案是(a)。肿物占位或取代胆囊腔是40%~65%病例的早期影像学表现。

病例21

1. 坏疽性胆囊炎的特异性征象是什么?

(a)胆囊周围液体

(b)胆囊体积增大

(c)胆囊壁增厚

(d)腔内黏膜

正确答案是(d)。腔内黏膜是坏疽性胆囊炎的一个特异性征象。其提示坏死黏膜脱落进入胆囊腔内。其他特异性征象包括胆囊壁或腔内积气、邻近脓肿、管壁缺损或不规则。

2. 坏疽性胆囊炎的急诊治疗是什么?

(a)经皮胆囊造口术

(b)抗生素治疗

(c)胆囊切除术

(d)内镜引流

正确答案是(a)。在疾病急性期,经皮胆囊造口术是一种有效的治疗方法。对于危重症患者,其可以作为手术治疗前有效的治疗方法。经皮胆囊造口术的死亡率相对较低,技术和临床成功率较高(达90%以上)。对于不稳定患者,可以进行床旁超声检查。手术可以以经肝(最常见)和经腹途径进行。

病例22

1. 胆囊腺肌瘤病最常见的表现是什么?

(a)局限性

(b)节段性

(c)环形

(d)弥漫性

正确答案是(a)。局限性是胆囊腺肌瘤病最常见的表现,常发生在胆囊底部。

2. 鉴别胆囊腺肌瘤病与胆囊癌的CT和MRI最重要的特征是什么?

(a)位于胆囊基底部

(b)结节状强化

(c)无侵犯性特征

(d)肿块中的囊状部分

正确答案是(d)。在MRI和CT图像上,囊状部分是检测胆囊腺肌瘤病最具特异性的表现。其余特征可以在其他疾病中看到。

病例23

1.对有症状的胆总管结石的治疗方法是什么?

(a)手术探查

(b)内镜逆行胰胆管造影术取石引流

(c)经皮胆管引流术

(d)碎石术

正确答案是(b)。内镜逆行胰胆管造影术和引流术是治疗该病的有效方法,因其微创并可以辅助球囊取石和放置支架。

2.与CT相比,MRCP的优势是什么?

(a)能诊断非钙化结石

(b)无创

(c)快速

(d)无法对肝内胆管系统成像

正确答案是(a)。MRCP能够检出CT可能漏诊的非钙化结石。在T2加权MRCP图像上,所有不同成分的较大结石均表现为充盈缺损影。胆色素结石可以在3D SPGR图像上表现为高信号。

病例24

1.Mirizzi综合征是由以下哪个部位的结石压迫引起的?

(a)肝总管

(b)胆总管

(c)胆囊管

(d)胰管

正确答案是(c)。Mirizzi综合征是由胆囊管或胆囊颈结石压迫肝总管导致梗阻。

2.开腹或腹腔镜治疗的主要风险是什么?

(a)脓肿

(b)不完全胆管减压

(c)胆囊结石脱落

(d)胆管损伤

正确答案是(d)。术中胆管损伤是外科治疗的主要风险,主要由感染导致手术野脂肪模糊,术中无法直视。

病例25

1.下列哪一项是显示胆管系统与胆汁瘤相通情况的最佳手段?

(a)ERCP

(b)CT

(c)超声

(d)肝胆动态闪烁显像

正确答案是(a)。ERCP显示胆管系统与胆汁瘤相通的情况最佳。其他的成像方法能够显示胆汁聚集部位,但是瘘的位置可能不那么明显。

2.胆汁瘤的最佳治疗方法是什么?

(a)手术清除

(b)ERCP

(c)经皮穿刺引流

(d)胆管支架植入

正确答案是(c)。图像引导下经皮穿刺引流是引流胆汁瘤的最佳方法。此外,发生胆管损伤时,可行经皮肝胆管穿刺引流,避免胆汁流经胆管损伤处。

病例26

1.胆总管囊肿的Todani分型与恶性病变最相关的是什么?

(a)Ⅱ型和Ⅴ型

(b)Ⅱ型和Ⅲ型

(c)Ⅲ型和Ⅴ型

(d)Ⅰ型和Ⅳ型

正确答案是(d)。Todani分型Ⅰ型和Ⅳ型囊肿与胆管癌最相关。胆囊癌也与胆总管囊肿相关。

2.下列哪一项与胆总管囊肿进展相关?

(a)壶腹部狭窄

(b)胰管与胆管异常结合

(c)胰腺分裂

(d)胆囊重复畸形

正确答案是(b)。发生在十二指肠壁的胰管与胆管异常结合与胆总管囊肿的进展有关。

病例27

1. 以下哪一项是脱落的胆结石脱落最常见的位置?

(a)肝周区

(b)盆腔

(c)小网膜囊

(d)大网膜

正确答案是(a)。胆结石脱落最常见的位置为胆囊窝和Morrison孔。

2. 以下哪一项是有症状的结石脱落的有效治疗方式?

(a)抗生素

(b)经皮穿刺引流

(c)影像学随访

(d)手术移除

正确答案是(d)。对于有症状的脱落结石的治疗方案为手术移除。其他方法无法治疗炎症和感染的潜在病因。

病例28

1. 以下哪一项是与肝内胆管结石病最相关的恶性肿瘤?

(a)胆管癌

(b)胆囊癌

(c)肝细胞癌

(d)肝细胞腺瘤

正确答案是(a)。肝内胆管结石病患者因存在慢性胆管炎症和复发性胆管炎,患胆管癌的风险增加。

2. 肝胆管结石被用来描述胆管系统中哪个部位的结石?

(a)胆总管远端

(b)胆囊

(c)胰管

(d)肝内胆管

正确的答案是(d)。肝胆管结石是被用来描述位于肝内胆管系统结石的术语。

病例29

1. 急性细菌性胆管炎最常见的病因是什么?

(a)恶性肿瘤

(b)免疫功能低下

(c)ERCP

(d)胆总管结石

正确答案是(d)。胆总管结石是急性细菌性胆管炎最常见的病因,占80%。

2. 慢性细菌性胆管炎可发生以下哪种情况?

(a)肝脓肿

(b)胆管癌

(c)胆汁性腹膜炎

(d)肝静脉血栓形成

正确答案是(b)。慢性感染导致慢性炎症,可导致胆管癌。

病例30

1. MRI正常胰腺信号是什么?

(a)T1信号低于肝信号

(b)T1信号高于肝信号

(c)T1信号与肝脏等信号

(d)注射对比剂后T1信号低于肝信号

正确答案是(b)。由于腺泡蛋白的存在,正常的胰腺信号在T1WI上高于肝信号。T1信号本身随着年龄和急性或慢性胰腺炎的发生而降低。正常胰腺在注射对比剂后迅速增强。

2.CT在检测以下哪种情况方面优于MRI?

(a)慢性胰腺炎

(b)胰腺假性囊肿

(c)胰腺坏死

(d)胰腺包裹性积液中的气体

正确的答案是(d)。CT在检测胰腺包裹性积液中的气体方面具有优势,坏死形成的积液中的气体提示胰腺脓肿。

病例31

1.在西方国家,慢性胰腺炎最常见的原因是什么?

(a)酗酒

(b)化学治疗

(c)蜘蛛咬伤

(d)胆结石

正确答案是(a)。酗酒是慢性胰腺炎最常见的原因。

2.以下哪个部位的钙化可以考虑诊断为慢性胰腺炎?

(a)只有导管钙化

(b)只有实质钙化

(c)弥漫性实质钙化

(d)实质和导管内都有钙化

正确答案是(d)。CT图像上同时存在实质和导管内钙化是慢性胰腺炎的诊断依据。胰腺钙化的分布变化特异性如下:实质钙化(67%)、导管钙化(88%)和弥漫性实质钙化(91%)。

病例32

1.下列哪一项与坏死性胰腺炎有关?

(a)假性囊肿

(b)急性胰周积液

(c)包裹性坏死

(d)间质性胰腺积液

正确答案是(c)。包裹性坏死是指胰腺坏死发生4周以后,组织坏死形成的最终产物。影像显示液化和非液化的坏死组织积聚,并有囊壁。

2.下列哪项是胰腺坏死的诊断?

(a)实质水肿

(b)胰腺周围液体

(c)实质不均匀强化

(d)胰腺实质无强化

正确答案是(d)。胰腺实质无强化可以诊断组织坏死。但是由于炎症可导致胰腺出现弥漫性灌注程度不均,有时很难准确描述胰腺坏死。

病例33

1.以下哪一项可能是胰腺假性囊肿引流的原因?

(a)3cm的假性囊肿,无临床症状

(b)6cm的假性囊肿,有气体、厚壁和发热

(c)迅速增大的假性囊肿,含有高密度成分

(d)胰腺炎急性发作1周后形成的胰腺积液

正确答案是(b)。假性囊肿感染是引流的指征。小的无症状的假性囊肿不需要引流。快速增大的假性囊肿含有高密度成分提示出血,可能需要栓塞。

2.下列哪一项经皮引流最成功?

(a)胰腺坏死的软组织和液体积聚

(b)4cm的积液,动脉期强化

(c)积液伴形成良好的纤维壁,不与胰管相通

(d)积液伴形成良好的纤维壁,与胰管相通

正确答案是(c)。形成良好的假性囊肿,不与胰管相通,没有管腔狭窄,引流后效果最好。

病例34

1.下列哪一项最可能发生浆液性囊腺瘤?

(a)70岁男性

(b)45岁女性

(c)76岁女性

(d)45岁男性

正确答案是(c)。浆液性囊腺瘤在女性中更常见,男女比例为1:4。常见于>60岁的老年人,被称为“祖母病”。

2.当怀疑为胰腺浆液性囊腺瘤时,下列哪一个征象最明确?

(a)增厚且强化的壁

(b)中央钙化

(c)单房囊肿

(d)强化的纤维分隔

正确答案是(a)。若怀疑为浆液性囊腺瘤,当囊性肿瘤出现增厚且强化的壁时,需要进一步检查,以鉴别黏液性肿瘤。

病例35

1.下列哪一项是2017 AJCC分期中增加的重点?

(a)肿瘤大小

(b)静脉侵犯

(c)局部浸润

(d)动脉侵犯

正确答案是(a)。肿瘤大小是很好的生存预测指标。基于血管受累等其他标准的分期可能因不同中心的专长不同而多变。

2.胰腺癌最常见的强化方式是什么?

(a)动脉期明显强化

(b)门脉期明显强化

(c)等密度

(d)低强化

正确答案是(d)。大多数胰腺癌与正常胰腺相比呈低强化。10%的腺癌在CT上呈等密度,可能需要MRI明确。

病例36

1.以下哪一项是恶性肿瘤的危险因素?

(a)大小<2cm

(b)与主胰管相通

(c)薄壁

(d)主胰管扩张

正确答案是(d)。侧支IPMN伴主胰管扩张提示混合型IPMN,恶变风险高。应进行内镜超声检查观察病变。

2.下列哪一项能鉴别IPMN和黏液性肿瘤?

(a)缺乏卵巢样基质

(b)与主胰管相通

(c)含黏液

(d)结节状强化成分

正确答案是(a)。侧支IPMN内衬柱状细胞,细胞内含有丰富的黏液。一些黏液性肿瘤可与胰管相通。恶性侧支IPMN可有结节状强化成分。

病例37

1.下列哪一种胰管直径强烈提示恶性肿瘤?

(a)1~3mm

(b)3~5mm

(c)5~10mm

(d)≥10mm

正确答案是(d)。主胰管≥10mm诊断恶性肿瘤的敏感性为78%。

2.以下哪种情况需要行MRCP复查?

(a)主胰管直径<5mm

(b)强化的壁结节

(c)胰管壁增厚

(d)胰管直径>10mm

正确答案是(a)。若胰管直径<5mm,可行MRCP复查评估其2年内变化情况。

病例38

1.最常见的功能性PNET是什么?

(a)胃泌素瘤

(b)胰岛素瘤

(c)胰高血糖素瘤

(d)舒血管肠肽瘤

正确答案是(b)。胰岛素瘤是胰腺最常见的功能性内分泌肿瘤。90%以上为良性。

2.下列哪种遗传综合征的PNET发病率最高?

(a)神经纤维瘤病1型

(b)Von Hippel-Lindau病

(c)结节性硬化症

(d)多发性内分泌肿瘤Ⅰ型

正确答案是(d)。多发性内分泌肿瘤Ⅰ型发展为胰腺神经内分泌肿瘤的风险最高。

病例39

1.以下哪一项是副脾静脉引流的部位?

(a)脾静脉

(b)肠系膜静脉

(c)肠系膜上静脉

(d)门静脉

正确答案是(a)。与脾一样,副脾静脉引流到脾静脉。

2.副脾最常见的部位是什么?

(a)胰尾

(b)脾的下方和内侧

(c)脾的外侧

(d)脾的上方

正确答案是(b)。副脾最常见的部位是脾的下方和内侧。第二常见的部位是胰尾。在脾的外侧或上方几乎没有发现副脾组织。

病例40

1.胰腺分裂在以下哪种情况下被诊断?

(a)腹侧管向前穿过CBD引流至小乳头

(b)腹侧管向前穿过CBD引流至大乳头

(c)背侧管向前穿过CBD引流至小乳头

(d)背侧管向前穿过CBD引流至大乳头

正确答案是(a)。胰腺分裂出现在腹侧管(主胰管)向前穿过CBD并经小乳头(Santorini)引流时。

2.以下哪一种方法最适合诊断胰腺分裂?

(a)MRCP

(b)注射分泌素联合MRCP

(c)胰腺CT

(d)ERCP

正确答案是(b)。注射分泌素联合MRCP诊断的敏感性达86%,而单独MRCP的敏感性为52%。分泌素使导管扩张,有利于诊断。

病例41

1.对可疑的胰腺黏液性囊性肿瘤的合适处理是什么?

(a)12个月MRI随访

(b)转诊行手术切除

(c)超声内镜

(d)内镜逆行胰胆管造影

正确答案是(b)。转诊行手术切除是合适的,并非胰腺黏液性囊性肿瘤全部瘤壁都含有细胞异型性或恶性改变,因此活检不可靠,而手术完全切除是最佳治疗方法。

2.以下哪种情况在胰腺黏液性囊性肿瘤中不可见?

(a)黏液

(b)结节样强化

(c)卵巢基质

(d)分隔

正确答案是(c)。胰腺黏液性囊性肿瘤内可见卵巢基质。虽然含有黏液、结节样强化和分隔，但是导管内乳头状黏液性肿瘤缺乏卵巢基质。

病例 42

1.腺泡细胞癌最常见的特异性影像学特征是什么?

(a)病变常为囊性

(b)病变常为浸润性

(c)病变常为外生型

(d)病变常为明显强化

正确答案是(c)。根据一系列研究和作者的经验，与其他胰腺病变相比，这种罕见的病变常表现为外生型。

2.胰腺最常见的细胞类型是什么?

(a)腺泡细胞

(b)导管上皮细胞

(c)胰岛细胞

(d)α细胞

正确答案是(a)。胰腺内最常见的是腺泡细胞，约占80%;但是，腺泡细胞癌是一种罕见的肿瘤，只占胰腺肿瘤的约1%。

病例 43

1.环状胰腺发生的原因是什么?

(a)背侧始基旋转不完整

(b)腹侧始基旋转不完整

(c)背侧始基形成不完整

(d)腹侧始基形成不完整

正确答案是(b)。环状胰腺是由于腹侧始基旋转不完整而形成的。

2.壁外型环状胰腺的胰管与以下哪个部位相连?

(a)主胰管

(b)胆总管

(c)十二指肠

(d)胃

正确答案是(a)。壁外型环状胰腺与主胰管相连。

病例 44

1.以下哪种检查最适合用于评估表现为胰腺肿块的可疑局灶性脂肪浸润?

(a)胰腺MRI/MRCP检查

(b)胰腺CT检查

(c)胰腺超声检查

(d)胰腺ERCP

正确答案是(a)。胰腺MRI/MRCP是评估脂肪性肿块的最佳手段，尤其当病灶体积较小且混合部分胰腺组织时。同/反相位、T1平扫及脂肪抑制图像能精确识别脂肪。

2.以下哪个区域是所有类型的局部胰腺脂肪增生症脂肪浸润的非受累区?

(a)胰头

(b)胰体

(c)胰腺钩突

(d)胆管旁区

正确答案是(d)。在所有类型中，胆管旁区是脂肪化的未受累区。其可作为评估胰腺脂肪组织增生的重要标志区。

病例 45

1.下列哪种血清标志物有助于诊断AIP 1型?

(a)IgA

(b)IgG2

(c)IgE

(d)IgG4

正确答案是(d)。AIP1型与血清中IgG4升高和胰腺中浆细胞浸润有关。

2.一例患者的CT图像表现为胰腺炎，伴有胆管梗阻且胰腺活检无明确结果。以下哪一项有助于诊断?

(a)行MRI或MRCP检查

(b)皮质类固醇治疗后复查

(c)行ERCP

(d)开腹行胰腺活检

正确答案是(b)。两种类型的AIP均对皮质类固醇反应良好。治疗后,影像学和症状改善有助于明确诊断。AIP1型患者易于复发,可能需要长期皮质类固醇治疗。

病例46

1.以下哪一种影像学表现有助于诊断SPEN?

(a)钙化

(b)出血和纤维包膜

(c)动脉强化

(d)延迟强化

正确答案是(b)。较大肿块伴出血、实性和囊性区域,以及纤维包膜是胰腺SPEN的典型影像学表现。

2.SPEN的首选治疗方法是什么?

(a)手术整块切除

(b)放射治疗

(c)化学治疗

(d)影像学随访

正确答案是(a)。对胰腺SPEN行手术切除效果良好。

病例47

1.以下哪一项是脾假性囊肿(继发性)的特征?

(a)有上皮内衬

(b)有分隔

(c)可以随时间改变大小

(d)有外周钙化

正确答案是(d)。外伤或感染后形成的脾假性囊肿具有囊壁钙化。

2.以下哪种疗法可被用于有症状的非寄生虫性脾囊肿?

(a)全脾切除术

(b)部分脾切除术

(c)栓塞

(d)穿刺引流

正确答案是(d)。可以对有症状的脾囊肿进行经皮或手术引流。

病例48

1.下列哪一项是经皮放置引流管的禁忌证?

(a)大小>5cm

(b)包膜完整的单房脓肿

(c)大小<3cm

(d)病变部分出血

正确答案是(c)。脾脓肿可通过经皮穿刺置管引流术引流脓液。对于较小的病灶,通常无须放置导管就可进行抽吸。其他选项都可放置引流管。

2.下列哪一项需要手术治疗?

(a)脾脓肿抽吸后发生溃烂

(b)脾脓肿引流管引流量减少

(c)尽管使用抗生素和引流术,患者仍然持续发热、白细胞计数升高、腹痛

(d)较大单房脓肿

正确答案是(c)。尽管使用了抗生素和脓肿引流术,患者仍持续发热,需要考虑行手术切除。

病例49

1.下列哪一项可与亚急性脾血肿相似?

(a)脾脓肿

(b)转移

(c)脾大

(d)镰状细胞病

正确答案是(a)。脾脓肿可与吸收期血肿有相似的影像学特点。病史对于鉴别诊断非常重要。

2.以下哪一项对脾血肿的处理很重要?

(a)快速经皮引流

(b)脾切除

(c)影像学鉴别急性出血和脾破裂

(d)纠正凝血障碍

正确答案是(c)。行影像学检查,以排除血肿增大和脾破裂是重要的保守治疗。

病例50

1.以下哪一项是脾转移瘤的门脉期表现?

(a)强化高于脾实质

(b)强化与脾实质相同

(c)强化低于脾实质

(d)无强化

正确答案是(c)。大多数脾转移瘤在门脉期图像上相对于脾实质呈低强化。

2.下列哪一项是良性脾病变的征象?

(a)孤立病变

(b)多发病变

(c)新发病变

(d)液体密度病灶伴边缘钙化

正确答案是(d)。液体密度病灶伴边缘钙化是脾假性囊肿的影像学特征。

病例51

1.脾梗死的治疗方法是什么?

(a)止痛和纠正潜在病因

(b)经导管注射组织纤溶酶原激活剂

(c)脾切除

(d)影像学复查

正确答案是(a)。对于大部分有症状的脾梗死,只需要止痛和纠正潜在病因。对于镰状细胞贫血等病例,应止痛并监测感染。

2.孤立性脾梗死的转归是什么?

(a)非常好,大多数患者完全恢复

(b)需行脾切除的患者预后较差

(c)取决于梗死后注射的疫苗

(d)多变,取决于患者年龄

正确答案是(a)。大部分脾梗死患者恢复良好。血液系统恶性肿瘤导致脾梗死的患者预后较差。

病例52

1.以下哪一项是大多数3级脾挫裂伤患者需要进行的治疗?

(a)急诊脾动脉线圈栓塞

(b)粒子栓塞

(c)影像学观察及随访

(d)脾切除术

正确答案是(c)。对大多数(约80%)3级脾挫裂伤患者行保守治疗成功。对于5级脾挫裂伤患者,这一比例下降到约15%。

2.以下哪个特征需行栓塞治疗?

(a)存在3cm的挫裂伤

(b)存在5cm的挫裂伤

(c)包膜下血肿

(d)活动性对比剂外渗和血细胞比容下降

正确答案是(d)。对于临床症状为持续出血,存在影像学表现(如对比剂外渗)或血管损伤的直接证据(如假性动脉瘤/动静脉瘘)的患者,应行栓塞治疗。

病例53

1.脾动脉假性动脉瘤的治疗阈值是多少?

(a)1cm

(b)2cm

(c)3cm

(d)4cm

正确答案是(b)。若脾动脉假性动脉瘤>2cm,

其破裂率较高,需要择期治疗。所有渗漏和新形成的假性动脉瘤均需要治疗。如果不进行干预,破裂相关死亡率可接近90%。

2. 以下哪一项是假性动脉瘤可以监测而不治疗的标志?

(a)新的假性动脉瘤

(b)周围钙化

(c)大小<2cm

(d)在脾动脉中的位置

正确答案是(c)。若慢性假性动脉瘤<2cm,可随访观察。假性动脉瘤的壁钙化和位置并不提示破裂的风险较高。

病例54

1. 脾铁质沉着结节与以下哪种疾病相关?

(a)肿瘤

(b)脾梗死

(c)脾感染

(d)门静脉高压

正确答案是(d)。脾铁质沉着结节与门静脉高压、门静脉或脾静脉血栓形成、溶血性贫血、白血病、淋巴瘤、反复输血、血色素沉着和阵发性夜间血红蛋白尿有关。

2. 检测脾铁质沉着结节的最佳影像学检查是什么?

(a)腹部平片

(b)腹部CT

(c)腹部同/反相位MRI

(d)脾超声

正确答案是(c)。结节中所含有的铁会产生一种容易被MRI检测到的开花效应。

病例55

1. 以下哪种影像学表现提示SANT?

(a)^{18}F-FDG亲和性

(b)低强化脾肿块

(c)多发性病变

(d)MRI T2低信号病灶伴出血

正确答案是(d)。SANT与其他脾病变不同,其特点是T2低信号。其他影像学特征对于区分SANT和恶性病变没有帮助。

2.SANT的组织学表现是什么?

(a)被同心圆胶原纤维或纤维素样环包绕的血管结节

(b)囊壁覆盖单层或多层上皮

(c)纤维分隔被增生的血管通道分开,被覆扁平上皮细胞

(d)不成形的红髓成分,伴有少量纤维小梁。

正确答案是(a)。组织学上,硬化性血管瘤样结节由被同心圆胶原纤维或纤维素样环包绕的血管结节形成。

病例56

1. 一例40岁患者,脾血管瘤直径小于2cm,以下哪一项是最佳处理措施?

(a)切除

(b)栓塞

(c)活检

(d)随访

正确答案是(d)。脾小血管瘤随访比较安全,破裂罕见。

2. 脾血管瘤被认为是什么?

(a)纤维性病变

(b)先天性病变

(c)恶性病变

(d)囊性病变

正确答案是(b)。脾血管瘤是先天性的,实性血管性病变。

病例57

1. 当发生内脏异位综合征时，下腔静脉通过以下哪个部位引流到胸部？

(a)肾上极水平IVC

(b)肝水平IVC

(c)奇静脉

(d)静脉侧支

正确答案是(c)。这种综合征的特点是通过奇静脉引流到下腔静脉。

2. 内脏异位综合征最常见的表现是什么？

(a)多脾和十二指肠前门静脉

(b)中央肝脏和右胃泡

(c)肠旋转不良和多脾

(d)多脾和下腔静脉中断

正确答案是(d)。多脾和下腔静脉中断是内脏异位综合征最常见的表现。

病例58

1. 以下哪一项为阑尾破裂的最具特异性的征象？

(a)腔外阑尾粪石

(b)肠梗阻

(c)盆腔脓肿

(d)阑尾壁强化

正确答案是(a)。腔外阑尾粪石是阑尾破裂的最具特异性的征象，由阑尾内容物破裂后溢出腹腔所致。

2. 阑尾破裂伴脓肿形成的患者的治疗方案是什么？

(a)阑尾切除术

(b)影像介导的脓肿引流

(c)单纯抗生素治疗

(d)部分结肠切除术

正确答案是(b)。对于阑尾破裂的病例，脓肿引流为首选方案，可联合抗生素治疗，以减轻炎症及引流感染积聚物。

病例59

1. 以下哪一项是阑尾黏液性肿瘤的公认治疗方法？

(a)阑尾切除术

(b)右半结肠切除术

(c)抗生素

(d)引流

正确答案是(b)。阑尾黏液性肿瘤的正确诊断很重要，因为其治疗与急性阑尾炎的治疗有很大不同。采取右半结肠切除术既能去除病变的阑尾，又不会造成肿瘤内黏液溢出和肿瘤的腹膜内扩散。

2. 以下哪一项是评估阑尾黏液性肿瘤的首选方式？

(a)口服和静脉注射对比剂的增强CT检查

(b)腹部MRI增强检查

(c)腹部和盆腔 ^{18}F-FDG PET-CT检查

(d)结肠镜检查

正确答案是(a)。腹部和盆腔的CT扫描是标准的成像方式。PET-CT不适用于阑尾黏液性肿瘤的检查，因为肿瘤细胞含量少，检查的敏感性低。MRI偶尔被使用，但不是首选检查方法。结肠镜检查检出阑尾腺癌的敏感性也比较低。

病例60

1. 以下哪种检查方法检查腹膜癌最敏感？

(a)增强CT检查

(b) ^{18}F-FDG PET-CT

(c)MRI扩散加权成像

(d) ^{111}In-奥曲肽

正确答案是(c)。腹部和盆腔的MRI(包括DWI序列)对检测腹膜疾病和异物有高度敏感性。DWI能够区分水和黏液沉积物，显示为扩散受限。

2. 以下哪一项最常被考虑是阑尾癌的表现？

(a)腹水

(b)腹膜结节

(c)阑尾浸润性软组织肿块

(d)小肠梗阻

正确答案是(c)。阑尾浸润性软组织肿块应被视为阑尾癌。其他发现包括阑尾囊性扩张,直径>15mm。

病例61

1. 胃肠神经内分泌肿瘤最常见的部位是什么?

(a)小肠

(b)结肠

(c)食管

(d)直肠

正确答案是(a)。小肠是胃肠神经内分泌肿瘤最常见的部位,其中回肠是最常见的部位。大约31%的神经内分泌肿瘤发生在小肠。

2. 阑尾最常见的肿瘤是什么?

(a)淋巴瘤

(b)腺癌

(c)腺瘤

(d)神经内分泌肿瘤

正确答案是(d)。神经内分泌肿瘤是阑尾最常见的肿瘤,约占所有病变的50%。

病例62

1. 以下哪一项是食管平滑肌瘤最具特异性的影像学表现?

(a)中央坏死

(b)轻度强化

(c)边界光滑

(d)钙化

正确答案是(d)。存在钙化灶对食管平滑肌瘤的诊断具有特异性。食管平滑肌瘤常表现为中度强化,边缘光滑。

2. 下列哪一项在食管平滑肌瘤中最容易被发现?

(a)反流性疾病

(b)贲门失弛缓症

(c)食管裂孔疝

(d)食管梗阻

正确答案是(c)。食管裂孔疝是食管平滑肌瘤患者最常见的伴发疾病。

病例63

1. 胃束带滑脱在平片上的上限是多少?

(a)30°

(b)48°

(c)58°

(d)68°

正确答案是(c)。胃束带Phi角应该<60°,范围为4°~58°。

2. 胃束带滑脱最敏感和最具特异性的征象是什么?

(a)Phi角异常,>58°

(b)胃扩张

(c)束带向下移位

(d)“O”征

正确答案是(c)。束带的上外侧缘向下移位,距离横膈>2.4cm,其诊断敏感性为95%,特异性为97%~98%。

病例64

1. 结肠膀胱瘘最常见的病因是什么?

(a)结肠腺癌

(b)膀胱腺癌

(c)憩室病

(d)瘘管型克罗恩病

正确答案是(c)。结肠膀胱瘘最常见的原因是憩室病,据报道,其发病率为2%~23%。

2. 怀疑为结肠膀胱瘘的患者最常见的临床症状是什么?

(a)粪尿

(b)气尿

(c)疼痛

(d)败血症

正确答案是(b)。约71%的怀疑为结肠膀胱瘘的患者出现气尿。气尿和粪尿的出现可以确诊。

病例65

1.肠脂垂炎最具特异性的表现是什么?

(a)脂肪肿块伴高密度环

(b)结肠周围脂肪肿块

(c)结肠周围炎症

(d)结肠周围脂肪肿块伴中心点征

正确答案是(a)。脂肪肿块伴高密度环是最具特异性的表现。如果出现炎症和由静脉血栓引起的中央高密度区可支持诊断。

2.肠脂垂炎的治疗方法是什么?

(a)切除病灶

(b)对症治疗

(c)肠道休息

(d)抗生素治疗

正确答案是(b)。肠脂垂炎是一种自限性疾病,可以通过止痛来进行保守治疗。因为CT表现能够确诊,所以无须使用抗生素或手术。

病例66

1.假膜性结肠炎最准确的CT征象是什么?

(a)腹水

(b)结肠壁结节性增厚

(c)严重的结肠壁水肿

(d)黏膜充血

正确答案是(c)。结肠壁水肿是假膜性结肠炎的准确征象。皱襞内存留的口服对比剂在X线下表现为"手风琴"征和"拇指印"征。

2.以下哪一项是需要手术治疗的最严重的并发症?

(a)腹水

(b)腹腔内游离气体

(c)肠袢扩张

(d)黏膜充血

正确答案是(b)。中毒性巨结肠和结肠穿孔是严重并发症,死亡率高,需要手术干预。

病例67

1.巨大结肠憩室最常见的类型是什么?

(a)1型:假性憩室

(b)2型:包裹性脓肿

(c)3型:真性憩室,含肠壁全层

(d)未分类型

正确答案是(b)。约2/3的巨大结肠憩室没有真正的壁,有纤维壁,可能由穿孔和脓肿形成。

2.以下哪一项是巨大结肠憩室最常见的位置?

(a)乙状结肠

(b)降结肠

(c)升结肠

(d)盲肠

正确答案是(a)。巨大结肠憩室最常见部位是乙状结肠,推测是因为乙状结肠是憩室炎最常见的部位。

病例68

1.包埋综合征的病因是什么?

(a)大口径导管

(b)橡胶球囊固定组件

(c)硬的外固定组件

(d)内镜置入

正确答案是(c)。硬的外固定组件和刚性或半刚性内固定组件是该病最主要的病因。该病也可由球囊导管引起。其他危险因素包括恶性肿瘤、营养不良和体重增加。

2.以下哪一项是包埋综合征的准确征象?

(a)导管闭塞

(b)固定装置不可移动

(c)周围区域发红

(d)周围区域疼痛

正确答案是(b)。内固定器被固定于腹壁,不可移动。导管闭塞可见于其他原因。发红和疼痛不具有特异性。

病例69

1.以下哪一项是最常见的结肠扭转?

(a)盲肠扭转

(b)乙状结肠扭转

(c)横结肠扭转

(d)盲肠翼

正确答案是(b)。乙状结肠扭转是最常见的肠扭转,约占60%。盲肠扭转约占30%,横结肠扭转约占2%。

2.下列哪一项是坏死的征象?

(a)乙状结肠扩张

(b)结肠段内泡沫样粪便

(c)受累肠壁呈高密度

(d)漩涡状血管周围肠系膜水肿

正确答案是(c)。肠壁高密度提示出血性坏死,伴结肠壁内的血性成分。

病例70

1.下列哪一种盲肠扭转需要行手术治疗?

(a)粘连导致盲肠固定在盆腔

(b)盲肠扩张,移位至上腹部,伴肠系膜"漩涡"征

(c)盲肠向前上翻转

(d)多次检查显示盲肠扩张和位置不固定

正确答案是(b)。当盲肠扩张、移位伴肠扭转征象时需要手术。有报道称,钡灌肠和结肠镜检查可缓解肠梗阻,但即使成功,这种治疗也会使患者容易再次发生梗阻。

2.结肠周围存在横向小肠袢提示什么?

(a)肠扭转

(b)盲肠翼

(c)肠粘连

(d)解剖变异

正确答案是(a)。结肠前后存在横向小肠袢是盲肠扭转的一个标志。

病例71

1.CT结肠成像中口服对比剂的目的是什么?

(a)涂抹结肠壁

(b)包覆息肉

(c)标记粪石

(d)勾画恶性病变

正确答案是(c)。口服对比剂的用途是标记粪石。当二维阅片时,粪石表现为对比剂标记的内部致密影。务必确保息肉中没有软组织成分。

2.以下哪种病变不需要随访?

(a)管状绒毛状腺瘤

(b)锯齿状腺瘤

(c)管状腺瘤

(d)结肠脂肪瘤

正确答案是(d)。结肠脂肪瘤被认为是良性病变,不需要随访。

病例72

1.下列关于口服对比剂的使用,哪一项是正确的?

(a)口服阳性对比剂有助于检测出血性黏膜病变

(b)口服中性对比剂可提高检测出血的敏感性

(c)胃肠道出血的CTA检查不需要行CT平扫检查

(d)胃肠道出血的CTA检查应在不使用口服对比剂的情况下进行

正确答案是(d)。胃肠道出血的CTA检查应在不

使用对比剂的情况下进行。口服中性对比剂会降低检查的敏感性。平扫检查有助于检测结肠中任何残留的高密度物质,这些物质可能被误认为是出血。

2.下消化道出血最常见的原因是什么?

(a)憩室出血

(b)结肠腺癌

(c)结肠缺血

(d)结肠息肉

正确答案是(a)。下消化道出血的最常见原因是憩室病。

病例73

1.以下哪种发现与继发性贲门失弛缓症有关?

(a)急性发作的症状

(b)钡剂通过狭窄区域呈"轨道"征

(c)病变节段逐渐变窄,管壁光滑

(d)痉挛,呈螺旋状

正确答案是(a)。继发性贲门失弛缓症的症状持续时间较短,通常为几个月。

2.下列哪一项是原发性贲门失弛缓症的特征性表现?

(a)扩张的食管管径逐渐变细、管壁光滑

(b)黏膜下肿块

(c)痉挛性收缩

(d)食管下括约肌张力正常

正确答案是(a)。扩张的食管管径逐渐变细、管壁光滑,呈"鸟嘴"样,是一个典型的表现。

病例74

1.以下哪一项不是嗜酸性食管炎的特征性表现?

(a)横向食管不持续存在

(b)食管管径减小

(c)食管中段狭窄

(d)近端食管环状影

正确的答案是(a)。横向食管不会在反流性疾病中持续存在。

2.下列哪个选项是正确的?

(a)双重对比钡剂食管造影在诊断近端食管环状影方面比内镜检查更准确

(b)双重对比钡剂食管造影在检测食管对比剂外渗方面比内镜检查更准确

(c)双重对比钡剂食管造影在检测食管皱襞方面比内镜检查更准确

(d)双重对比钡剂食管造影在检测食管节段性狭窄方面比内镜检查更准确

正确答案是(d)。双重对比钡剂食管造影在诊断食管狭窄和节段性狭窄方面优于内镜检查。内镜检查则能更好地显示黏膜情况。

病例75

1.肠梗阻的特异性CT征象是什么?

(a)气-液平面

(b)小肠扩张≥2.5cm伴有移行点

(c)结肠扩张

(d)胃扩张

正确答案是(b)。最具特异性的CT征象是小肠扩张≥2.5cm并伴有移行点。

2. SBO最常见的原因是什么?

(a)粘连

(b)肿瘤

(c)疝

(d)炎症性肠病

正确答案是(a)。SBO最常见的原因是粘连(60%~70%),通常由之前的腹部手术所致,无论是开腹还是腹腔镜手术。

病例76

1.肝脏撕裂伤所致的活动性对比剂外渗至腹

膜,损伤分级是什么?

(a)Ⅰ级

(b)Ⅱ级

(c)Ⅲ级

(d)Ⅳ级

正确答案是(d)。肝脏撕裂伤引起的活动性对比剂外渗至腹膜属于Ⅳ级撕裂伤。

2.胆管出血提示存在以下哪种情况?

(a)胆囊损伤

(b)肝脏血肿

(c)Ⅱ级撕裂伤

(d)假性动脉瘤

正确答案是(d)。假性动脉瘤发生于大约1%的病例。假性动脉瘤能在压力减小情况下进入胆管系统,导致胃肠道出血。

病例77

1.Zenker憩室是什么?

(a)真性憩室

(b)牵引性憩室

(c)假性憩室

(d)壁内憩室

正确答案是(c)。Zenker憩室是伴后咽黏膜疝的假性憩室。

2.Zenker憩室从以下哪个位置疝出?

(a)上和中咽缩肌之间

(b)中和下咽缩肌之间

(c)环咽肌以下

(d)下咽缩肌和环咽肌之间

正确答案是(d)。Zenker憩室是假性憩室,咽黏膜后下疝入下咽缩肌(甲咽肌)和环咽肌(Killian三角或Killian裂)之间。Killian-Jamieson憩室向前下方通过Killian-Jamieson间隙疝至环咽肌。

病例78

1.以下哪种气钡双重食管造影征象提示恶性狭窄?

(a)对称性狭窄

(b)不能通过钡片

(c)边缘光滑

(d)黏膜不规则

正确答案是(d)。黏膜不规则和不对称狭窄是恶性食管狭窄的关键特征。

2.以下哪一项是气钡双重食管造影在食管癌治疗后随访中的限制?

(a)测量腔内黏膜肿块

(b)评估食管管腔狭窄

(c)评估食管壁病变

(d)评估穿孔

正确答案是(c)。评估食管壁病变或残留食管壁病变,以及淋巴结转移最好的方法是内镜和CT检查,而不是食管造影。

病例79

1.以下哪种表现提示器官轴胃扭转?

(a)胃窦向前上方旋转和胃底向后下方旋转

(b)胃窦向后上方旋转和胃底向前下方旋转

(c)胃旋转,胃窦位于食管胃结合部之上

(d)胃旋转,胃底扩张伴胃窦萎陷

正确答案是(a)。器官轴胃扭转时,胃窦沿着胃长轴向前上方旋转,胃底向后下方旋转。

2.以下哪一项与器官轴胃扭转有关?

(a)前期手术

(b)胃旁路术

(c)毕罗Ⅱ式手术

(d)膈疝

正确答案是(d)。膈疝或膈膨升与器官轴胃扭转有关。

病例 80

1. 胃间质瘤起源于以下哪个部位？

(a)上皮

(b)间质

(c)神经

(d)外胚层

正确答案是(b)。胃间质瘤为间质性肿瘤。胃平滑肌瘤也是间质性肿瘤，但缺乏c-kit变异。

2. 胃肠道大间质瘤容易转移到以下哪个部位？

(a)肝

(b)胰腺

(c)肾

(d)脾

正确答案是(a)。肝和腹膜是胃肠道间质瘤最常见的转移部位。

病例 81

1. 胃贲门部恶性肿瘤直接累及的器官是什么？

(a)食管

(b)胃周淋巴结

(c)肝

(d)胰腺

正确答案是(a)。约60%的胃贲门恶性肿瘤累及食管远端。

2. 胃窦及幽门的黏膜和黏膜下肿瘤被认为是什么？

(a)息肉状：BorrmannⅠ型

(b)蕈伞状：BorrmannⅡ型

(c)溃疡性：BorrmannⅢ型

(d)浸润性：BorrmannⅣ型

正确答案是(d)。胃远端浸润性肿瘤表现为BorrmannⅣ型，可能会有皮革胃的特征(硬性肿瘤)。

病例 82

1. 下列哪种征象提示胃溃疡是恶性的？

(a)溃疡口光滑

(b)溃疡口不规则

(c)胃皱襞向溃疡口辐射状分布

(d)溃疡延伸至胃黏膜深部

正确答案是(b)。恶性溃疡口不规则，呈偏心性，位于溃疡周围软组织内。

2. 下列哪种征象提示溃疡是恶性的？

(a)溃疡周围的软组织向胃凸出

(b)溃疡基底部深

(c)溃疡边缘光滑性增厚

(d)钡剂持续残留

正确答案是(a)。溃疡周围的软组织密度影形态不规则，凸向胃腔内，这些征象提示病变可疑恶性。

病例 83

1. 下列哪一项是异常的主动脉肠系膜上动脉夹角？

(a)15°~22°

(b)25°~30°

(c)30°~45°

(d)>45°

正确答案是(a)。异常的主动脉肠系膜上动脉夹角<22°。

2. 下列哪一项符合SMA综合征的上消化道造影表现？

(a)Treitz韧带升高

(b)十二指肠扩张

(c)胃扩张

(d)L3水平十二指肠梗阻，有逆蠕动

正确答案是(d)。对比剂无法通过十二指肠水平和逆蠕动是SMA综合征的表现。

病例 84

1. 以下哪一种息肉在PJS中占主导地位？

(a)胃底腺息肉

(b)增生性息肉

(c)腺瘤性息肉

(d)错构瘤样息肉

正确答案是(d)。PJS的特点是消化道错构瘤样息肉(Peutz-Jeghers型)和黑色素细胞皮肤黏膜色素沉着。

2. 下列哪一项是PJS中息肉最常见部位?

(a)小肠

(b)结肠

(c)胃

(d)食管

正确答案是(a)。小肠是息肉最常见的部位;约64%的PJS患者存在小肠息肉。

病例85

1. 下列哪项可以预测肿块是壶腹肿瘤?

(a)远端CBD逐渐变细

(b)大乳头处结节状肿块

(c)远端CBD结节状肿块

(d)胰头突起

正确答案是(b)。大乳头处结节状肿块提示壶腹部肿瘤。远端CBD逐渐变细表明狭窄是良性的。远端CBD的结节状肿块最可能是远端CBD胆管癌。胰头突起提示胰腺肿块,如腺癌。

2. 下列哪一项是壶腹肿块较早被发现的原因?

(a)十二指肠梗阻最常见

(b)胰腺炎很常见

(c)胆管梗阻是检查的常见原因

(d)患者存在吸收不良综合征

正确答案是(c)。壶腹癌比壶腹周围肿块症状出现得更早,约75%的患者出现胆管梗阻和早期黄疸。

病例86

1. 以下哪一项为粪石性结肠炎非透壁性穿孔的早期征象?

(a)直肠扩张

(b)粪结

(c)直肠壁增厚

(d)黏膜不连续

正确答案是(d)。尽管以上表现在粪石性结肠炎中均可见,但黏膜不连续提示为粪结压迫侵蚀所致的早期穿孔的表现。

2. 粪石性结肠炎结肠穿孔的原因是什么?

(a)粪结导致结肠壁压力升高

(b)增厚的直肠壁导致缺血

(c)直肠扩张导致血管灌注减少

(d)粪便残留导致局部感染

正确答案是(a)。粪石性结肠炎的主要危险因素为粪结继发的结肠壁高压性侵蚀所致溃疡,最终引起穿孔。

病例87

1. 以下哪一项在小肠淋巴瘤中比小肠腺癌中更常见?

(a)淋巴结病变和脾大

(b)肠系膜的浸润性软组织肿块

(c)小肠梗阻

(d)EBV阴性状态

正确答案是(a)。尽管原发性小肠淋巴瘤可表现为散在的肿块且无淋巴结病变,但较大的淋巴结病变和脾大常提示淋巴瘤。

2. 以下哪一项是EBV相关的伯基特淋巴瘤在儿童中最常见的部位?

(a)十二指肠

(b)空肠

(c)回肠

(d)回盲瓣

正确答案是(d)。回盲瓣为EB病毒相关性伯基特淋巴瘤的最常见位置。

病例88

1. 对于血管紧张素转换酶抑制剂介导的血管性水肿,最常见的受累部位是什么?

(a)十二指肠

(b)空肠

(c)回肠

(d)结肠

正确答案是(b)。大约50%的血管紧张素转换酶抑制剂介导的血管性水肿病例仅累及空肠。第二常见的受累部位是回肠,最不常见的是空肠和回肠同时受累。

2. 以下哪一项表现与血管紧张素转换酶抑制剂介导的血管性水肿相似?

(a)肠系膜静脉缺血

(b)消化性溃疡

(c)慢性放射性肠炎

(d)淋巴瘤

正确答案是(a)。急性肠系膜静脉缺血表现与血管紧张素转换酶抑制剂介导的血管性水肿相似,均伴有黏膜下水肿和黏膜、浆膜强化。

病例89

1. 以下哪种检查方式最适用于怀疑为PI的患者?

(a)X线检查

(b)钡餐造影

(c)腹部超声

(d)腹部CT

正确答案是(d)。CT是评估PI的最佳手段。对于急症,CT的准确性远远超过X线检查、超声和MRI。

2. 以下哪一项发现提示PI患者存在急性、危及生命的情况?

(a)气体遍布结肠壁

(b)腹水

(c)肠系膜上动脉血栓

(d)患者免疫功能低下

正确答案是(c)。肠系膜上动脉血栓和PI提示肠缺血,并可能严重危及生命。

病例90

1. 闭袢性肠梗阻最严重的并发症是什么?

(a)乳酸酸中毒

(b)肠缺血和肠穿孔

(c)呕吐和误吸

(d)器官衰竭

正确答案是(b)。闭袢性肠梗阻的主要并发症是绞窄所致肠缺血,死亡率很高。

2. 以下哪一项是闭袢性肠梗阻的特异性表现?

(a)肠袢扩张

(b)肠系膜血管变细

(c)肠袢间积液

(d)扩张的小肠呈C形或U形

正确答案是(d)。扩张的小肠呈C形或U形是一个特异性表现,可显示梗阻的输入端和输出端。其他选项可以出现在单纯性肠梗阻和肠缺血患者中。

病例91

1. 下列哪一项属于肝硬化分流术?

(a)从脾静脉到左肾静脉的分流

(b)从门静脉系统到盆腔静脉的分流

(c)从胃左静脉到食管静脉丛的分流

(d)门静脉周围的静脉侧支

正确答案是(d)。门静脉周围的侧支与形成血栓的门静脉形成通往肝实质的通路。

2. 门静脉血栓形成的主要原因是什么?

(a)肝硬化

(b)红细胞增多症

(c)阑尾炎

(d)腹部手术

正确答案是(a)。据估计,在等待移植的肝硬化患者中,多达15%伴有门静脉血栓形成。

病例92

1.关于无疾病基础的肠套叠,以下哪一项是正确的?

(a)为暂时性的

(b)肠梗阻常见

(c)有必要进行治疗

(d)常见

正确答案是(a)。无疾病基础的肠套叠是罕见的,是暂时性的,没有肠壁水肿或梗阻,不需要治疗。

2.以下哪一项是成人结肠套叠最常见的肿块?

(a)腺癌

(b)静脉畸形

(c)脂肪瘤

(d)淋巴瘤

正确答案是(c)。脂肪瘤是成人结肠套叠最常见的良性病因。

病例93

1.原发性大网膜扭转最常见的部位是什么?

(a)右下腹部

(b)左下腹部

(c)肝周大网膜

(d)脾周大网膜

正确答案是(a)。原发性大网膜扭转最常见的部位是右下腹部,此处大网膜长度和活动性较大。

2.大网膜梗死的治疗方法是什么?

(a)手术

(b)活检

(c)控制疼痛

(d)影像学复查

正确答案是(c)。在明确诊断后,大网膜梗死的治疗方法是控制疼痛。大多数病例随着脂肪坏死面积缩小而消失。

病例94

1.以下哪一项被认为是乳糜泻的特征性表现?

(a)肠系膜淋巴结

(b)肠壁增厚

(c)空肠和回肠褶皱类型互换

(d)小肠套叠

正确答案是(c)。空肠和回肠褶皱类型互换是一个特殊的表现。回肠呈现空肠褶皱类型。由于绒毛萎缩,空肠褶皱平坦。其他表现可见于其他病变。

2.乳糜泻的病因是什么?

(a)摄入麸质蛋白引起的自身免疫性疾病

(b)小肠的特发性炎症

(c)分枝杆菌感染

(d)恶性肿瘤相关的肠复合体

正确答案是(a)。乳糜泻是一种慢性免疫介导的炎症性肠病,由遗传易感个体麸质暴露引起。在美国,大约每200人中就有1人患有该疾病。

病例95

1.以下哪一项是VHL综合征中最常见的发现?

(a)胰腺囊肿

(b)肾细胞癌

(c)胰腺神经内分泌肿瘤

(d)嗜铬细胞瘤

正确答案是(a)。胰腺囊肿是VHL综合征中最常见的发现,50%~91%的患者有该表现。

2.以下哪一项与VHL综合征相关的病变需要每年筛查?

(a)胰腺浆液性囊腺瘤

(b)肾囊肿

(c)肾细胞癌

(d)胰腺神经内分泌肿瘤

正确答案是(c)。尽管VHL综合征的肾细胞癌生长缓慢,但其可以转移并通过消融或手术治疗。

病例96

1. 下列哪一项是类癌肿瘤的特征性强化模式?

(a)动脉期强化不明显

(b)门脉期强化

(c)动脉期明显强化

(d)早期廓清

正确答案是(c)。典型的类癌肿瘤表现为动脉期明显强化,延迟期持续强化。

2. 以下哪一项是疑似肠系膜类癌的典型表现?

(a)钙化

(b)动脉闭塞

(c)小肠内可见较大肿块

(d)肠梗阻

正确答案是(a)。肿瘤钙化是最具特征性的表现,70%的病例中可见此征象。

病例97

1. 以下哪个特征提示肠系膜肿块发生恶变?

(a)均匀强化

(b)边界光滑

(c)相邻肠袢栓系

(d)肿瘤坏死

正确答案是(d)。大多数腹部硬纤维瘤没有坏死,但本身具有浸润性,可以造成肠梗阻。

2. 腹部硬纤维瘤的治疗方法是什么?

(a)化学治疗

(b)手术切除

(c)放射治疗

(d)观察随访

正确答案是(b)。有症状的肿瘤应被切除。在FAP患者中,80%有手术史(结肠切除术),腹部手术史是发生硬纤维瘤的危险因素。

病例98

1. 腹部手术后,为了排除不透射线的异物而拍摄腹部X线片,以下哪一项是正确的?

(a)必须有手术部位的多个投照

(b)必须包括整个腹部和骨盆

(c)必须获得手术部位的一个局部放大投照

(d)不指定

正确答案是(b)。不透射线的异物X线片必须包括整个腹部和骨盆,因为在术中或术后纱布可能运动。

2. 纱布瘤的处理方法是什么?

(a)手术切除

(b)经皮引流

(c)无症状时随访

(d)通知风险管理

正确答案是(a)。因为纱布瘤可造成穿孔或引起瘘管,手术切除是必要的治疗方法。由于可能存在医疗事故诉讼风险,该病可能会被漏报。注重风险管理的同时向患者披露信息也是至关重要的。

病例99

1. 最严重的中性粒细胞减少性小肠结肠炎可导致以下哪种情况?

(a)结肠壁增厚

(b)胃肠道穿孔

(c)小肠壁增厚

(d)肠系膜炎症

正确答案是(b)。胃肠道穿孔是中性粒细胞减少性小肠结肠炎的严重并发症。肠壁积气、游离气体和黏膜强化减低或不强化是提示疾病严重性的指标。

2.最常见的受累部位是什么?

(a)小肠

(b)直肠

(c)升结肠

(d)胃

正确答案是(c)。升结肠是最常见的受累部位,通常伴有末端回肠受累。

病例100

1.患者,男性,35岁,临床症状表现为腹痛、体重下降及便血。若结肠镜检查未发现任何病理性改变,下一步影像学检查是什么?

(a)CT小肠成像

(b)小肠钡剂造影

(c)腹部超声检查

(d)磁共振小肠造影

正确答案是(d)。磁共振小肠造影为小肠炎症检查、监测及分期的首选检查。其具有无放射性、软组织对比度良好的优点,成为监测年轻患者疾病的良好检查方式。

2.以下哪项提示活动性克罗恩病?

(a)肠壁水肿及黏膜充血

(b)狭窄

(c)小肠-小肠瘘

(d)纤维脂肪增生

正确答案是(a)。活动性病变的特征为肠壁水肿和黏膜充血。MRI图像上,活动性病变扩散受限。

延伸阅读

病例1

McEvoy SH, McCarthy CJ, Lavelle LP, et al. Hepatocellular carcinoma: illustrated guide to systematic radiologic diagnosis and staging according to guidelines of the American Association for the Study of Liver Diseases. Radiographics 2013;33(6):1653–1668

Shriki JE, Seyal AR, Dighe MK, et al. CT of Atypical and uncommon presentations of hepatocellular carcinoma. AJR Am J Roentgenol 2015;205(4):W411-23

病例2

Jha P, Poder L, Wang ZJ, Westphalen AC, Yeh BM, Coakley FV. Radiologic mimics of cirrhosis. AJR Am J Roentgenol 2010;194(4):993–999

Lee SL, Chang ED, Na SJ, et al. Pseudocirrhosis of breast cancer metastases to the liver treated by chemotherapy. Cancer Res Treat 2014;46(1):98–103

病例3

Barosa R, Pinto J, Caldeira A, Pereira E. Modern role of clinical ultrasound in liver abscess and echinococcosis. J Med Ultrason (2001) 2017;44(3):239–245

Mortelé KJ, Segatto E, Ros PR. The infected liver: radiologic-pathologic correlation. Radiographics 2004;24(4):937–955

病例4

Chung YE, Kim MJ, Park YN, et al. Varying appearances of cholangiocarcinoma: radiologic-pathologic correlation. Radiographics 2009;29(3):683–700

病例5

Dioguardi Burgio M, Ronot M, Salvaggio G, Vilgrain V, Brancatelli G. Imaging of hepatic focal nodular hyperplasia: pictorial review and diagnostic strategy. Semin Ultrasound CT MR 2016;37(6):511–524 10.1053/j.sult.2016.08.001

病例6

Tom WW, Yeh BM, Cheng JC, Qayyum A, Joe B, Coakley FV. Hepatic pseudotumor due to nodular fatty sparing: the diagnostic role of opposed-phase MRI. AJR Am J Roentgenol 2004;183(3):721–724

Venkatesh SK, Hennedige T, Johnson GB, Hough DM, Fletcher JG. Imaging patterns and focal lesions in fatty liver: a pictorial review. Abdom Radiol (NY) 2017;42(5):1374–1392

病例7

Furlan A, Marin D, Bae KT, et al. Focal liver lesions hyperintense on T1-weighted magnetic resonance images. Semin Ultrasound CT MR 2009;30(5):436–449

病例8

Kamaya A, Weinstein S, Desser TS. Multiple lesions of the spleen: differential diagnosis of cystic and solid lesions. Semin Ultrasound CT MR 2006;27(5):389–403

Mortelé KJ, Segatto E, Ros PR. The infected liver: radiologic-pathologic correlation. Radiographics 2004;24(4):937–955

病例9

Kumar N, Adam SZ, Goodhartz LA, Hoff FL, Lo AA, Miller FH. Beyond hepatic hemangiomas: the diverse appearances of gastrointestinal and genitourinary hemangiomas. Abdom Imaging 2015;40(8):3313–3329

病例10

Jang JK, Jang HJ, Kim JS, Kim TK. Focal fat deposition in the liver: diagnostic challenges on imaging. Abdom Radiol (NY) 2017;42(6):1667–1678

病例 11

Venkatesh SK, Hennedige T, Johnson GB, Hough DM, Fletcher JG. Imaging patterns and focal lesions in fatty liver: a pictorial review. Abdom Radiol (NY) 2017;42(5):1374–1392

病例 12

Pech L, Favelier S, Falcoz MT, Loffroy R, Krause D, Cercueil JP. Imaging of Von Meyenburg complexes. Diagn Interv Imaging 2016;97(4):401–409

病例 13

Yang B, Chen WH, Li QY, Xiang JJ, Xu RJ. Hepatic angiomyolipoma: dynamic computed tomography features and clinical correlation. World J Gastroenterol 2009;15(27):3417–3420

病例 14

Tomasian A, Sandrasegaran K, Elsayes KM, Shanbhogue A, Shaaban A, Menias CO. Hematologic malignancies of the liver: spectrum of disease. Radiographics 2015;35(1):71–86

病例 15

Brancatelli G, Vilgrain V, Federle MP, et al. Budd-Chiari syndrome: spectrum of imaging findings. AJR Am J Roentgenol 2007;188(2):W168-76

病例 16

Chen MY, Bechtold RE, Savage PD. Cystic changes in hepati metastases from gastrointestinal stromal tumors (GISTs treated with Gleevec (imatinib mesylate). AJR Am J Roentgenol 2002;179(4):1059–1062

Sandrasegaran K, Rajesh A, Rushing DA, Rydberg J, Akisik FM, Henley JD. Gastrointestinal stromal tumors: CT and MRI findings. Eur Radiol 2005;15(7):1407–1414

病例 17

Grazioli L, Ambrosini R, Frittoli B, Grazioli M, Morone M. Primary benign liver lesions. Eur J Radiol 2017;95: 378–398

Wang W, Liu JY, Yang Z, et al. Hepatocellular adenoma: comparison between real-time contrast-enhanced ultrasound and dynamic computed tomography. Springerplus 2016;5(1):951

病例 18

Borhani AA, Wiant A, Heller MT. Cystic hepatic lesions: a review and an algorithmic approach. AJR Am J Roentgenol 2014;203(6):1192–1204

Martin DR, Kalb B, Sarmiento JM, Heffron TG, Coban I, Adsay NV. Giant and complicated variants of cystic bile duct hamartomas of the liver: MRI findings and pathological correlations. J Magn Reson Imaging 2010;31(4):903–911

病例 19

Costello JR, Kalb B, Chundru S, Arif H, Petkovska I, Martin DR. MR imaging of benign and malignant biliary conditions. Magn Reson Imaging Clin N Am 2014;22(3): 467–488

病例 20

Furlan A, Ferris JV, Hosseinzadeh K, Borhani AA. Gallbladder carcinoma update: multimodality imaging evaluation, staging, and treatment options. AJR Am J Roentgenol 2008;191(5):1440–1447

Hundal R, Shaffer EA. Gallbladder cancer: epidemiology and outcome. Clin Epidemiol 2014;6:99–109 10.2147/CLEP.S37357

病例 21

Bennett GL, Rusinek H, Lisi V, et al. CT findings in acute gangrenous cholecystitis. AJR Am J Roentgenol 2002;178(2):275–281

Chang WC, Sun Y, Wu EH, et al. CT findings for detecting the presence of gangrenous ischemia in cholecystitis. AJR Am J Roentgenol 2016;207(2):302–309

Corr P. Sonography of gangrenous cholecystitis. J Emerg Trauma Shock 2012;5(1):82–83

病例 22

Bonatti M, Vezzali N, Lombardo F, et al. Gallbladder adenomyomatosis: imaging findings, tricks and pitfalls. Insights Imaging 2017;8(2):243–253

Hammad AY, Miura JT, Turaga KK, Johnston FM, Hohenwalter MD, Gamblin TC. A literature review of radiological findings to guide the diagnosis of gallbladder adenomyomatosis. HPB (Oxford) 2016;18(2):129–135

病例 23

Konstantakis C, Triantos C, Theopistos V, et al. Recurrence of choledocholithiasis following endoscopic bile duct clearance: Long term results and factors associated with recurrent bile duct stones. World J Gastrointest Endosc 2017;9(1):26–33

Miller FH, Hwang CM, Gabriel H, Goodhartz LA, Omar AJ, Parsons WG III. Contrast-enhanced helical CT of choledocholithiasis. AJR Am J Roentgenol 2003;181(1):125–130

病例 24

Kumar A, Senthil G, Prakash A, et al. Mirizzi's syndrome: lessons learnt from 169 patients at a single center. Korean J Hepatobiliary Pancreat Surg 2016;20(1):17–22

Menias CO, Surabhi VR, Prasad SR, Wang HL, Narra VR, Chintapalli KN. Mimics of cholangiocarcinoma: spectrum of disease. Radiographics 2008;28(4):1115–1129

病例 25

Copelan A, Bahoura L, Tardy F, Kirsch M, Sokhandon F, Kapoor B. Etiology, diagnosis, and management of bilomas: a current update. Tech Vasc Interv Radiol 2015;18(4):236–243

Nikpour AM, Knebel RJ, Cheng D. Diagnosis and management of postoperative biliary leaks. Semin Intervent Radiol 2016;33(4):307–312

病例 26

Lee HK, Park SJ, Yi BH, Lee AL, Moon JH, Chang YW. Imaging features of adult choledochal cysts: a pictorial review. Korean J Radiol 2009;10(1):71–80

病例 27

Nayak L, Menias CO, Gayer G. Dropped gallstones: spectrum of imaging findings, complications and diagnostic pitfalls. Br J Radiol 2013;86(1028):20120588

Ramamurthy NK, Rudralingam V, Martin DF, Galloway SW, Sukumar SA. Out of sight but kept in mind: complications and imitations of dropped gallstones. AJR Am J Roentgenol 2013;200(6):1244–1253

病例 28

Feng X, Zheng S, Xia F, et al. Classification and management of hepatolithiasis: A high-volume, single-center's experience. Intractable Rare Dis Res 2012;1(4):151–156

Kim HJ, Kim JS, Joo MK, et al. Hepatolithiasis and intrahepatic cholangiocarcinoma: A review. World J Gastroenterol 2015;21(48):13418–13431

病例 29

Catalano OA, Sahani DV, Forcione DG, et al. Biliary infections: spectrum of imaging findings and management. Radiographics 2009;29(7):2059–2080

病例 30

Miller FH, Keppke AL, Dalal K, Ly JN, Kamler VA, Sica GT. MRI of pancreatitis and its complications: part 1, acute pancreatitis. AJR Am J Roentgenol 2004;183(6):1637–1644

Türkvatan A, Erden A, Türkoğlu MA, Seçil M, Yener Ö. Imaging of acute pancreatitis and its complications. Part 1: acute pancreatitis. Diagn Interv Imaging 2015;96(2):151–160

Türkvatan A, Erden A, Türkoğlu MA, Seçil M, Yüce G. Imaging of acute pancreatitis and its complications. Part 2: complications of acute pancreatitis. Diagn Interv Imaging 2015;96(2):161–169

病例 31

Duggan SN, Ní Chonchubhair HM, Lawal O, O'Connor DB, Conlon KC. Chronic pancreatitis: A diagnostic dilemma. World J Gastroenterol 2016;22(7):2304–2313

Javadi S, Menias CO, Korivi BR, et al. Pancreatic calcifications and calcified pancreatic masses: pattern recognition approach on CT. AJR Am J Roentgenol 2017;209(1):77–87

病例 32

Thoeni RF. The revised Atlanta classification of acute pancreatitis: its importance for the radiologist and its effect on treatment. Radiology 2012;262(3):751–764

病例33

Bennett S, Lorenz JM. The role of imaging-guided percutaneous procedures in the multidisciplinary approach to treatment of pancreatic fluid collections. Semin Intervent Radiol 2012;29(4):314–318

Kim HC, Yang DM, Kim HJ, Lee DH, Ko YT, Lim JW. Computed tomography appearances of various complications associated with pancreatic pseudocysts. Acta Radiol 2008;49(7):727–734

Sheu Y, Furlan A, Almusa O, Papachristou G, Bae KT. The revised Atlanta classification for acute pancreatitis: a CT imaging guide for radiologists. Emerg Radiol 2012;19(3):237–243

病例34

Dewhurst CE, Mortele KJ. Cystic tumors of the pancreas: imaging and management. Radiol Clin North Am 2012;50(3):467–486

病例35

Brennan DD, Zamboni GA, Raptopoulos VD, Kruskal JB. Comprehensive preoperative assessment of pancreatic adenocarcinoma with 64-section volumetric CT. Radiographics 2007;27(6):1653–1666

Tamm EP, Balachandran A, Bhosale PR, et al. Imaging of pancreatic adenocarcinoma: update on staging/resectability. Radiol Clin North Am 2012;50(3):407–428

病例36

Dewhurst CE, Mortele KJ. Cystic tumors of the pancreas: imaging and management. Radiol Clin North Am 2012;50(3):467–486

Kawamoto S, Horton KM, Lawler LP, Hruban RH, Fishman EK. Intraductal papillary mucinous neoplasm of the pancreas: can benign lesions be differentiated from malignant lesions with multidetector CT? Radiographics 2005;25(6):1451–1468, discussion 1468–1470

Yamada Y, Mori H, Matsumoto S. Intraductal papillary mucinous neoplasms of the pancreas: correlation of helical CT and dynamic MR imaging features with pathologic findings. Abdom Imaging 2008;33(4):474–481

病例37

Kang HJ, Lee JM, Joo I, et al. Assessment of malignant potential in intraductal papillary mucinous neoplasms of the pancreas: comparison between multidetector CT and MR imaging with MR cholangiopancreatography. Radiology 2016;279(1):128–139

Kawamoto S, Horton KM, Lawler LP, Hruban RH, Fishman EK. Intraductal papillary mucinous neoplasm of the pancreas: can benign lesions be differentiated from malignant lesions with multidetector CT? Radiographics 2005;25(6):1451–1468, discussion 1468–1470

病例38

Dromain C, Déandréis D, Scoazec JY, et al. Imaging of neuroendocrine tumors of the pancreas. Diagn Interv Imaging 2016;97(12):1241–1257

Hayashi D, Tkacz JN, Hammond S, et al. Gastroenteropancreatic neuroendocrine tumors: multimodality imaging features with pathological correlation. Jpn J Radiol 2011;29(2):85–91

Kawamoto S, Shi C, Hruban RH, et al. Small serotonin-producing neuroendocrine tumor of the pancreas associated with pancreatic duct obstruction. AJR Am J Roentgenol 2011;197(3):W482-8

病例39

Kawamoto S, Johnson PT, Hall H, Cameron JL, Hruban RH, Fishman EK. Intrapancreatic accessory spleen: CT appearance and differential diagnosis. Abdom Imaging 2012;37(5):812–827

Mortelé KJ, Mortelé B, Silverman SG. CT features of the accessory spleen. AJR Am J Roentgenol 2004;183(6):1653–1657

病例40

Kushnir VM, Wani SB, Fowler K, et al. Sensitivity of endoscopic ultrasound, multidetector computed tomography, and magnetic resonance cholangiopancreatography in the diagnosis of pancreas divisum: a tertiary center experience. Pancreas 2013;42(3):436–441

Rustagi T, Njei B. Magnetic resonance cholangiopancreatography in the diagnosis of pancreas divisum: a systematic review and meta-analysis. Pancreas 2014;43(6):823–828

Türkvatan A, Erden A, Türkoğlu MA, Yener Ö. Congenital variants and anomalies of the pancreas and pancreatic duct: imaging by magnetic resonance cholangiopancreaticography and multidetector computed tomography. Korean J Radiol 2013;14(6):905–913

病例 41

Dewhurst CE, Mortele KJ. Cystic tumors of the pancreas: imaging and management. Radiol Clin North Am 2012;50(3):467–486

Kalb B, Sarmiento JM, Kooby DA, Adsay NV, Martin DR. MR imaging of cystic lesions of the pancreas. Radiographics 2009;29(6):1749–1765

病例 42

Raman SP, Hruban RH, Cameron JL, Wolfgang CL, Kawamoto S, Fishman EK. Acinar cell carcinoma of the pancreas: computed tomography features—a study of 15 patients. Abdom Imaging 2013;38(1):137–143

Tatli S, Mortele KJ, Levy AD, et al. CT and MRI features of pure acinar cell carcinoma of the pancreas in adults. AJR Am J Roentgenol 2005;184(2):511–519

病例 43

Mortelé KJ, Rocha TC, Streeter JL, Taylor AJ. Multimodality imaging of pancreatic and biliary congenital anomalies. Radiographics 2006;26(3):715–731

Türkvatan A, Erden A, Türkoğlu MA, Yener Ö. Congenital variants and anomalies of the pancreas and pancreatic duct: imaging by magnetic resonance cholangiopancreaticography and multidetector computed tomography. Korean J Radiol 2013;14(6):905–913

病例 44

Mortelé KJ, Rocha TC, Streeter JL, Taylor AJ. Multimodality imaging of pancreatic and biliary congenital anomalies. Radiographics 2006;26(3):715–731

病例 45

Tang CSW, Sivarasan N, Griffin N. Abdominal manifestations of IgG4-related disease: a pictorial review. Insights Imaging 2018;9(4):437–448

病例 46

Chung EM, Travis MD, Conran RM. Pancreatic tumors in children: radiologic-pathologic correlation. Radiographics 2006;26(4):1211–1238

Rastogi A, Assing M, Taggart M, et al. Does computed tomography have the ability to differentiate aggressive from nonaggressive solid pseudopapillary neoplasm? J Comput Assist Tomogr 2018;42(3):405–411

Verde F, Fishman EK. Calcified pancreatic and peripancreatic neoplasms: spectrum of pathologies. Abdom Radiol (NY) 2017;42(11):2686–2697

病例 47

Karfis EA, Roustanis E, Tsimoyiannis EC. Surgical management of nonparasitic splenic cysts. JSLS 2009;13(2):207–212

Warshauer DM, Hall HL. Solitary splenic lesions. Semin Ultrasound CT MR 2006;27(5):370–388

病例 48

Kamaya A, Weinstein S, Desser TS. Multiple lesions of the spleen: differential diagnosis of cystic and solid lesions. Semin Ultrasound CT MR 2006;27(5):389–403

Warshauer DM, Hall HL. Solitary splenic lesions. Semin Ultrasound CT MR 2006;27(5):370–388

病例 49

Tonolini M, Bianco R. Nontraumatic splenic emergencies: cross-sectional imaging findings and triage. Emerg Radiol 2013;20(4):323–332

Unal E, Onur MR, Akpinar E, et al. Imaging findings of splenic emergencies: a pictorial review. Insights Imaging 2016;7(2):215–222

病例 50

Kamaya A, Weinstein S, Desser TS. Multiple lesions of the spleen: differential diagnosis of cystic and solid lesions. Semin Ultrasound CT MR 2006;27(5):389–403

Warshauer DM, Hall HL. Solitary splenic lesions. Semin Ultrasound CT MR 2006;27(5):370–388

病例51

Rabushka LS, Kawashima A, Fishman EK. Imaging of the spleen: CT with supplemental MR examination. Radiographics 1994;14(2):307–332

病例52

Boscak A, Shanmuganathan K. Splenic trauma: what is new? Radiol Clin North Am 2012;50(1):105–122

Resteghini N, Nielsen J, Hoimes ML, Karam AR. Delayed splenic rupture presenting 70 days following blunt abdominal trauma. Clin Imaging 2014;38(1):73–74

病例53

Lu M, Weiss C, Fishman EK, Johnson PT, Verde F. Review of visceral aneurysms and pseudoaneurysms. J Comput Assist Tomogr 2015;39(1):1–6

病例54

Dobritz M, Nömayr A, Bautz W, Fellner FA. Gamna-Gandy bodies of the spleen detected with MR imaging: a case report. Magn Reson Imaging 2001;19(9):1249–1251

Vanhoenacker FM, Op de Beeck B, De Schepper AM, Salgado R, Snoeckx A, Parizel PM. Vascular disease of the spleen. Semin Ultrasound CT MR 2007;28(1):35–51

病例55

Feng YM, Huang YC, Tu CW, Kao WS, Tu DG. Distinctive PET/CT features of splenic SANT. Clin Nucl Med 2013;38(12):e465–e466

Pradhan D, Mohanty SK. Sclerosing angiomatoid nodular transformation of the spleen. Arch Pathol Lab Med 2013;137(9):1309–1312

Thipphavong S, Duigenan S, Schindera ST, Gee MS, Philips S. Nonneoplastic, benign, and malignant splenic diseases: cross-sectional imaging findings and rare disease entities. AJR Am J Roentgenol 2014;203(2):315–322

病例56

Thipphavong S, Duigenan S, Schindera ST, Gee MS, Philips S. Nonneoplastic, benign, and malignant splenic diseases: cross-sectional imaging findings and rare disease entities. AJR Am J Roentgenol 2014;203(2):315–322

Willcox TM, Speer RW, Schlinkert RT, Sarr MG. Hemangioma of the spleen: presentation, diagnosis, and management. J Gastrointest Surg 2000;4(6):611–613

病例57

Applegate KE, Goske MJ, Pierce G, Murphy D. Situs revisited: imaging of the heterotaxy syndrome. Radiographics 1999;19(4):837–852, discussion 853–854

Tawfik AM, Batouty NM, Zaky MM, Eladalany MA, Elmokadem AH. Polysplenia syndrome: a review of the relationship with viscero-atrial situs and the spectrum of extra-cardiac anomalies. Surg Radiol Anat 2013;35(8):647–653

病例58

Kim HY, Park JH, Lee YJ, Lee SS, Jeon JJ, Lee KH. Systematic review and meta-analysis of CT features for differentiating complicated and uncomplicated appendicitis. Radiology 2018;287(1):104–115

病例59

Leonards LM, Pahwa A, Patel MK, Petersen J, Nguyen MJ, Jude CM. Neoplasms of the appendix: pictorial review with clinical and pathologic correlation. Radiographics 2017;37(4):1059–1083

病例60

Leonards LM, Pahwa A, Patel MK, Petersen J, Nguyen MJ, Jude CM. Neoplasms of the appendix: pictorial review with clinical and pathologic correlation . Radiographics 2017;37(4):1059–1083

Pickhardt PJ, Levy AD, Rohrmann CA Jr, Kende AI. Primary neoplasms of the appendix: radiologic spectrum of disease with pathologic correlation. Radiographics 2003;23(3):645–662

病例61

Chang S, Choi D, Lee SJ, et al. Neuroendocrine neoplasms of the gastrointestinal tract: classification, pathologic basis, and imaging features. Radiographics 2007;27(6):1667–1679

Frilling A, Akerström G, Falconi M, et al. Neuroendocrine tumor disease: an evolving landscape. Endocr Relat Cancer 2012;19(5):R163–R185

Horton KM, Kamel I, Hofmann L, Fishman EK. Carcinoid tumors of the small bowel: a multitechnique imaging approach. AJR Am J Roentgenol 2004;182(3):559–567

病例 62

Ha C, Regan J, Cetindag IB, Ali A, Mellinger JD. Benign esophageal tumors. Surg Clin North Am 2015;95(3):491–514

Zhu X, Zhang XQ, Li BM, Xu P, Zhang KH, Chen J. Esophageal mesenchymal tumors: endoscopy, pathology and immunohistochemistry. World J Gastroenterol 2007;13(5):768–773

病例 63

Abdelbaki TN, Abdelsalam WN, ElKayal S. Management modalities in slipped gastric band. Surg Obes Relat Dis 2016;12(3):714–716

Sonavane SK, Menias CO, Kantawala KP, et al. Laparoscopic adjustable gastric banding: what radiologists need to know. Radiographics 2012;32(4):1161–1178

Swenson DW, Pietryga JA, Grand DJ, Chang KJ, Murphy BL, Egglin TK. Gastric band slippage: a case-controlled study comparing new and old radiographic signs of this important surgical complication. AJR Am J Roentgenol 2014;203(1):10–16

病例 64

Golabek T, Szymanska A, Szopinski T, et al. Enterovesical fistulae: aetiology, imaging, and management. Gastroenterol Res Pract 2013;2013:617967

Holroyd DJ, Banerjee S, Beavan M, Prentice R, Vijay V, Warren SJ. Colovaginal and colovesical fistulae: the diagnostic paradigm. Tech Coloproctol 2012;16(2):119–126

病例 65

Ng KS, Tan AG, Chen KK, Wong SK, Tan HM. CT features of primary epiploic appendagitis. Eur J Radiol 2006;59(2):284–288

Singh AK, Gervais DA, Hahn PF, Sagar P, Mueller PR, Novelline RA. Acute epiploic appendagitis and its mimics. Radiographics 2005;25(6):1521–1534

病例 66

Boland GW, Lee MJ, Cats AM, Gaa JA, Saini S, Mueller PR. Antibiotic-induced diarrhea: specificity of abdominal CT for the diagnosis of Clostridium difficile disease. Radiology 1994;191(1):103–106

Kirkpatrick ID, Greenberg HM. Evaluating the CT diagnosis of Clostridium difficile colitis: should CT guide therapy? AJR Am J Roentgenol 2001;176(3):635–639

病例 67

Nigri G, Petrucciani N, Giannini G, et al. Giant colonic diverticulum: clinical presentation, diagnosis and treatment: systematic review of 166 cases. World J Gastroenterol 2015;21(1):360–368

Zeina A-R, Mahamid A, Nachtigal A, Ashkenazi I, Shapira-Rootman M. Giant colonic diverticulum: radiographic and MDCT characteristics. Insights Imaging 2015;6(6):659–664

病例 68

Cyrany J, Rejchrt S, Kopacova M, Bures J. Buried bumper syndrome: A complication of percutaneous endoscopic gastrostomy. World J Gastroenterol 2016;22(2):618–627

病例 69

Chakraborty A, Ayoob A, DiSantis D. Bird's beak sign. Abdom Imaging 2015;40(8):3338–3339

Vandendries C, Jullès MC, Boulay-Coletta I, Loriau J, Zins M. Diagnosis of colonic volvulus: findings on multidetector CT with three-dimensional reconstructions. Br J Radiol 2010;83(995):983–990

病例 70

Moore CJ, Corl FM, Fishman EK. CT of cecal volvulus: unraveling the image. AJR Am J Roentgenol 2001;177(1):95–98

Vandendries C, Jullès MC, Boulay-Coletta I, Loriau J, Zins M. Diagnosis of colonic volvulus: findings on multidetector CT with three-dimensional reconstructions. Br J Radiol 2010;83(995):983–990

病例 71

Johnson CD, MacCarty RL, Welch TJ, et al. Comparison of the relative sensitivity of CT colonography and double-contrast barium enema for screen detection of colorectal polyps. Clin Gastroenterol Hepatol 2004;2(4):314–321

Pickhardt PJ. Screening CT colonography: how I do it. AJR Am J Roentgenol 2007;189(2):290–298

Pickhardt PJ, Kim DH. CT colonography: pitfalls in interpretation. Radiol Clin North Am 2013;51(1):69–88

病例 72

Geffroy Y, Rodallec MH, Boulay-Coletta I, Jullès MC, Ridereau-Zins C, Zins M. Multidetector CT angiography in acute gastrointestinal bleeding: why, when, and how. Radiographics 2011;31(3):E35–E46

Wells ML, Hansel SL, Bruining DH, et al. CT for evaluation of acute gastrointestinal bleeding. Radiographics 2018;38(4):1089–1107

病例 73

Gupta P, Debi U, Sinha SK, Prasad KK. Primary versus secondary achalasia: New signs on barium esophagogram. Indian J Radiol Imaging 2015;25(3):288–295

Pandolfino JE, Gawron AJ. Achalasia: a systematic review. JAMA 2015;313(18):1841–1852

病例 74

Alexander JA. Endoscopic and radiologic findings in eosinophilic esophagitis. Gastrointest Endosc Clin N Am 2018;28(1):47–57

Diniz LO, Putnum PE, Towbin AJ. Fluoroscopic findings in pediatric eosinophilic esophagitis. Pediatr Radiol 2012;42(6):721–727

病例 75

Lazarus DE, Slywotsky C, Bennett GL, Megibow AJ, Macari M. Frequency and relevance of the "small-bowel feces" sign on CT in patients with small-bowel obstruction. AJR Am J Roentgenol 2004;183(5):1361–1366

Paulson EK, Thompson WM. Review of small-bowel obstruction: the diagnosis and when to worry. Radiology 2015;275(2):332–342

病例 76

Kozar RA, Crandall M, Shanmuganathan K, et al; AAST Patient Assessment Committee. Organ injury scaling 2018 update: Spleen, liver, and kidney. J Trauma Acute Care Surg 2018;85(6):1119–1122

Yoon W, Jeong YY, Kim JK, et al. CT in blunt liver trauma. Radiographics 2005;25(1):87–104

病例 77

Carucci LR, Turner MA. Dysphagia revisited: common and unusual causes. Radiographics 2015;35(1):105–122

Mantsopoulos K, Psychogios G, Karatzanis A, et al. Clinical relevance and prognostic value of radiographic findings in Zenker's diverticulum. Eur Arch Otorhinolaryngol 2014;271(3):583–588

Tao TY, Menias CO, Herman TE, McAlister WH, Balfe DM. Easier to swallow: pictorial review of structural findings of the pharynx at barium pharyngography. Radiographics 2013;33(7):e189–e208

病例 78

Gupta S, Levine MS, Rubesin SE, Katzka DA, Laufer I. Usefulness of barium studies for differentiating benign and malignant strictures of the esophagus. AJR Am J Roentgenol 2003;180(3):737–744

Iyer RB, Silverman PM, Tamm EP, Dunnington JS, DuBrow RA. Diagnosis, staging, and follow-up of esophageal cancer. AJR Am J Roentgenol 2003;181(3):785–793

病例 79

Gourgiotis S, Vougas V, Germanos S, Baratsis S. Acute gastric volvulus: diagnosis and management over 10 years. Dig Surg 2006;23(3):169–172

Guniganti P, Bradenham CH, Raptis C, Menias CO, Mellnick VM. CT of gastric emergencies. Radiographics 2015;35(7):1909–1921

Rashid F, Thangarajah T, Mulvey D, Larvin M, Iftikhar SY. A review article on gastric volvulus: a challenge to diagnosis and management. Int J Surg 2010;8(1):18–24

病例80

Kang HC, Menias CO, Gaballah AH, et al. Beyond the GIST: mesenchymal tumors of the stomach. Radiographics 2013;33(6):1673–1690

病例81

Ba-Ssalamah A, Prokop M, Uffmann M, Pokieser P, Teleky B, Lechner G. Dedicated multidetector CT of the stomach: spectrum of diseases. Radiographics 2003;23(3):625–644

病例82

Chen CY, Jaw TS, Kuo YT, Hsu JS, Liu GC. Differentiation of gastric ulcers with MDCT. Abdom Imaging 2007;32(6):688–693

Chen CY, Kuo YT, Lee CH, et al. Differentiation between malignant and benign gastric ulcers: CT virtual gastroscopy versus optical gastroendoscopy. Radiology 2009;252(2):410–417

Tonolini M, Ierardi AM, Bracchi E, Magistrelli P, Vella A, Carrafiello G. Non-perforated peptic ulcer disease: multidetector CT findings, complications, and differential diagnosis. Insights Imaging 2017;8(5):455–469

病例83

Mathenge N, Osiro S, Rodriguez II, Salib C, Tubbs RS, Loukas M. Superior mesenteric artery syndrome and its associated gastrointestinal implications. Clin Anat 2014;27(8):1244–1252

Rabie ME, Ogunbiyi O, Al Qahtani AS, Taha SB, El Hadad A, El Hakeem I. Superior mesenteric artery syndrome: clinical and radiological considerations. Surg Res Pract 2015;2015:628705

Sinagra E, Raimondo D, Albano D, et al. Superior mesenteric artery syndrome: clinical, endoscopic, and radiological findings. Gastroenterol Res Pract 2018;2018:1937416

病例84

Lam-Himlin D, Arnold CA, De Petris G. Gastric polyps and polyposis syndromes. Diagn Histopathol 2014;20(1):1–11

Tomas C, Soyer P, Dohan A, Dray X, Boudiaf M, Hoeffel C. Update on imaging of Peutz-Jeghers syndrome. World J Gastroenterol 2014;20(31):10864–10875

病例85

Angthong W, Jiarakoop K, Tangtiang K. Differentiation of benign and malignant ampullary obstruction by multi-row detector CT. Jpn J Radiol 2018;36(8):477–488

Hennedige TP, Neo WT, Venkatesh SK. Imaging of malignancies of the biliary tract- an update. Cancer Imaging 2014;14:14

Nikolaidis P, Hammond NA, Day K, et al. Imaging features of benign and malignant ampullary and periampullary lesions. Radiographics 2014;34(3):624–641

病例86

Heffernan C, Pachter HL, Megibow AJ, Macari M. Stercoral colitis leading to fatal peritonitis: CT findings. AJR Am J Roentgenol 2005;184(4):1189–1193

Ünal E, Onur MR, Balcı S, Görmez A, Akpınar E, Böge M. Stercoral colitis: diagnostic value of CT findings. Diagn Interv Radiol 2017;23(1):5–9

Wu CH, Huang CC, Wang LJ, et al. Value of CT in the discrimination of fatal from non-fatal stercoral colitis. Korean J Radiol 2012;13(3):283–289

病例87

Ghai S, Pattison J, Ghai S, O'Malley ME, Khalili K, Stephens M. Primary gastrointestinal lymphoma: spectrum of imaging findings with pathologic correlation. Radiographics 2007;27(5):1371–1388

Lewis RB, Mehrotra AK, Rodríguez P, Manning MA, Levine MS. From the radiologic pathology archives: gastrointestinal lymphoma: radiologic and pathologic findings. Radiographics 2014;34(7):1934–1953

Lo Re G, Federica V, Midiri F, et al. Radiological features of gastrointestinal lymphoma. Gastroenterol Res Pract 2016;2016:2498143

Sokhandon F, Al-Katib S, Bahoura L, Copelan A, George D, Scola D. Multidetector CT enterography of focal small bowel lesions: a radiological-pathological correlation. Abdom Radiol (NY) 2017;42(5):1319–1341

病例88

Scheirey CD, Scholz FJ, Shortsleeve MJ, Katz DS. Angiotensin-converting enzyme inhibitor-induced small-bowel angioedema: clinical and imaging findings in 20 patients. AJR Am J Roentgenol 2011;197(2):393–398

Sugi MD, Menias CO, Lubner MG, et al. CT Findings of acute small-bowel entities . Radiographics 2018;38(5): 1352–1369

病例 89

Hepgur M, Ahluwalia MS, Anne N, et al. Medical management of pneumatosis intestinalis in patients undergoing allogeneic blood and marrow transplantation. Bone Marrow Transplant 2011;46(6):876–879

Ho LM, Paulson EK, Thompson WM. Pneumatosis intestinalis in the adult: benign to life-threatening causes. AJR Am J Roentgenol 2007;188(6):1604–1613

St Peter SD, Abbas MA, Kelly KA. The spectrum of pneumatosis intestinalis. Arch Surg 2003;138(1):68–75

病例 90

Gore RM, Silvers RI, Thakrar KH, et al. Bowel obstruction. Radiol Clin North Am 2015;53(6):1225–1240

Hollerweger A, Rieger S, Mayr N, Mittermair C, Schaffler G. Strangulating closed-loop obstruction: sonographic signs. Ultraschall Med 2016;37(3):271–276

Makar RA, Bashir MR, Haystead CM, et al. Diagnostic performance of MDCT in identifying closed loop small bowel obstruction. Abdom Radiol (NY) 2016;41(7):1253–1260

病例 91

De Gaetano AM, Lafortune M, Patriquin H, De Franco A, Aubin B, Paradis K. Cavernous transformation of the portal vein: patterns of intrahepatic and splanchnic collateral circulation detected with Doppler sonography. AJR Am J Roentgenol 1995;165(5):1151–1155

Elsayes KM, Shaaban AM, Rothan SM, et al. A comprehensive approach to hepatic vascular disease . Radiographics 2017;37(3):813–836

Kuy S, Dua A, Rieland J, Cronin DC II. Cavernous transformation of the portal vein. J Vasc Surg 2016;63(2):529

病例 92

Kim YH, Blake MA, Harisinghani MG, et al. Adult intestinal intussusception: CT appearances and identification of a causative lead point. Radiographics 2006;26(3):733–744

病例 93

Kamaya A, Federle MP, Desser TS. Imaging manifestations of abdominal fat necrosis and its mimics. Radiographics 2011;31(7):2021–2034

Tonerini M, Calcagni F, Lorenzi S, Scalise P, Grigolini A, Bemi P. Omental infarction and its mimics: imaging features of acute abdominal conditions presenting with fat stranding greater than the degree of bowel wall thickening. Emerg Radiol 2015;22(4):431–436

van Breda Vriesman AC, Puylaert JB; van Breda. Epiploic appendagitis and omental infarction: pitfalls and look-alikes. Abdom Imaging 2002;27(1):20–28

病例 94

Al-Bawardy B, Barlow JM, Vasconcelos RN, et al. Cross-sectional imaging in refractory celiac disease. Abdom Radiol (NY) 2017;42(2):389–395

Scholz FJ, Afnan J, Behr SC. CT findings in adult celiac disease. Radiographics 2011;31(4):977–992

病例 95

Leung RS, Biswas SV, Duncan M, Rankin S. Imaging features of von Hippel-Lindau disease. Radiographics 2008;28(1):65–79, quiz 323

病例 96

Baxi AJ, Chintapalli K, Katkar A, Restrepo CS, Betancourt SL, Sunnapwar A. Multimodality imaging findings in carcinoid tumors: a head-to-toe spectrum. Radiographics 2017;37(2):516–536

Bonekamp D, Raman SP, Horton KM, Fishman EK. Role of computed tomography angiography in detection and staging of small bowel carcinoid tumors. World J Radiol 2015;7(9):220–235

病例 97

Braschi-Amirfarzan M, Keraliya AR, Krajewski KM, et al. Role of imaging in management of desmoid-type fibromatosis: a primer for radiologists. Radiographics 2016;36(3):767–782

Lotfi AM, Dozois RR, Gordon H, et al. Mesenteric fibromatosis complicating familial adenomatous polyposis: predisposing factors and results of treatment. Int J Colorectal Dis 1989;4(1):30–36

病例 98

Kim CK, Park BK, Ha H. Gossypiboma in abdomen and pelvis: MRI findings in four patients. AJR Am J Roentgenol 2007;189(4):814–817

Moomjian LN, Clayton RD, Carucci LR. A spectrum of entities that may mimic abdominopelvic abscesses requiring image-guided drainage. Radiographics 2018;38(4):1264–1281

病例 99

Cronin CG, O'Connor M, Lohan DG, et al. Imaging of the gastrointestinal complications of systemic chemotherapy. Clin Radiol 2009;64(7):724–733

Rodrigues FG, Dasilva G, Wexner SD. Neutropenic enterocolitis. World J Gastroenterol 2017;23(1):42–47

病例 100

Furukawa A, Saotome T, Yamasaki M, et al. Cross-sectional imaging in Crohn disease. Radiographics 2004;24(3):689–702

索　引